权威·前沿·原创

皮书系列为
"十二五"国家重点图书出版规划项目

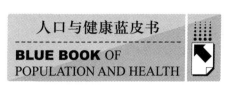

人口与健康蓝皮书

**BLUE BOOK** OF
POPULATION AND HEALTH

# 深圳人口与健康发展报告
# （2015）

ANNUAL REPORT ON POPULATION AND HEALTH
DEVELOPMENT OF SHENZHEN (2015)

主　编／陆杰华　罗乐宣　苏　杨
副主编／王金营　傅崇辉　曾序春

社会科学文献出版社
SOCIAL SCIENCES ACADEMIC PRESS（CHINA）

图书在版编目（CIP）数据

深圳人口与健康发展报告.2015/陆杰华，罗乐宣，苏杨
主编.—北京：社会科学文献出版社，2015.11
（人口与健康蓝皮书）
ISBN 978 - 7 - 5097 - 8316 - 0

Ⅰ.①深…　Ⅱ.①陆…　②罗…　③苏…　Ⅲ.①人口 -
研究报告 - 深圳市 - 2015　②健康 - 研究报告 - 深圳市 -
2015　　Ⅳ.①C924.24　②R161

中国版本图书馆 CIP 数据核字（2015）第 261604 号

人口与健康蓝皮书
深圳人口与健康发展报告（2015）

主　　编／陆杰华　罗乐宣　苏　杨
副 主 编／王金营　傅崇辉　曾序春

出 版 人／谢寿光
项目统筹／宋月华　韩莹莹
责任编辑／韩莹莹

出　　　版／社会科学文献出版社·人文分社（010）59367215
　　　　　　　地址：北京市北三环中路甲29号院华龙大厦　邮编：100029
　　　　　　　网址：www. ssap. com. cn
发　　　行／市场营销中心（010）59367081　59367090
　　　　　　　读者服务中心（010）59367028
印　　　装／北京季蜂印刷有限公司

规　　　格／开本：787mm×1092mm　1/16
　　　　　　　印张：20.5　字数：272千字
版　　　次／2015年11月第1版　2015年11月第1次印刷
书　　　号／ISBN 978 - 7 - 5097 - 8316 - 0
定　　　价／89.00元

皮书序列号／B - 2011 - 201

# 《深圳人口与健康发展报告(2015)》
# 编委会

# 摘　要

《深圳人口与健康发展报告（2015）》，是由北京大学、国务院发展研究中心、中国社会科学院等研究机构和高校的十余名专家学者组成的深圳人口与健康蓝皮书课题组编撰的第五本人口与健康蓝皮书。自2011年开始编撰的这五本蓝皮书几乎包括了深圳市卫生计生事业的方方面面，可作为管理学角度的深圳市人口与健康工作大全。

在2015年这个时间点上推出作为深圳人口与健康工作大全的人口与健康蓝皮书，以"强社会、优政府、好制度"为年度主题，旨在回顾"十二五"，展望"十三五"，承前启后，继往开来，既明了深圳卫生计生事业发展现状取得的成就，也直言不讳地指出这个领域现状与期望目标的差距，更为"十三五"期间深圳市卫生计生改革与发展提供有理有据的建议。

深圳市是全国改革的先锋，改革创新造就了深圳经济的腾飞。立足于中央把发展着眼于"提高质量和效益"的要求，深圳的发展理念不断创新，实现了从"深圳速度"到"深圳质量"的转变，全面提升发展质量，成为首个全国质量强市示范城市。健康是攸关民生的重要方面，是衡量深圳质量的重要组成内容。站在"十二五"收官之年，三十而立的深圳经济特区，该"如何强发展？如何谋跨越"，是全面提升深圳质量亟待回答的问题。为此，为找寻客观、公正的答案，课题组从第三方评估的视角对深圳卫生计生事业发展进行"大体检"，客观地评价并分析了深圳卫生计生领域的发展问题、改革方式和成效，也对深圳卫生计生领域某些方面的改革进行了前瞻性设计。

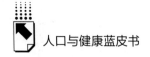

回顾"十二五",深圳市卫生计生事业成就斐然,在"社区首诊制""卫生计生合并改革""公立医院'四分开'改革""执业医师注册"等诸多领域皆实现了"新常态",然而因受制于"资源总量不足与分配不均""配套机制改革不完善"等,显现出"改革有率先,但未尽全力"局势。为此,欲实现深圳卫生计生事业发展的"新跨越",必须找准"症结",对症施药。一方面要攻克体制机制对卫生计生改革的束缚,开展制度改革;另一方面,需要持续推进重点领域的改革,弥补当前卫生计生发展的短板。

由"供需不相称"导致的"看病就医困难"和"公共卫生服务公平性欠佳",是当前深圳卫生计生服务系统面临的突出难题。从表象上看,这是由于系统内服务机构和医务人员提供的医疗卫生服务在数量、内容或质量等方面不能满足人民群众的实际需求,致使群众满意度不高、医患矛盾突出,但其直接原因在于系统内的利益相关三方——人民群众、服务机构和业务人员均无完善的配套利益机制,制约着"人民群众得实惠,医务人员受鼓舞,医疗机构增活力"这一改革目标的实现。为此,为了实现"解决好市民最关心、最直接、最现实的健康问题,努力为社会提供多样化服务,更好地满足人民需求,以促使改革与发展成果更多更公平地惠及全体市民"这一全局目标,总报告回答了如何实现三方面的发展:面向"群众得实惠"这一发展目标,深圳必须打破以"行政力量主导,中心地区为主"的资源配置机制,以流动人口管理信息为信号,建立"按需定供、动态分配"的新型资源配置机制,同时增加卫生资源的投入,全面整合卫生计生服务职能,进一步完善以社康中心为基础的卫生计生服务体系,缓解"公共卫生服务公平性欠佳"的难题和"看病就医困难"的难题。与此同时,建立和谐的医患关系保障制度,创建良好的就医环境,保障患者和医生的合法权益。面向"医院添活力"这一发展目标,必须在"强社会"这一宏观目标指导下,激发市场活力，推动社会资本办医，以激发卫生计生服务机构的活力，不断寻求新发展和突破。与此同时，要不断推动和规范医师多点执业，改革绩效评估机制和保障机制，鼓舞医务人员的工作积极性，使其不断提高服务效率和服务质量。面向"医改有突破"的改革目标，深圳市尚需进一步推进卫生计生合并改革和加强卫生计生职能转变。

执业医生多点执业、家庭医生服务制度以及中医药事业的发展均能在一定程度上缓解"卫生计生资源总量不足"的难题。然而，目前受制于"人才价值与公共利益的协调难""医师纵向流动创造增量社会价值的机制设计难""医师执业水平与不同执业地点的条件配套难""医师医疗责任风险的处置难"四方面的难题，医师多点执业因缺少相关配套制度而难以突破"叫好不叫座"的困境。家庭医生服务制度则因"家庭医生服务团队人员数量严重不足""结构欠合理、服务质量不高""财政投入不足及信息系统支持不到位"等问题而难以发挥其应有的作用。此外，中国源远流长的"中医药"则因为"缺乏中长期发展战略、公共财政投入不足"而面临着"整体医疗资源严重不足、中医药人力资源明显不足、中医药品管理与开发明显滞后、中医药市场管理不力、相关医保制度保障不足"等难题。为此，"十三五"期间，深圳市必须进一步推动医师执业注册制度，通过"建立健全医师执业注册的管理办法、完善医疗责任保险制度"等完善执业医师保障制度，并通过"加快家庭医生团队的人才队伍建设，建立家庭医生签约制有效运行的长效机制，完善家庭医生信息化系统，广泛宣传以提高居民对家庭医生服务的认知度和接纳度"等手段提升家庭医生签约服务能力。与此同时，进一步明确中医药事业在整个深圳市卫生事业格局中的定位，充分发挥中医"治未病"、康复治疗等方面的作用。

面对"公共卫生服务公平性欠佳"矛盾在深圳这一"移民大市"尤为显著，"深圳市流动人口基本公共卫生服务均等化研究"对比发

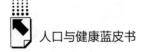

现，深圳市流动人口基本公共卫生服务均等化水平与京、沪、穗等国内先进城市仍有明显差距，表现为公共医疗卫生资源的供给不足，以及流动人口基本公共卫生服务可及性、可获得性和利用率不高。因此，"十三五"期间，深圳市应通过推进以政府为主导的基本公共卫生服务社会化、完善财政基本公共卫生服务投入体系、正向优化基本公共卫生服务提供者的激励机制、加强基本公共卫生服务均等化政策效果的评估、提升基本公共卫生服务中全科医学服务的专业品质、创新流动人口基本公共卫生服务内容和方式等方式，推进流动人口基本公共卫生服务均等化。

全国的医患矛盾日益明显，由此引发的暴力事件时有发生，已对社会和谐构成威胁。深圳市在这方面也有压力。长期以来，国家对医患关系的治理一直沿用行政管理的思路。然而，这种过于倚重传统社会管理的强制、硬性的治理路径，因受制于"治理主体单一、缺乏多元化的社会参与、对社会组织等社会力量长期忽视"等原因而难以与经济社会发展相契合。为此，必须打破僵局，开创医患关系治理新机制。参照党的十八大以来的社会治理理念，一方面要持续加大医疗卫生事业的投入，健全医疗卫生的社会保障体系；另一方面要实现医患关系社会治理机制的创新，吸纳社会组织、公民个人、私营部门等社会力量加入，应当重点加强医患关系治理的风险评估机制、预警机制、公共参与机制和反思机制建设，形成有利于构建和谐医患关系的多元共治格局。

就人群而言，育龄妇女是深圳市卫生计生服务的重点人群，但存在管理难度较大、服务需求旺盛的特点。"行政力量主导"的计划生育服务工作在"生育形势突出"的时期发挥了不容忽视的作用，然而在"生育形势缓和"的今天，这种行政手段容易激化社会矛盾。为此应在满足计划生育管理要求的前提下，简化管理流程，提高群众享受卫生计生服务的便捷性。"十二五"期间，深圳市在计划生育服务和计划生育管理工作上都有较多改革举措和成效，尤其是在"计划生育协会"（以下简称"计生协"）的建设与发展方面。具有群众基础和以"服务"为宗旨的"计生协"，因其覆盖面广、服务内容多，且手段更易被接受，而广受国际青睐。为此，"十三五"期间，深圳市理应：以改革创新为手段，建立高效精简的计划生育管理体系；以惠及全民为导向，优化计划生育服务体系；构建惠民型计划生育体系的保障机制。

# Abstract

*Annual Report on Population and Health Development of Shenzhen (2015)*, *Blue Book 2015* for short, is the fifth report compiled by blue book research team on population and health of Shenzhen composed by more than ten experts and scholars from research institutions and universities, including Peking University (PKU), Development Research Center of the State Council (DRC), and Chinese Academy of Social Science (CASS). The annual report from 2011 to 2015 contains almost all aspects on policies in the field of population and health in Shenzhen, which can be used almost as an encyclopedia in management for the related professionals.

The annual theme of *Blue Book 2015* is "stronger society, better administration and better system", which aimed to retrospect the population and health development during the 12th five-year period in Shenzhen and also to look forward to that of 13th five-year period. The report not only clarified the achievement of Shenzhen's population and health development, but also directly pointed out the gap between the status quo and desired goals. Furthermore, it can provide reasonable suggestions on Shenzhen's reform and development of population and health during the 13th five-year period.

Shenzhen is pioneers in reform in whole country. Reform and innovation has brought about the fast development of Shenzhen's economy. Based on the request of enhancing the quality and the benefit proposed by the central ministration, Shenzhen has constantly innovated the development idea from "Speed-centered Shenzhen" to "Quality-centered

Shenzhen", and improved the overall development quality, and been the first "strongest cities relying on quality" model city in China. Health is one of the important aspects for population's livelihood, which is the crucial content of measuring "Shenzhen's Quality". Standing in the year of the last year of 12th fiver-year, two issues are urgent to be answered to comprehensively advance the "Shenzhen's Quality". Namely, how will Shenzhen be stronger existed development and seek new development? Accordingly, the research team carried out a large examination from the perspective of third-party evaluation in order to objectively analyze and evaluate the achievements, issues and reform mode of Shenzhen's population and health development. Meanwhile, researchers also put forward prospective design on the reform of some aspects in Shenzhen's population and health field.

On the review of 12th period, Shenzhen have attained great achievements on population and health development and realized "new normal" in several aspects, such as treatment in community first, reform of combination between the health and family planning, reform of public hospitals, as well as registration of practicing doctors. However, a problem was that Shenzhen plays the first in reform but lacking effort limited by "capacity shortage and allocation inequality", "supporting mechanism reformed incomplete" and so on. Shenzhen thereby must find out the crux of the problem, the right medicine so as to achieve the new across in the development of health and family planning. Accordingly, much effort should be spent in breaking the shackles brought about by the present mechanism and in continuously promoting reform of key focus areas.

The great challenge faced in current health and family planning system of Shenzhen is "difficulty and high expenses of medical treatment" and "poor fairness in public health and family planning services" caused by the imbalance between supply and demand of medical services, and between the supply-side (health care and family planning serveries) and the demand-side (the public). This issue was appeared to be consequence of

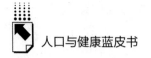

dissatisfaction with the supplied quantities, contents and qualities were not satisfied the practical needs of publics and the outstanding physician-patient contradiction. However, the directly reason for that were lacking supplementary benefit mechanism for publics, hospitals and family planning institutions, and services suppliers, which has been an obstacles to catch the goal of benefiting for publics, encouraging the medical personnel, and stimulating medical institutions. In order to solve the health issues, provide more diversified services, and improve the fairness of reform and development. Therefore, the general report answered how to accomplish the development in three aspects. For the objective to benefits for publics, Shenzhen must firstly break previous "executive power-led and central area prioritized" resources allocation mechanism, then establish a "dynamic and demand-based" mechanism based on the floating population management data signal. Meanwhile, Shenzhen also need to increase investment in administrative resource and merge the service functions of health and family planning, and further improve the health and family planning service system on the basis of community health service centers. In addition, it is necessary to set security system of harmonious doctor-patient relationship so as to ensure the rights and interests of patients and the medical staffs. In terms of simulating medical services institutions, Shenzhen need to further simulate the validity of the market so as to promote the development of private medical agencies, improve and regularize the practitioners' multi-sited licensed system, reform performance evaluation and security mechanism, encourage medical worker's motivation so as to enhance the service efficiency and quality. Finally, Shenzhen need further promote the combination of health and family planning and strengthen their function transformation.

To a certain extent, all measures, such as practitioners' multi-sited licensed system, family physician service system and development of Traditional Chinese Medicine ( TCM ), can help ease the capacity shortage. However, the practitioners' multi-sited licensed system was caught in the dilemma attributed to the following limitations: 1 ) difficulty incoordination between talent value and public benefits; 2 ) difficulty in establishment of mechanisms increase social values for doctors licensed in other medical institutions; 3 ) difficulty in support in practitioners practice level and different locations; 4 ) difficulty in treatment of practitioners' medical risk. Overall, the following problems make it hard for family physician system to function properly: 1 ) limited personnel amounts in family physician team; 2 ) the unreasonable service structure and unsatisfied service quality; 3 ) insufficient financial investment and inadequate support of information system. In addition, the historical TCM was also facing many challenges. Lacking of long-term developmental strategy and shortage of financial investment has resulted in: 1 ) capacity shortage in whole medical and health resources, as well as human resources of TCM; 2 ) The development and management of drug in TCM is obviously lagging behind; 3 ) poor management of market management in TCM; 4 ) insufficient security of related health care system. In the 13th period, Shenzhen thereby should further promote and improve practitioners' registration system based on establishingregulations for practitioners' registration and improving medical liability insurance system, enhance service ability of the family physician through accelerating the construction of talent team, building a long-term effective operational mechanisms for family physician system, promoting the publics' awareness and acceptance by improving information system for family physician. Meanwhile, Shenzhen thereby should further clarify the position of TCM in health and family planning system so as to play roles in disease prevention and rehabilitation treatment.

The public health service unfairness is a common phenomenon in China, especially in Shenzhen which is a city of migrants. *Research on equalization of basic public health services for floating population of Shenzhen* found that there existed an obvious gap in equalization of basic public health services for floating population between Shenzhen and other three

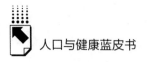

developed cities, including Beijing, Shanghai and Guangzhou. These disparities consist of: 1) shortage of supply in public health resources; 2) the accessibility, availability and utilization of basic public health services for floating population is not high. Hence, Shenzhen should promote the equalization of basic public health services for floating population by means of: 1) advancing the socialization of government-driven basic public health services; 2) perfecting financial investment of basic public health services system; 3) optimizing the incentive systems for suppliers for basic public health services; 4) strengthening evaluation on the policy effectiveness of basic public health services; 5) raising professional quality of general medical service in basic public health; 6) innovating contents and approaches of basic public health services for floating population.

Similar to national wide, the doctor-patient contradiction is getting increasingly prominent in Shenzhen has induced violence occasionally and posed large challenges for society. The doctor-patient relationship was treated along the way of administrative management for long, but that was difficult to agree with economic and social development since the characteristics of "simplification of governance", "lacking of diversified social participation" and "neglection of social forces". Accordingly, Shenzhen must break the deadlock and build new mechanism for governance for the doctor-patient relationship. With reference to idea of social governance after the Third Plenary Session of the 18th Central Committee of the CPC, Shenzhen not only need to increase the investment and complete social security system in medical and health services, but also need to accomplish innovation in governance mechanism of doctor-patient relationship to form a diversity pattern, especially incorporate social organizations, individuals or private agencies, strengthen establishment of risk assessment system, risk warning system, public participation mechanism and reflection mechanism of governance for doctor-patient relationship.

Women of reproductive age was the focused population for Shenzhen's health and family planning services, who showed the characteristics of higher difficulty in management and greater demand for services. Even though "governance-led" family planning service have played not negligible role in period with prominent fertility situation, this approach is easier to intensified social contradictions. So Shenzhen should simplify the management process and promote quality and effectiveness of services on the condition that the services meet the requirement of family planning management. During 12th five-year period, Shenzhen have made great achievement in both family planning services and managements, especially the construction and development of Family Planning Association, FPA for short. The service-orientated FPA had broad masses and internationally favored own to its wide coverage, diversified services and acceptable approaches. So Shenzhen should set simplified and efficient family planning management system by reform and innovation, optimize the public benefit-oriented family planning service system, and build security system for benefit-oriented family planning services.

# 前　言

深圳既是全国改革的先驱，也是创新的探路者。改革创新使深圳的发展实现了全国罕见的"又好又快"。按中央把发展方式向质量和效益转型的要求，深圳在"深圳速度"的基础上，提出"深圳质量""深圳标准"等新理念和新要求，着力推进标准、质量、品牌、信誉"四位一体"建设，加快转变经济发展方式，全面提升发展质量，成为首个全国质量强市示范城市。深圳人均 GDP（2.4 万美元）、每平方公里产出 GDP（8 亿元）、财政收入（2.8 亿元）均居全国大城市首位，居民人均可支配收入、最低工资标准、最低生活保障标准均居全国领先水平，并在 2014 年珠三角"九年大跨越"考核中荣获广东省第一名①。但深圳的发展是不是全面小康的典范呢？深圳按全面小康的标准看是否还有不全面的地方？深圳在作为民生重点的卫生计生事业上是否达到了其经济发展的相应水平？已过而立之年的深圳，在下一步的发展中能否"不惑"？

为回答这些问题，过去 4 年里，由北京大学、国务院发展研究中心、中国社会科学院等研究机构和高校的十余名专家学者组成的深圳人口与健康蓝皮书课题组（在本书中简称蓝皮书课题组），**从第三方评估视角**对深圳卫生计生事业发展进行年度"大体检"，客观评价并分析了深圳卫生计生领域的发展问题、改革方式和成效，也对深圳卫生计生领域某些方面的改革进行了前瞻性设计。从这五本蓝皮书的研

---

① 来源于 2015 年深圳市《政府工作报告》——2015 年 5 月 30 日深圳市第五届人民代表大会第六次会议。

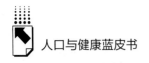

究结论来看，**深圳市在卫生计生领域向改革要动力成效卓著，但"颇多率先"与"未尽全力"相伴，深圳的卫生计生事业改革在"十三五"期间还大有可为。**以下详释这个总体绪论。

党的十八大以来，党中央指出的中国经济社会发展的动力可以概括成两方面：全面深化改革、依法治国。显然，深圳要保持率先发展，也必须在改革方面深发展并加强制度建设。深圳自 2009 年开始新医改。从采用"院办院管"新模式建立社康中心、出台财税土地等优惠政策鼓励社会资本办医，到率先制定落地医师"多点自由执业"，甚至开创性地拟定国内首部医疗法规，这些颇具大胆色彩的地方性探索创新，都让深圳成为新一轮卫生计生改革的先锋者。然而，深圳卫生计生发展的一些领域，如公共卫生和医疗急救体系建设虽已经居国内前列，但仍旧无法与经济速度相提并论。

站在 2015 年这个"十二五"结束、"十三五"规划开编的时间点上，研究必须"瞻前顾后"、措施必须"承前启后"。在深化改革后，深圳市卫生计生工作在诸多领域初显了新常态①，但面对现实、展望未来，深圳卫生计生领域的发展仍有诸多难题需解决：卫生计生资源总量不足与效率不高并存；卫生计生事业仍有相对一线城市的短板；改革虽有率先但因制度限制未尽全力等。

要实现深圳市卫生计生事业新跨越，必须明确病症之所在，对症施药，一方面需要攻克体制机制对卫生计生改革的束缚，开展体制机

---

① 2006 年，深圳率先在全国试点"社区首诊制"，通过上级医院与社康中心的联网，借助双向转诊制度，不断推行"小病进社区，大病进医院"；2009 年，深圳市先试先行，探索性地进行卫生计生合并改革，形成了比较典型的"盐田模式"和"理想模式"，但在改革的内容和力度上尚存在参差不齐的现象；2013 年，深圳市率先进行"管办分开"改革，成立了公立医院理事会和公立医院管理中心，而深圳市卫生和人口计划生育委员会仅对公立医院进行行业监管；2014 年，农民工是深圳经济发展的中坚力量，为此深圳有针对性地制定了独树一帜的《农民工医疗保险》，并进一步于同年实施新修《深圳市社会医疗保险办法》，规定农民工可享受地方补充医疗保险待遇，并增加农民工可享受门诊大病待遇的四个病种。

制改革；另一方面，需要持续推进重点领域的改革，尽快弥补卫生计生发展的短板。为此，深圳市必须直面现实，展望未来，明确卫生计生事业发展的三方面重点：①改革重点；②发展重点；③保障重点。

**改革是发展的动力，深圳市卫生计生改革虽有率先，但仍存在未尽全力的方面。**故深圳市卫生计生改革的重点要落脚于解决当前深圳市卫生计生发展的短板性问题。这种改革首先应体现在体制上。深圳虽在全国率先进行了卫生计生系统的大部制改革（2009~2014年，合并后的单位称为卫生和人口计划生育委员会，在本书中简称为"卫人委"），但面对已经变化的计划生育形势及工作要求（行政管理要少而群众自治要加强），应该更多发挥社会组织的作用（如充分发挥计生协的宣教、服务、带动群众自治等功能，充分体现社会办医在医疗服务市场的"鲶鱼"作用等）。在"强社会"这一宏观方向的指导下，具体问题，具体分析，分别进行工作机制改革。从近期较突出的问题看，这至少包括以下五方面。

第一，虽然2006年深圳市已试点实行了"社区首诊制"，但至今仍面临着社康中心与上级医院"双向转诊"不畅的难题，为此亟待**推动分级医疗体系建设，探索医疗联合体的有效形式，促进区域内医疗机构功能错位配置、资源共享、分工协作、分级医疗、结果互认。**第二，深圳市虽然率先于全国实行卫生计生合并改革，但受制于上级卫生、计生系统尚未合并，下级卫生、计生系统仍然沿用原有的激励考核机制等原因，其推进卫生系统和计生系统的工作和资源整合面临一定阻力，因此，**需要探索推进人事薪酬制度以及人才（重点临床人才）评价机制建立。**第三，当前深圳市多元化办医体系格局初现，但其相应的保障制度却相对不足，社会办医未成气候[①]，为

---

[①] 调查显示，深圳市121家医院中，虽有74家民营医院，但均体现出规模小、利用率不高、无品牌等特征。

此，**尚需推进医疗卫生有关立法和社会办医有关政策出台，以使社会办医走向法制化和社会化。**第四，资源总量不足（尤其是优质卫生资源）与效率不高是中国卫生计生事业发展的通病，深圳亦然。执业医师多点执业不仅能促进基层医疗机构业务能力的提升，有利于医疗资源利用最大化，而且能有效地进行人才交流引进，合理地配置医疗资源，互补医疗不足和空白区域，使医疗资源充分化、最大化地合理发展和应用。但如今医生的技术评估多受其所在工作平台的影响，在其身份社会化受限的情况下，致使多点执业丧失现实意义。为此，**深圳市应重点完善多点执业相关配套机制（医疗责任险制度）的改革，完善相关政策及法律法规。**第五，随着"单独两孩"政策的实施，加之农村的普遍二孩政策，以及城乡统一的"全面二孩"政策，这必将对卫生计生服务提出新的要求[①]。深圳市是中国最大的移民城市，**需评估其在"十三五"期间因为"全面二孩"政策可能面临的风险并建立必要的预警机制。**

改以往之不足，革以往之束缚。2015 年，深圳根据自身市情，进行卫生计生体制机制改革，必将带来卫生计生事业发展的新局面。然而，改革需要有强劲的助力，否则一切将流于形式。例如社会办医、执业医师多点执业等诸多重点领域的改革，均需相关政策、法规等作为保障。为此，深圳还应将推进治理能力现代化建设、完善特区卫生计生法规体系、完善卫生计生规划和标准体系等作为工作重点，以求为卫生计生重点领域的改革提供坚实的法律和政策保障。

遵循上述思路，2015 年蓝皮书将以"强社会、优政府、好制度"为年度主题，以弥补当前深圳市卫生计生事业发展存在的短板为宗旨。结合《2015 年深圳市卫生计生工作要点》，蓝皮书课题组将从六

---

① 北京市自 2014 年 2 月 21 日正式实施"单独两孩"。截至 2015 年 6 月 30 日，北京市"单独两孩"申请数和办证数分别为 44700 例和 40951 例。

个方面对深圳卫生计生事业发展进行研究，如图 0 - 1 所示。紧扣年度主题，围绕各方面研究内容，总报告将从两个方面对深圳市卫生计生事业发展取得的成就以及面临的挑战进行分析与评价：一方面，深圳市卫生计生系统发展的弊病与短板，在历次"大体检"中毫无遁形地显现出来。当然，瑕不掩瑜，深圳卫生计生事业总体的发展不仅是纵向优秀，横向也更为突出。不过，卫生计生都是民生，民生改善永无止境，所以每年蓝皮书从鸡蛋里挑出的骨头也使深圳改革的深发展有了明确的目标。2015 年是"十二五"的收官之年，为此总报告将从"质与量"的角度，公正、客观地审视与评价"十二五"期间深圳市卫生计生事业。另一方面，过去 4 年专家组对深圳市卫生计生事业发展与全国相似的面上问题以及自身的问题进行了全方位的"把脉"，并从"供需"双方的角度辨证论治，提出了一系列具有针对性的改革建议与意见，但由于发展的路径依赖以及改革未尽全力等原因，仍有不少领域需要挣脱既有的束缚。为此，分报告将进一步分析 2015 年深圳市卫生计生事业在哪些领域取得了突破，哪些领域仍需强化等。

● 深圳市医师执业注册制度的重点难点问题研究。"十二五"期间，深圳市医疗卫生事业取得了显著的成绩，但仍存在医疗资源总量不足、分布不均、特区医疗一体化以及基本公共服务均等化任务繁重等突出问题，推行并完善医师执业注册制度成为缓解医疗资源供需矛盾的重要举措。然而，深圳市医师多点执业因缺少相关配套制度而"叫好不叫座"，主要表现为"四难"：①人才价值与公共利益的协调难；②医师纵向流动创造增量社会价值的机制设计难；③医师执业水平与不同执业地点的条件配套难；④医师医疗责任风险的处置难。为此，深化事业单位人事制度改革成为"十三五"期间深圳推动医师执业注册制度建设的重要手段。借鉴国外经验，结合深圳市情，为保障医师多点执业的合法性，应从以下四方面入手：①尽快建立健全医

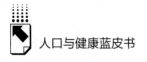

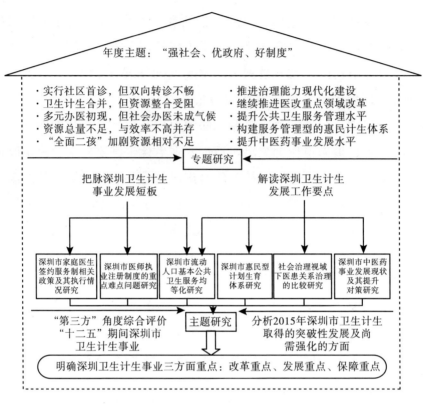

**图 0－1　《深圳人口与健康发展报告（2015）》框架结构**

师执业注册的管理办法；②进一步推动公立医院改革与民营资本准入，以优化医疗人才的配置；③强化多点执业的制度约束与学科孵化，以便更好地协调个人利益与公共利益的平衡；④完善医疗责任保险制度，采用强制与自愿相结合的方式缴纳保险，以便建立市场化运作的风险分担和互助共济机制。

● 深圳市家庭医生签约服务制相关政策及其执行情况研究。自1996 年深圳创建社康中心以来，其数量以及人口覆盖率快速增加。至 2007 年，社康中心的社区覆盖率和服务人口覆盖率均达到100%，为推行家庭医生签约服务制奠定了良好的基础。自 2009 年，深圳市开始试点开展为期 3 年的家庭医生签约服务制，并在"十二五"期间取得了全面发展。2014年底，共有565家社康中心2092名家庭医生为社区居民提供家庭医生服务，累计签订家庭医生服务协议40.5万户家庭119.4万名居民，提供家庭医生服务422万人次，老年人、慢性病和精神病患者等重点人群签约率为54.4%。"十二五"期间，深圳市先试先行，探索出一条符合深圳市社区实际和特色的家庭医生服务制度，如签约工作从重点人群入手、家庭医生培训认证与国际接轨、健全激励机制等。然而，深圳市的家庭医生服务工作尚存在"家庭医生服务团队人员数量严重不足、结构欠合理、服务质量不高、财政投入不足及信息系统支持不到位"等问题亟待解决。"十三五"期间，深圳市尚需通过"加快家庭医生团队的人才队伍建设，建立家庭医生签约制有效运行的长效机制，完善家庭医生信息化系统，广泛宣传以提高居民对家庭医生服务的认知度和接纳度"等手段提升家庭医生签约服务能力。

● 深圳市流动人口基本公共卫生服务均等化研究。深圳市是中国典型的"倒挂型"城市。低年龄的流动人口构成了深圳的市民主体，对基本公共卫生服务的需求较大。然而，当前深圳市公共卫生投入仅占一般预算收入的3.46%。至2020年，若这一比例提升为4.36%，就能持续实现流动人口基本公共卫生服务均等化。过去几年，深圳市在推进流动人口基本公共卫生服务均等化方面进行了多方面的尝试，为进一步实现流动人口基本公共卫生服务均等化打下了坚实基础。然而，深圳市流动人口基本公共卫生服务均等化水平与京、沪、穗等国内先进城市仍有明显差距，表现为公共医疗卫生资源的供给不足，以及流动人口基本公共卫生服务可及性、可获得性和利用率不高等方面。因此，"十三五"期间为推进流动人口基本公共卫生服务均等化，深圳市应推进以政府为主导的基本公共卫生服务社会化，完善财政基本公共卫生服务投入体系，正向优化基本公共卫生服务提供者的激励机制，加强基本公共卫生服务均等化政策效果的评估，提

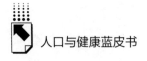

升基本公共卫生服务中全科医学服务的专业品质，创新流动人口基本公共卫生服务内容和方式。只有这样，才能更好更快地实现深圳市流动人口基本公共卫生服务均等化。

● 深圳市惠民型计划生育体系研究。深圳市育龄妇女及其生育呈现出管理难度较大、服务需求旺盛的特点，需要在满足计划生育管理要求的前提下，简化管理流程，提高群众的便利性，不断向群众提供高质量的计划生育相关服务。"十二五"期间，深圳市在计划生育服务和计划生育管理方面的工作都取得了较好的成绩，尤其在"计生协"建设和发展方面。然而，其发展仍面临着计生服务供需不相称、政府职能转变不充分、保障机制不完善、管理效率低下、制度创新空间不足、计划生育信息应用不足等问题。为此，"十三五"期间，在"生育矛盾日渐缓和"新形势下，深圳惠民型计划生育体系应建成与深圳社会经济发展阶段相适应、相对完善的管理体系和服务体系，形成高效的配套机制和措施。具体而言，应从三方面进行改革发展：①以改革创新为手段，建立高效精简的计划生育管理体系；②以惠及全民为导向，优化计划生育服务体系；③构建惠民型计划生育体系的保障机制。

● 社会治理视域下医患关系治理的比较研究。近年来，深圳市经济社会持续稳定发展，但社会建设滞后的态势日益明显。深圳市日益凸显的医患关系隐患，已成为影响社会和谐的不稳定因素，迫切需要突破现行医患关系社会治理框架的不足和局限，在社会治理机制上有所创新，以解决社会建设滞后于经济发展所带来的诸多问题。国家层面上，对医患关系的社会治理仍然延续着传统行政管理的思路，但这种过于倚重传统社会管理的强制、硬性的治理路径，受制于"治理主体单一、缺乏多元化的社会参与、对社会组织等社会力量长期忽视"等局限，致使医患关系社会治理顶层与经济社会发展难以契合。为此，为解决当前医患关系社会治理机制中的"政府单一主体治理，治理结构存有偏倚，缺少第三方独立机构"等问题，必须打破既有的治理框架和路径，以整体性思路重建医患关系治理新机制。总体而言，按照党的十八大以来社会治理布局，倡导从政府"独斗"到多元共治，提倡多元主体平等参与；从管控治理到依法治理，发挥社会规范的柔性治理作用；从行政管理到社会自治，构建自我管理的社会组织的治理思路。具体而言，一方面要持续加大对医疗卫生事业的投入，健全医疗卫生社会保障体系；另一方面要实现医患关系社会治理机制的创新，吸纳社会组织、公民个人、私营部门等社会力量加入，重点加强医患关系治理的风险评估机制、预警机制、公共参与机制和反思机制建设，形成有利于构建和谐医患关系的多元共治格局。

● 深圳市中医药事业发展现状及其提升对策研究。过去短短30多年里，深圳市中医药事业取得了令人瞩目的成绩，表现为中医资源配置显著改善、中医药学科建设重点突出、初步构建了"治未病"中医服务体系、中医药条例颁布推动了中医药行业规范管理、多元化兴办中医药体系逐步形成、中医药人才培训体系初步建立、推进了中医药标准化建设等方面。然而，现阶段其中医药事业的发展仍面临着诸如中医药事业中长期发展战略缺失、中医药事业公共财政投入明显不足、中医药整体医疗资源严重不足、中医药人力资源明显不足、中医药品管理与开发明显滞后、中医药市场管理不力、相关医保制度保障不足等方面的挑战。为此，"十三五"时期，深圳市应当在借鉴国内其他地区发展中医药事业成功经验的基础上，进一步明确中医药事业在整个深圳市卫生事业格局中的定位，在强化顶层设计、突出中医药特色、加强人才培养、推动中医药产业国际化等方面做出更多的制度安排。

上述这些内容，几乎囊括了深圳市卫生计生事业的方方面面，使得自2011年起连续出版的五本蓝皮书完全可以作为管理学角度的深圳市"十二五"期间人口与健康工作大全和深圳卫生计生"十三五"

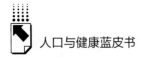

规划的技术支持。考虑到深圳在全国的重要地位及其发展的先行程度，我们认为这个"大全"能在全国的卫生计生事业研究中有前瞻性，希望对行政管理改革和社会学有兴趣的人，都能从这个系列的研究成果中开卷有益、不虚此读。

当然，小果初成之际，必须看到这本书作者队伍以外许多单位的大力支持。对这五本蓝皮书的工作，深圳市相关领导和卫生计生系统的许多单位给予了大力支持：深圳市卫生和计划生育委员会（以下简称"卫计委"）在立项、审稿和资金上给予了全面支持；作为本书主编之一的深圳市卫计委主任罗乐宣博士，对全书的框架设计、选题重点和分析方法进行了顶层设计，确保了本书既专业有用也方向正确；深圳市人口基金会理事长洪旺全，深圳市医学会常务副会长李耀培，深圳市计生协专职副会长李红联，深圳市卫计委妇社处处长周复和调研员郑建辉、副调研员宋晓红，深圳市卫计委医政处处长李创，深圳市卫计委政策法规处处长王延平，深圳市卫计委规财处副处长宋圣妮，深圳市卫计委流管处副处长张坚林，深圳市卫计委中医处主任科员赵洋等支持了资料搜集并对研究和写作工作进行了指导；深圳市人口和计划生育科研所为蓝皮书工作进行了全面的统筹协调和专业把关；深圳市医学信息中心主任林德南，深圳市人口和计划生育科学研究所王鹤云、张玲华、谢立春、洪文旭，深圳市宝安区卫生计生局副局长田庄以及深圳市宝安中医院和妇幼保健院，在蓝皮书的研究和写作中，不仅在数据提供、调研安排和案例分析上提供了全面支持，还在本书的写作中给予了多处专业评价；北京大学尤其是北京大学中国社会与发展研究中心、国务院发展研究中心、中国社会科学院、河北大学、北京行政学院、广东医学院、广东药学院等单位的相关专家给予了大力支持，在此一并表示衷心感谢。

需要说明的是，本书是联合执笔，各个报告的主要作者已分别在文中标注，包括北京大学社会学系陆杰华教授，国务院发展研究中心管理世界杂志社副总编辑苏杨研究员，深圳市人口和计划生育科学研究所所长曾序春，河北大学经济学院王金营教授，广东医学院焦桂花、傅崇辉副教授，深圳市谷大应用统计研究所汤健副研究员，北京行政学院社会学教研部尹德挺副教授，中国社会科学院社会学所田丰副研究员，广东药学院公共卫生学院杨翌教授和张瑛副教授；参与写作的还有北京大学阮韵晨、鲁溪、乔舒、南菁，北京师范大学崔祥芬，河北大学经济学院李庄园、董美媛、董钊睿、李佳黛、康宁、回曾岙、苏亚娟，中国社会科学院社会学所李成龙、顾旭光，广东药学院公共卫生学院靳娟、赖铿、张驰、莫淳淇，青岛大学医学院楚晓娜。全书由陆杰华、苏杨、曾序春、崔祥芬统稿。

还需要说明的是，为利于读者阅读和理解，本书在写作中，运用了不同的方式以使研究成果深入浅出、形象生动，还对一些较宏观或易被误读误用的概念进行了界定或说明，以使描述准确。在对问题的描述过程中，我们尽量多举实例和打比方，希望读者对深圳人口与健康领域仍然存在的问题有更为直观和感性的认识；为使读者充分理解各部分报告的逻辑关系和把握每个报告的重点内容，让读者朋友在匆匆浏览中就能了其大意，我们在每个报告的开头都总结了该部分要点，在多数报告的结尾设计了该部分小结；对于一些有利于读者阅读和理解，但又不便于放入正文中的内容，我们通过脚注进行了阐释；为使读者查找方便，我们将直接引用的相关参考文献在每章末尾或在脚注中标出，不再在全书末单列参考文献；为使内容形象直观，我们制作了大量图表，有关图表符号的意思举例如下：图（表）1－1代表总报告中（从前言开始顺序计数，前言的章号为0）的1号图（表）。

《深圳人口与健康发展报告（2015）》编委会

2015 年 10 月

# 目 录

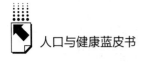

[皮书数据库阅读 **使用指南**]

# CONTENTS

## B I  General Report

## B II  Topical Reports

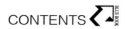

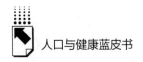

# 总报告

General Report

# B.1
# 回顾"十二五"，展望"十三五"

## ——第三方评估深圳卫生计生事业

崔祥芬　陆杰华　苏杨

按中央把发展立足点转至提高质量和效益上来的要求，深圳在"深圳速度"的基础上，提出"深圳质量""深圳标准"等理念和新要求，着力推进标准、质量、品牌、信誉"四位一体"建设，加快转变经济发展方式，全面提升发展质量，成为首个全国质量强市示范城市。深圳在民生所系的卫生计生事业的一些领域始终领跑于全国①，但仍无法与经济速度相提并论。值此之际，立足于2015年这

---

① 自2009年新医改启动后，从采用"院办院管"新模式建立社康中心、出台财税土地等优惠政策鼓励社会资本办医，到率先制定落地医师"多点自由执业"，甚至开创性地拟定国内首部医疗法规，这些颇具大胆色彩的探索创新，都让深圳成为新一轮卫生改革的先驱。

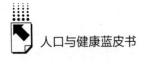

个"十二五"结束、"十三五"规划开编的时间点上，研究必须"瞻前顾后"、措施必须"承前启后"。总报告将围绕以下两条线索展开：一方面，从"第三方"的视角对"十二五"期间深圳卫生计生事业各领域的制度改革进行阶段性总结；另一方面，基于"第三方评估"的结果，前瞻性地提出"十三五"改革创新的重点。为此，在总报告中，我们先赘于言，详释"第三方评估"。

# 一　第三方评估内涵界定及特点

## （一）第三方评估的界定

第三方评估是政府绩效管理的重要形式，是一种有别于政府内部评估的外部评估形式。第三方评估作为一种必要而有效的外部制衡机制，弥补了传统的政府自我评估的缺陷，在促进服务型政府建设方面发挥了不可替代的促进作用。从西方国家实行第三方评估的经验看，第三方是指处于第一方——被评对象和第二方——顾客（服务对象）——之外的一方。由于"第三方"与"第一方""第二方"都既不具有任何行政隶属关系，也不具有任何利益关系，所以一般也会被称为"独立第三方"，主要包括公民个人、社会团体、社会舆论机构或中介评估机构等。在西方，多数情况下是由非政府组织（NGO），即一些专业的评估机构或研究机构充当"第三方"。这些非政府组织可以保证满足"第三方"独立性、专业性、权威性的要求。

## （二）第三方评估深圳市卫生计生事业发展的必要性

深圳市获批成为全国首个，也是唯一的创建国家创新型城市试点，其把"自主创新"作为深圳市发展的主导战略，力求将深圳建设成为创新体系健全、创新要素集聚、创新效率高、经济社会效益好、辐射引领作用强的国家创新型城市。

"医疗卫生服务"是民众最为关注的公共服务。深圳市第六次党代会明确提出要"让市民享受更高水平的医疗"。卫生计生服务的改革创新自然是建设发展创新型城市的重要方面。"十二五"期间，深圳市为求实现从"速度深圳"向"质量深圳"的转型，借助诸多提质增效的改革举措，初步实现了质量型发展，但仍有未尽全力的方面。至此"十二五"收官之际，需要对此间深圳市卫生计生事业发展取得哪些阶段性的成就，还存在哪些制约新发展的制度短板进行客观的评估。为此，第三方评估成为一种非常必要的制度安排。这也是国家在"十二五"期间对政策过程的一次重大制度改革。

2013年8月，李克强总理主持召开国务院常务会议，对所做决策部署和出台政策措施落实情况开展第一次全面督查。为实施全面客观的大督查，听到"丰富真实、原汁原味的第一手情况"，在自查和实地督查基础上引入第三方评估，国家行政学院、国务院发展研究中心、全国工商联等单位和科研评估机构承担了评估工作。国务院领导听取了第三方针对这些问题的政策落实情况的评估汇报。李克强总理强调，"要用第三方评估促进政府管理方式改革创新"；并且明确指出："过去评价政府工作做得好不好、是否落实到位，往往通过主管部门自我检查、自我评价。这就造成了'自拉自唱'，自己给自己'唱赞歌'，和群众的实际感受往往有较大差距。有关部门要逐步尝试，将更多社会化专业力量引入第三方评估，进一步加强对政策落实的监督、推动，不断提高政府的公信力。"在国务院层面上对一些重点政策的执行情况进行第三方评估，这个重大的创新是一个积极的信号，表明第三方评估将成为政府管理事务中一个常态化工作。

同年10月召开的十八届四中全会审议通过的《中共中央关于全面推进依法治国若干重大问题的决定》提出，"明确立法权力边界，……对部门间争议较大的重要立法事项，由决策机关引入第三方评估"。这意味着第三方评估将在中国逐步铺开，全面发展起来。正如李克强总理的总结所言："今后第三方评估要吸纳更加广泛的社会力量积极参与，使问题论证更加客观、科学、实事求是。同时，评估也要进一步扩大范围。对各项重点工作，不管是事前决策、事中执行还是事后评价，都可以引入第三方评估，使各项工作真正形成合力。政府工作中存在的问题不要怕'晒'。政府既要自觉接受人大、人民政协和社会舆论的监督，也要建立第三方评估的常规机制，推动建立决策、执行、监督既相对分开又相互制约的现代行政运行机制，推进职能转变，打造现代政府。"第三方评估对于推动改革，推进政府职能转变，转变政府作风，特别是解决未来国家发展中建立特色社会主义市场经济过程中存在的这样或者那样的问题，将发挥更大的作用。

过去第三方评估机制主要用来对政府部门及政府行政行为进行评价和监督，目的在于促使政府信息公开、规范政府部门行为和提升政府绩效。随着国务院将第三方评估作为一种长效机制建立起来，针对民心所向的卫生计生服务这类以政府为主导的组织活动开展第三方评估，可以从卫生计生系统内部、外部看问题，也可以从卫生计生服务系统供需双方剖析问题，这样能够准确把握深圳卫生计生发展的"难"证，辨证论治，不偏不倚地直面问题，寻求解决之道。

## 二 卫生计生系统利益相关方及其需求分析

哈佛大学公共卫生学院卫生政策专家 Michael Reich 指出在卫生政策制定过程中，政策分析是比技术分析和伦理分析更为重要的方面[①]。"利益相关者分析方法"这一已广泛应用于国外企业管理与政

---

[①] M. Reich. "Applied Political Analysis for Health Policy Reform". *Curr Iss Public Health*, 1996 (2): 186 – 191.

策研究和实践中的政策分析方法，日渐得到我国的重视，并应用于基本医疗保障制度建设①、国家基本药物制度建设②、基层医疗卫生服务体系构建③④、基本公共卫生服务均等化⑤和公立医院改革试点⑥⑦⑧等领域。

## （一）利益相关者的概念及分类

"利益相关者理论"最早应用于企业管理，其支持者认为"企业是所有利益方之间的一系列契约"，相关利益方即契约的主体，可为管理者、雇员、顾客、供应商等多种主体⑨。根据利益相关者定义，卫生政策改革中的利益相关者是那些在正被推动的政策改革过程中的既有利益个人和团体（如图1-1所示），通常包括：

生产群体：卫生计生系统医护服务人员和其他卫生部门员工和协会，以及国内外医药公司和设备制造商。

消费群体：本地和外地的消费者，包括深圳市常住居民以及外来移民者。

① 杨善发、黄余送、王永莲等：《新型农村合作医疗政策利益相关者分析》，《中国农村卫生事业管理》2007年第5期。
② 张艳春、党勇、赵琨等：《社区卫生服务药品政策实施的利益相关者分析》，《中国卫生政策研究》2010年第5期。
③ 赵茜倩、潘习龙：《深圳双向转诊的利益相关者分析》，《中国医院管理》2010年第9期。
④ 钱东福、周亚夫、林振平：《社区卫生服务机构实行收支两条线管理的利益相关者分析》，《中国卫生事业管理》2010年第1期。
⑤ 刘军安、杨丽、王齐等：《新时期农村健康促进的形势及利益相关者分析》，《中国卫生事业管理》2008年第10期。
⑥ 吴昊、张宗益、张宏雁等：《公立医院治理体系中利益相关者的界定及其行为模式分析》，《中华医院管理杂志》2010年第7期。
⑦ 熊昌娥、方鹏骞：《我国公立医院注册医师多点执业可行性的利益相关集团分析》，《医学与社会》2010年第3期。
⑧ 贺庆功：《利益相关者理论视角下的和谐医患关系构建》，《中国卫生事业管理》2000年第2期。
⑨ R. E. Freeman & Evan W. M. , "Corporate Governance: A Stakeholder Interpretation", *Journal of Behavioral Economics*, 1990 (19): 337–359.

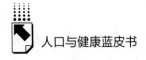

经济小组：有关健康和保险的商业，以及受卫生政策影响的工业，如药物经销商。

意识形态群体：政府改革组织，除卫计管理部门外，财政部、教育部以及地方政府等。

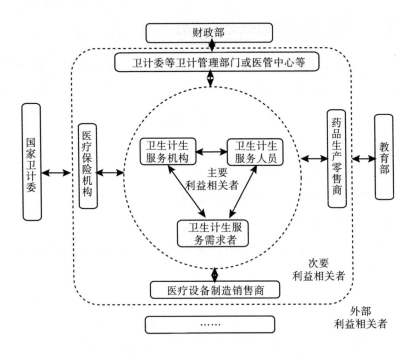

图 1-1　卫生计生系统利益相关者网络

## （二）卫生计生系统利益相关者的利益目标解读

为贯彻落实民主集中制，各项政策文件和改革措施的出台都应广泛论证，征询相关利益主体的意见。卫生计生服务攸关民众最为关注的"健康"，卫生计生改革更是与民生建设密切相关。解读卫生计生系统内直接利益主体的利益诉求，有助于优化卫生计生服务结构，提高服务效率。

充分了解每一个利益主体的利益诉求和行为模式，是构建协同机制、卫生计生系统良性运转的基础。公立医院是卫生计生事业发展的中坚力量，公立医院改革是深圳市历年来卫生计生改革的重点工作任务。为此，本部分将以公立医院为例，分析其利益相关者体系。根据利益相关主体的利益受公立医院行为影响的程度以及某利益主体参与公立医院行为过程的频度，公立医院体系中的利益相关者可分为如图1-2所示的三个层次。

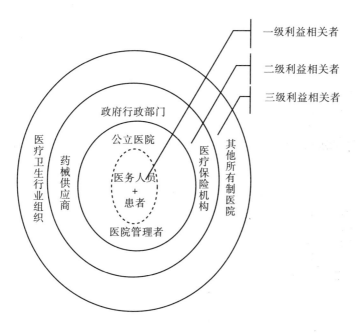

**图1-2 公立医院三级利益相关者体系**

资料来源：吴昊《我国公立医院利益相关者治理模式构建研究——基于医药卫生体制改革的视角》，重庆大学博士学位论文，2010。

### 1. 一级利益相关者

持续并直接参与医院活动，且其利益受医院行为影响最为直接的一级利益相关者，包括医务人员、患者以及医院（尤其是医院管理者）。医务人员是医疗服务最直接的提供者，是公立医院服务能力的承载者，直接决定了公立医院的核心竞争力，其利益诉求为高收入、高保障并能享有晋升的机会。这一系统中的患者是医疗服务的需求者、消费者和评价者，其根本利益诉求是自身的"健康状态得以改善"。医院是医生提供医疗卫生服务的组织和平台，是患者就医的主要场所。医院及其管理层是公立医院这一利益主体自身的代表，其最为直接的利益诉求是追求本身的良性运营和发展，但作为公立医院还必须保证其公益属性。

**2. 二级利益相关者**

二级利益相关者是指间接或阶段性参加医院活动，但其利益受医院行为影响比较显著的利益群体。当前，中国现行的公立医院管理运行体系下，这一层级的利益相关者主要涉及政府（卫生行政管理部门）、药品及医疗器械供应商和医疗保险机构。

政府代表全体公民（公立医院的所有者）行使对公立医院的管理职责，在公立医院运营中主要发挥三方面的作用：①直接举办公立医院，并负责一部分运行筹资；②治理公立医院外部环境；③管理公立医院运营要素，如对医疗价格的管制。政府的利益诉求是有限预算前提下实现全体公民的卫生效益最大化。

药品和医疗器械供应商，是公立医院日常运营最主要的合作伙伴，为公立医院提供诸如药品、制剂、医疗设备、医疗器械等基本的物资。药械质量直接决定医疗服务质量，药械价格及消耗费直接影响医疗服务成本，药械"寻租"可能误导医院和医生的行为。然而，药械的生产流通商是完全市场化的经济组织，其利益诉求必然是经济利益最大化。

肩负风险转移和补偿转移两大职能的医疗保险机构，除了提高经费保障水平，减轻公民就医经济负担以外，作为医疗服务付费的第三方，还通过与医疗机构进行的付费方式、定价策略、质量与成本控制方面的谈判，对医疗机构有着监督、制约、补偿和引导作用。社会医疗保险机构为非营利性机构，主要通过选择适当的保险费率和共付率，实现保险基金收支平衡基础上的患者医疗福利最大化；而商业医疗保险机构力求通过保险市场行为，实现自身经济利润最大化。

### 3. 三级利益相关者

三级利益相关者是指基本不直接参与医院活动，但其活动可能有效影响公立医院的利益或者行为，或者其自身利益会受到医院行为一定影响的利益相关者群体。这类形式的利益相关者群体成员较多，本部分主要聚焦于医疗相关社会组织和其他所有制医院。

现有的与医疗服务相关的社会组织包括医师协会、医院协会、各类医疗专业技术学会、计生协等。其他所有制医院即非公立医疗机构，是指公立医疗机构之外的其他医疗机构，从产权形式划分，包括民营医院、中外合资医院和外资开办医院，以及实际上民营控股的股份制医院等。

由此可见，以北京大学、国务院发展研究中心和中国社会科学院等单位专家为主所组成的深圳蓝皮书课题组与深圳市卫生计生系统供需双方既不具有任何行政隶属关系，也不具有任何利益关系，可作为"独立第三方"，开展"第三方评估"，可以保证评估结果的独立性、专业性、权威性。

## 三 "十二五"期间深圳卫生计生事业取得的成就及其面临的挑战

### （一）"十二五"期间深圳市卫生计生事业发展成绩斐然

在深化改革后，深圳市卫生计生工作在诸多领域实现了新常态，如图1-3所示。"十二五"期间，深圳医药卫生体制改革在公立医院的改革、扶持社会办医政策的出台、基层医疗机构运行机制的完善等方面取得了突破性进展；在完善公共卫生服务体系上强力推进，

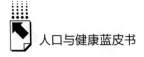
在基本医疗服务项目、妇幼保健工作及多种疾病防控上成效显著；在强化计划生育服务管理上多措并举，流动人口计生工作、基层基础计生工作、计生利益导向机制实效明显；在加强医疗卫生行业管理上转变职能，统筹能力、服务能力和监管能力都有进一步提升。

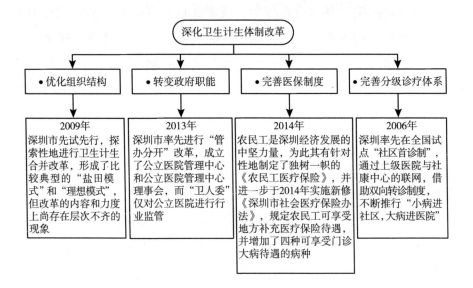

图1-3 深圳市卫生计生改革的率先发展

### 1. "十二五"规划重点指标完成情况良好

按"保基本、强基层、建机制"的原则，深圳市卫计委"十二五"规划从完善医疗服务体系、加大公立医院改革力度、提升医疗服务效能、进一步完善公共卫生服务体系、完善人口计划生育管理服务体系等方面提出了卫生计生事业发展主要任务与重点项目，涉及人群健康与人口控制、资源配置、公共卫生服务、医疗服务能力和基本药物使用等方面共27项指标。截至2013年6月，"十二五"期间"可完成指标"和"争取完成指标"分别占25.9%和44.4%，"建议调整"指标占29.6%（如表1-1所示）。

总体来看，重点指标完成情况良好。首先，居民平均期望寿命的目标值为 79 岁，2012 年底该值已达到 79.38 岁，预计"十二五"期末能够超额完成指标。其次，甲乙类法定报告传染病发病率目标值为小于等于 290/10 万，早在 2011 年深圳市已达成既定目标，2013年 6 月降至 140/10 万以下；每千人口病床数、每千人口医生数等指标与目标值仍有一定差距，由于医疗资源供给总量有限，加上卫生公共财政投入历史欠账多，完成难度较大，归为争取完成的行列。此外，因为统计口径调整，部分数据需重新清算整理，影响到相关指标完成的可能性，包括流动人口政策生育率、户籍人口政策生育率、户籍人口出生率等。

表 1-1　"十二五"中期深圳市卫生计生规划指标完成情况

| 类别 | 序号 | 具体指标 | 2011 年 | 截至 2013 年 6 月 | 2015 年目标 | 属　性 | 进展分析 |
|---|---|---|---|---|---|---|---|
| 人群健康与人口控制 | 1 | 居民平均期望寿命（岁） | 78.67 | 无数据 | 79 | 预期性 | 可达标 |
| | 2 | 甲乙类法定报告传染病发病率(1/10 万) | 237.18 | 138.39 | ≤290 | 预期性 | 可达标 |
| | 3 | 孕妇死亡率（1/10 万） | 7.34 | 8.68 | ≤11 | 预期性 | 建议调整 |
| | 4 | 婴儿死亡率(‰) | 2.29 | 2.66 | ≤2.3 | 预期性 | 建议调整 |
| | 5 | 5 岁以下儿童死亡率(‰) | 2.98 | 3.29 | ≤3.3 | 预期性 | 建议调整 |
| | 6 | 户籍人口出生率（‰) | 15.42 | 8.12 | ≤16 | 约束性 | 建议调整 |
| | 7 | 户籍人口自然增长率(‰) | 14.33 | 7.72 | ≤15 | 约束性 | 建议调整 |
| | 8 | 户籍人口政策生育率(%) | 98.6 | 86.58 | ≥95 | 约束性 | 建议调整 |
| | 9 | 流动人口政策生育率(%) | 89.11 | 64.57 | ≥85 | 约束性 | 建议调整 |

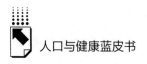

续表

| 类别 | 序号 | 具体指标 | 2011 年 | 截至 2013 年 6 月 | 2015 年 目标 | 属性 | 进展分析 |
|---|---|---|---|---|---|---|---|
| 资源配置 | 10 | 政府卫生支出占卫生总费用的比重(%) | 26.9 | 无数据 | ≥30 | 预期性 | 力争达标 |
| | 11 | 政府卫生投入占地方一般预算支出的比重(%) | 3.64 | 无数据 | ≥6.5 | 预期性 | 力争达标 |
| | 12 | 人均基本公共卫生服务经费(元) | 40 | 无数据 | 70 | 预期性 | 力争达标 |
| | 13 | 人均计生事业经费(元) | 50 | 无数据 | 60 | 预期性 | 力争达标 |
| | 14 | 每千人口病床数(张/千人) | 2.3 | 2.7 | 3.4 | 约束性 | 力争达标 |
| | 15 | 每千人口医生数(人/千人) | 2.16 | 2.3 | 2.6 | 约束性 | 力争达标 |
| | 16 | 每千人口注册护士数(人/千人) | 2.29 | 2.47 | 4 | 预期性 | 建议调整 |
| | 17 | 每万人拥有救护车数(辆/万人) | 0.14 | 0.14 | 0.25 | 约束性 | 力争达标 |
| 业务工作 | 18 | 孕产妇系统管理率(%) | 80.88 | 82.62 | 85 | 约束性 | 可达标 |
| | 19 | 3 岁以下儿童系统管理率(%) | 86.71 | 无数据 | 90 | 约束性 | 可达标 |
| | 20 | 妇女病普查率(3 年为一周期)(%) | 57.97 | 无数据 | 60 | 约束性 | 可达标 |
| | 21 | 儿童国家免疫规划疫苗接种率(%) | >95 | >95 | 95 | 约束性 | 力争达标 |
| | 22 | 基本健康知识知晓率(%) | 53.4 | 62.1 | 80 | 预期性 | 力争达标 |
| | 23 | 居民数字化健康档案覆盖率(%) | 65 | 75 | 95 | 约束性 | 力争达标 |

续表

| 类别 | 序号 | 具体指标 | 2011 年 | 截至 2013 年 6 月 | 2015 年目标 | 属 性 | 进展分析 |
|------|------|----------|---------|-------------------|-------------|-------|----------|
| 业务工作 | 24 | 基层卫生机构诊疗量占总量百分比(%) | 66.2 | 67.1 | ≥70 | 约束性 | 力争达标 |
| | 25 | 院前急救平均出车时间(分钟) | 51.82s | 65.20s | ≤1 | 约束性 | 力争达标 |
| | 26 | 基本医疗保险覆盖率(%) | 95 | 98 | 99 | 约束性 | 可达标 |
| | 27 | 基本药物使用金额占总金额比例(%) | 31.2 | 40 | 40 | 约束性 | 可达标 |

注：①表中数据来源于《市卫生人口计生委关于深圳市卫生和人口计划生育事业发展"十二五"规划中期自评报告》；②表中为当年报表数，若按六普资料推算，2010 年深圳市户籍人口政策生育率约为 94%，流动人口政策生育率低于 80%；③2011 年常住人口数为 1046.74 万，2013 年 6 月常住人口数按 1054.74 万计，2015 年常住人口数按 1100 万计。

### 2. 卫计委"十二五"规划目标得以较好落实

（1）医疗卫生资源配置进一步优化，卫生一体化建设进一步加快。"十二五"期间，深圳已基本完成以城市功能组团为单位的区域医疗中心规划布局，一方面继续推进了"十一五"期间的重大医疗卫生项目建设①，另一方面"十二五"规划项目完善了原特区外优质医疗服务资源②。与此同时，在社区医疗方面，不断完善了以社区为

---

① "十一五"期间的 24 个市属医疗卫生建设项目中，3 个项目已建成投入使用（港大深圳医院、市人民医院外科大楼、康宁医院综合楼等，儿童医院住院楼部分投入使用），9 个项目正在建设中，9 个项目处于前期推进阶段。

② 根据《深圳市卫生和人口计划生育事业发展"十二五"规划》"填平补齐"的原则，以卫生计生资源薄弱区域为重点，在华为科技城、龙城、民治、沙井、平湖、葵涌等片区立项新建三级医院，完善三级医院的规划布局。其中大鹏人民医院已经获批立项。这些项目全部完成后，将实现每个城市功能组团都将有一所三级医院，初步实现优质卫生资源的均衡布局。

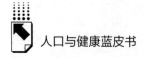

单元的社康中心网络①，较好地解决了市民基本医疗和基本公共卫生服务问题。与此同时，通过推进社康中心的标准化建设和完善"双向转诊"制度，在医院与社康中心之间建立了分级诊疗、分片转诊、社区首诊的上下联动机制。这不仅增加了卫生资源供给，提高了市民就医的便捷性，更在一定程度上缓解了市民"看病难、看病贵"的问题。

（2）公立医院体制机制改革先试先行，领跑全国。"十二五"期间，深圳市先试先行，在公立医院管理体制机制方面进行了探索，不断推进"四个分开"改革。在"管办分开"方面，深圳市率先设立了公立医院管理中心②，组建了深圳市公立医院管理中心理事会，理顺了市医管中心与卫生行政部门的事权关系③；在"政事分开"方面，建立了法人治理机构，并推动了包括财政补偿和医疗价格、人事制度在内的公立医院运行机制改革，如深圳市敢为人先，改革人事编制和工资福利制度，香港大学深圳医院作为试点首先打破编制管理的限制，实行全员聘用制度，对医院所有在岗人员实行合同管理，同时医院在市政府核定的工资总额内自主确定岗位工资，按绩效评定工资；在"医药分开"方面，深圳市是首个彻底破除"以药补医"制度弊端的大城市，于2012年7月1日起，

---

① 截至2012年底，全市拥有612家社康中心，覆盖全市所有的社区，平均每1.5万~2万人口就有一家社康中心，与社会办门诊部、诊所和医务室等其他基层医疗服务机构共同形成了"15分钟社区医疗服务圈"。截至"十二五"中期，深圳已有76.9%的社康中心达到《分类标准》的建设要求，到2013年已经建成7家全国示范中心、21家省级示范中心、75家市级示范中心。

② 2012年9月，市政府印发了《深圳市公立医院管理体制改革方案》，开始启动"管办分开"改革。2013年5月9日，市医管中心正式挂牌运作，代表市政府统一履行公立医院举办者和出资人职责，监管公立医院人、财、物的运行。

③ 市卫生行政部门切实转变职能，加强全行业管理职责，对所有医疗卫生机构实行统一规划、统一标准、统一准入、统一监管；市医管中心对理事会负责、执行理事会决议，负责中心日常管理；市医管中心及其所属机构依法接受卫生行政部门的行业监管，配合开展公共卫生服务等工作。

便在全市公立医院和政府办社康中心取消了所有药品的加成收费；在"营利性与非营利性分开"方面，深圳市社会资本办医已处于国内领先水平，且预留了较大的后续发展空间①。

（3）医疗保障水平显著提高，药品供应体系实现突破。"十二五"期间，深圳市基本医疗保险基本实现了全覆盖。深圳市基本医疗保险覆盖率从2010年的90%上升至2013年的98%，覆盖率得到显著提升，实现全民医保指日可待。与此同时，卫生与人口计划生育部门与社保部门通力合作，加强对基本医疗保险基金的规范，进一步提高基金使用效率和补偿水平，减轻居民医疗费用负担，保障居民合法权利②。

"十二五"期间，《深圳市国家基本药物目录制度实施方案》基本得到贯彻落实。一方面，国家基本药品目录、省补充目录和市补充的基本药物被纳入医保用药目录，实现了国家、省基本药物目录与深圳市医保用药目录的零差异衔接，满足了参保人在公立医疗机构就诊时的用药需求。另一方面，从2010年底起，深圳市所有社康中心都推行了基本药物零加成改革，基本药物全部纳入社会医疗保险用药范围，有效减少了就诊患者的诊疗成本。与此同时，相关部门加强了对药物生产、采购、配送、销售、使用等环节的监管，规范了药品流通领域的秩序，遏制了医药购销领域的不正之风，确保了群众基本用药

---

① 截至2012年底，全市社会办医疗机构达1937家，非公立医疗机构床位数占全市总床位数的22.3%，门诊量和住院量分别达到总量的23.0%和16.7%，均处于国内领先水平。而且，《深圳市2010~2015年医疗机构设置规划》明确提出要严控公立医院的规模，新增的三级医院，将引进国内外投资集团和国家级医疗专家团队共同举办，将其建设成为高端三甲民营医院，争取到2015年，全市社会医疗机构门急诊服务量提高到全市总诊疗量的30%左右，住院量达到全市总量25%左右。

② 2014年1月1日，《深圳市社会医疗保险办法》正式实施。新《办法》将原来的综合医疗保险、住院医疗保险、农民工医疗保险分别更名为医疗保险一、二、三档，三种形式均拥有门诊和住院待遇。该办法提升了医疗保险补偿水平，在医保缴费、待遇、监管等领域进一步完善，还凸显出深圳的地方特色——提高每个医疗保险年度基本医疗保险统筹基金的支付限额等。

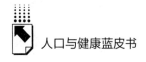

安全。

（4）优化人口计生管理服务，稳定适度低生育水平。"十二五"期间，深圳市人口计生管理服务改革主要体现在两方面：一是创新流动人口服务管理体制，二是完善人口计生利益导向机制。

首先，在流动人口服务管理方面：作为全国最大的移民城市，深圳市做好流动人口服务管理工作关系到其卫生与人口计划生育工作的整体大局。"十二五"期间，深圳市不断创新流动人口服务管理体制，通过加强与人口流出大省和省内流出大市的双向协作，加快形成"信息共享、管理互动、服务互补、责任共担"的区域协作机制，并通过设置计生宣传栏、发放计生宣传册等方式广泛宣传计划生育政策、优生优育、生殖保健等科学知识，加深流动人口对计生政策法规的认知。深圳市以信息化建设为手段，建立了 6200 多个计生管理网格，将计生管理职责落实到具体负责人①，加强流动人口计划生育日常管理工作，完善信息采集机制，提高信息系统数据质量、个人信息准确率和利用率。卫生和计划生育、教育、公安、人力资源管理等部门通力合作，建立了集流动人口、出租屋、劳动、就业、社会保险于一体的居住证基础信息管理系统，变限制型管理为服务型管理，提升流动人口服务管理水平。

其次，在完善人口计生利益导向机制方面：深圳市人大出台的《深圳经济特区人口与计划生育条例》及配套文件《深圳市计划生育证明管理规定》和《深圳市社会抚养费征收程序规定》于 2013 年 1 月 1 日正式实施，进一步完善了独生子女父母奖励、计划生育免费基本技术服务制度，使历史遗留问题基本得到解决，形成少生

---

① 详见深圳市卫生和人口计划生育委员会网站，《2013 年全市卫生人口计生工作会议报告》，http://www.szhpfpc.gov.cn：8080/wsj/news/25152.htm。

奖励、贫困扶持、特困救助、免费服务、养老扶助等内涵丰富的利益导向机制。

### （二）跳出成就看不足，深圳卫生计生事业发展矛盾突出

深圳市卫生计生事业虽然在"十二五"期间取得了斐然的成绩，但不论从卫生计生服务系统的需方——公众，还是供方——卫生计生服务队伍角度看，都存在着自身发展的短板，根本矛盾在于"供需不相称"，同时面临着"看病贵、看病难"的通病。目前而言，卫生计生资源总量不足、总体诊疗水平不高、资源分布不均、内部运行机制不完善，是深圳卫生计生事业改革发展中的突出问题。这些问题使得深圳目前的卫生计生事业发展情况不尽如人意。撇开发展基础较薄弱因素，问题应主要归咎于卫生计生系统内各相关子系统制度衔接不够紧密以及作为卫生计生公共服务主体的公立医院的制度改革依然存在漏洞和短板。

**1. 医疗卫生资源总量不足与分布不均并存，加剧了医疗卫生服务的供需矛盾**

（1）医疗卫生资源总量不足。"十二五"期间，深圳市医疗卫生服务总量不断增长，但是相对于深圳市人口与经济的快速增长，医疗卫生资源配置明显滞后于医疗卫生服务市场的需求（如图1-4所示）。从资源总量上看，深圳市医疗卫生资源配置与其他一线城市存在较大的差距，2015年深圳全市"三级"医院仅有11家，而北京、上海和广州的三甲医院数分别为48家、34家和29家。2012年底，深圳全市每千人口医生数2.3人、每千人口病床数2.6张，远远低于京（5.2、7.4）、沪（3.8、7.4）、穗（2.6、4.5）的水平。与此同时，医疗卫生资源总量不足，导致医生日均担负18.24诊疗人次，远远高于京（8.22）、沪（10.32）、穗（12.99）。预计到2015年，深圳医生和护理人员数缺口近4万人。超负荷工作不仅影响医疗质量，

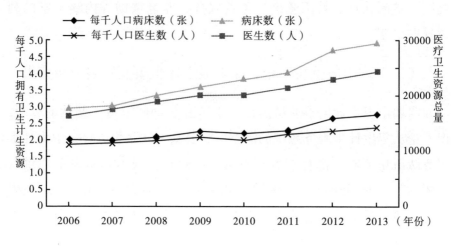

图1-4　深圳市医疗卫生资源变化情况

也构成医疗安全隐患①。

　　此外，作为发达城市的深圳，虽然对卫生计生事业的投入不断加大，但若以"供需相符"作为标尺，深圳市的医疗卫生服务供给总量以及类型均存在供需空缺（GAP）②。深圳市资源配置缺少地区的公平性，城市医疗卫生资源配置出现的"倒三角"与居民医疗卫生服务需求"正三角"的局面不相适应。与此同时，深圳市资源配置缺少人群的针对性，存在明显的高端服务水平不到位、低端服务覆盖不到位的特点。为此，若以"需求"为导向提高医疗卫生服务供给的准确性，减少资源的低效浪费，深圳市医疗卫生事业发展的"动态"将会更好。

　　与此同时，深圳还面临着政策调整带来的医疗卫生资源的相对不

---

① 数据资料摘自《市卫生人口计生委关于深圳市卫生和人口计划生育事业发展"十二五"规划中期自评报告》。由于2013年广州市的数据不可及，故采用了2012年四个一线城市的数据做横向比较。但这一差距从深圳与北京各指标中仍可看出，2013年北京每千人口床位数（5.8张）为深圳（2.75张）的2倍多。

② 资料来源于《深圳人口与健康发展报告（2012）》。

足,尤其是育龄妇女和婴幼儿童保健资源的相对不足更为明显①。例如,具有居住证的流动人口以及户籍人口,不仅要享受一次免费计划生育服务,在国家推行"单独二孩"和"全面二孩"政策之后还需要享受二次检查,这会导致原本就面临很大供需失调②的深圳产科压力更大。面对这一难题,深圳市亟须加大这一领域的公共财政投入,通过财政资金的专项扶持等,推动产科的服务规模有较大增长,促使深圳医疗卫生事业的发展适应当前计划生育政策的调整。

(2) 医疗卫生资源分配不均。自"十一五"期末至"十二五"期间,深圳市政府办医疗卫生机构拥有病床数和卫生技术人员数不断增长,但是医疗卫生资源的配置存在明显的地区差异(如图1-5、图1-6)。从医疗卫生资源总量看,医疗卫生资源主要分布于福田、宝安、龙岗和罗湖四区。截至2015年,除了深圳市第三人民医院分布于龙岗区外,其余10家三级医院均分布在原关内地区(如图1-7所示)。

然而,从供需相称角度看,宝安和龙岗两区人口总量大、外来务工人员聚集,医疗卫生资源配比远落后于福田和罗湖,甚至低于盐田和南山区,且2009~2013年,这种相对差距并没有缓解(如图1-8、图1-9)。

**2. 医疗卫生服务效率不高与"两费"居高不下,看病贵、就医难依旧困扰深圳发展**

(1) 医疗卫生资源使用效率有待进一步优化。2013年,深圳市病床使用率为84.23%,较全国平均水平高4.77个百分点,略高于

---

① 深圳市是一个相对年轻的城市,育龄妇女所占比例在国内城市名列前茅,年活产婴儿数较多,加之妇幼保健卫生计生资源异常紧张,应予以重点关注。
② 深圳市区级以上医院的产科基本是饱和的,三甲医院床位利用率则高达120%左右,但由于产科效益低,难以得到自发性增长[医保资金按5200元/人拨付,实际成本(顺产2700元左右,剖宫产7500元左右)使得这个科室的利润较低,为医院创利很小]。

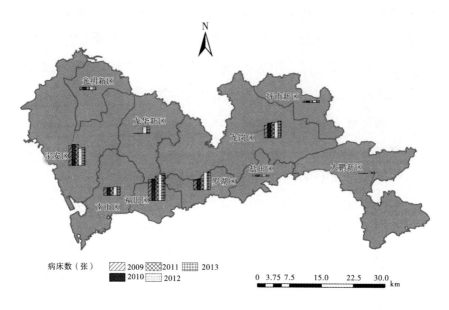

图1-5 深圳市历年政府办医疗卫生机构拥有病床数分布情况

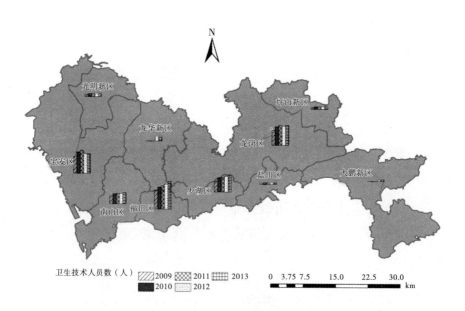

图1-6 深圳市历年政府办医疗卫生机构拥有卫生技术人员分布情况

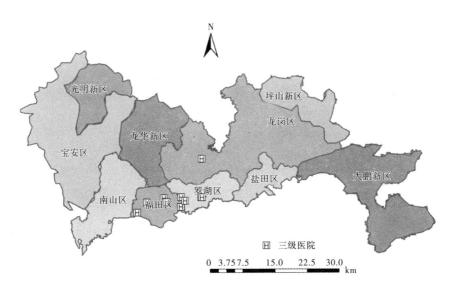

图 1 - 7　深圳市三级医院分布情况

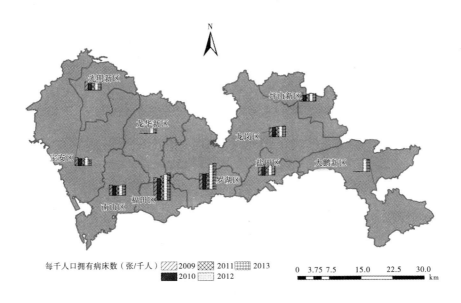

图 1 - 8　深圳市历年每千人口拥有政府办病床数分布情况

北京（81.24%）但远低于上海（93.75%）。有研究显示，病床使用率一般保持在 85% ~ 93% 为宜，使用率过低则表示床位有空闲，

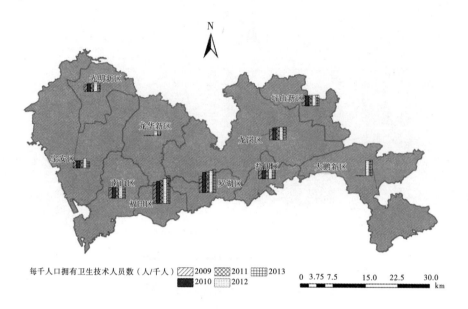

每千人口拥有卫生技术人员数（人/千人）2009 2011 2013
2010 2012

0 3.75 7.5　15.0　22.5　30.0
km

**图1-9　深圳市每千人口拥有政府办卫生技术人员分布情况**

尚有潜力未充分发挥。一般三级医院的病床周转次数不低于17次/年①，由此可见深圳市医疗卫生资源总体处于比较合理的状态，但部分地区（如盐田区、罗湖区、大鹏新区以及坪山新区）的病床使用率不足80%，存在病床闲置的情况（如图1-10所示）。

（2）"两费"居高不下，并呈上升趋势。自"十一五"期末至"十二五"中期，深圳市次均门诊费用以及人均住院费用均逐年增长（如图1-11所示）。不论是门诊还是住院，检查费用均相对较低，但其年均增长幅度最大，分别为5.93%和8.13%。这表明医疗卫生服务系统对医疗卫生服务人员服务价值越来越重视。此外，在深圳市实施药品收支两条线的现状下，次均门诊药费和人均出院者药费依旧保持增长态势，门诊药费增长幅度高于住院药费。这一

---

① 徐洁：《试论病床使用率和病床周转次数的关系》，《中国病案》2007年第2期。

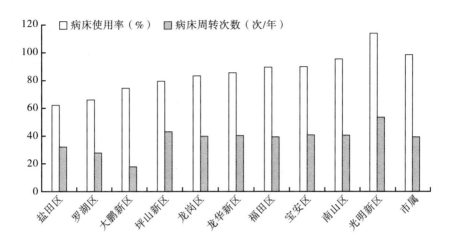

图 1-10 2013 年深圳市医疗卫生资源使用情况

方面可能由于药品生产和流通领域的价格上升,另一方面可能由于随着市民的健康意识不断增强,医疗卫生服务应用量增加,进而导致诊疗费用总量增加。

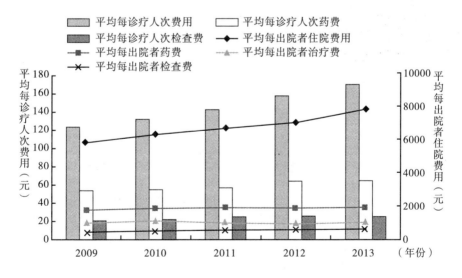

图 1-11 近年深圳市"两费"的变化趋势

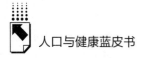

### 3. 卫生计生公共服务公平性欠佳，基层医疗服务的公众满意度有待提高

（1）卫生计生公共服务水平欠佳。相对全国尤其是一线城市的问题，从需求而言，深圳是大同小异、更加不利，究其原因在于深圳市自身人口结构特征①、健康状况的地区和人群差别②。深圳市医疗卫生服务需求存在明显的地区差别，且以"供需相称"的标准看，深圳市医疗卫生服务存在较大的供需差距。

（2）医疗卫生服务领域，尤其是基层服务机构的公众满意度亟待提升。医疗卫生是中国最受关注的十五项公共服务领域，但公众对此领域的满意度并不高，仅位列第九名③。深圳市窗口行业公众满意度评价结果显示，"十二五"初期，医疗服务行业公众满意度长期垫底，直至"十二五"中后期，相对其他行业有较大提升，但排位依旧落后，截至 2015 年第一季度，列于 24 个窗口行业的倒数第三位。

纵向看，深圳市医疗卫生服务的公众满意度向好发展（如图 1 - 12

---

① 深圳市是典型的移民城市，外来流动人口具有流动性大、受教育水平低、行业分布偏向非公有制经济等特点。一方面，城市外来流动人口大多来自农村，并在深圳从事高劳动强度、低收入的工作，相较于城市居民，其饮食卫生和居住条件通常较差，导致不良健康问题产生，导致医疗卫生服务需求增加。另一方面，因其缺少基本卫生知识、健康意识相对薄弱，也不愿享受深圳免费的公共卫生服务，故而造成公共卫生服务收效不高。再加上相当比例的人口流动性大，公共卫生管理和服务机构难以准确掌握人口与健康方面的信息，导致公共卫生服务难以连续高效地提供，尤其是针对流动人口的产染病预防与管理、孕产妇管理、儿童管理、慢病管理和精神疾病管理等。

② 深圳市人群结构存在明显的地域差别，导致需求的地区差异较明显。例如从服务人口规模看，罗湖和福田两区尽管在职务人员数远多于其他各区，但职业病高危人群规模相对较小，且高危人群所占比例处于全市最低；从妇幼保健服务相关的孕产妇人数以及 0～7 岁以下儿童数看，原关外的龙岗和宝安两区服务人口规模最大；中老年人口从总体规模而言，龙岗和宝安两区虽然稍高于原关内中心城区，但从构成情况看，远低于原关内地区。因此，人群分布的差异致使相关公共服务需求也存在地域差别。尽管深圳市人口老龄化程度明显低于其他相似规模的城市，处于"人口红利期"，但老年人口的比例和规模均呈快速增长趋势，尤其是原关内地区。

③ 鄂璠：《2015 中国公共服务小康指数：76.5 15 城市公共服务满意度调查 杭州重返第一 南京、重庆创最佳成绩》，《小康》2015 年第 5 期。

所示），但总体上呈现出二级以上医院门诊量越高满意度越低、社会办医院的满意度不如公立医院的态势，且与京、沪两大一线城市存在较大差距。2015年第二季度，深圳门诊和住院平均综合满意度为77.33%，比北京市医管局关于"三好一满意"的创建目标要求其下属的医院综合满意度稳定在80%的发展要求低2.67个百分点，且在相同口径下，深圳市二级医院的住院满意率比上海同级医院低3.45个百分点，而在三级医院的门诊和住院患者平均满意率上有1.75~2个百分点的差距①。

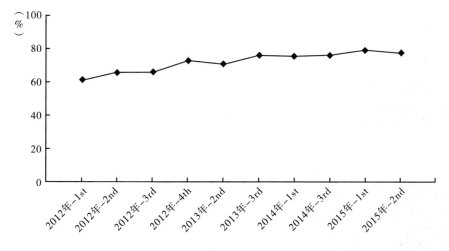

**图1-12　深圳市医疗服务行业满意度评估结果**

注：1st, 2nd, 3rd, 4th分别代表历年中的第一、二、三、四季度。

### 4. 卫生计生体制改革有率先，但内部运营机制不完善

按全国统一标准，深圳市率先在各方面的改革内容中有所作为，但其卫生计生事业除先天不足的因素外，尚存在相关改革工作虽有率先但未尽全力的局面。如图1-3所示，虽然深圳市多项改革领跑于全国，但依然存在制度不全面、有制度但配套措施不健全以及利益相

---

① 《深圳各医院二季度满意评分77分与京沪差距大》，《南方日报》2015年8月10日，http：//szpha. sz. gov. cn/szpha/main？fid=open&fun=show_ news&nid=897。

关各方协力困难的阻力。例如，深圳卫生、计生大部制合并，虽领先于全国4年之久，但迄今为止依然面临着机构合并参差不齐、信息网络共享程度低等基层资源整合不足、部门追逐利益的问题，致使相关服务的供需差距仍然存在。总体表现为：机构合并不完全且重在整合计生，区级层面的卫生、计生合并主要在关内的福田、罗湖、盐田和南山四区，而关外的宝安、龙岗基本保持原有机构设置；机构合并重在整合计划生育管理和服务的职责，将原人口计生部门的处室全部拆分，原人口计生部门的主要职能纳入卫生人口计生部门。这种制度安排虽然在一定程度上保证了改革的深度，又可以比较好地适应外部政策环境，但给职能转变预留的空间受到明显的限制，将直接影响新部门的业务整合与人员安置。与此同时，深圳的卫计合并仅涉及卫生和人口计生两个行政管理部门，并未涉及其直属事业单位之间的整合，因此人员安置只涉及原在编人员和从市政府其他部门交流、划转调剂来的有关人员的任职问题。其主要依据公务员管理办法，按"人随事走""统筹安排""内部消化"的原则安排人员的办法，虽可减少卫生、计生合并进程中的"人事阻力"，确保卫生、计生合并能平稳有序地推进，但会导致较长的"消化期"，影响中、低级别行政人员的职业发展，影响人员的工作积极性和服务效率。

### （三）深圳卫生计生工作不足的成因分析

#### 1. 以"需方"为导向剖析深圳市卫生计生工作不足以及成因

从需方——卫生计生服务接受者角度看，"看病就医困难"和"公共卫生服务公平性欠佳"是当前深圳卫生计生事业发展面临的两大难题。立足于深圳的现实，深圳市卫生计生资源配置不合理是造成"看病就医困难"的直接原因，表现为卫生计生资源的相对不足：一方面是受制于经济社会发展的相对滞后，卫生计生资源总量，尤其是优质卫生计生资源不足，致使需无可供；另一方面，卫生计生服务资源供给不能满足需方的需求，而出现供非所需的现象。就"公共卫生服务公平性欠佳"而言，其根本原因是卫生计生公共服务供给未考虑区域人群需求的特殊性，供需不相称。

然而，资源配置以及区域人群结构更多的是受区域卫生计生体制机制的影响，总体可归结于四方面：其一，深圳市独特的"关内外"二元化管理体制累积的负面效果，致使卫生计生资源（尤其是优质卫生计生资源），不论是医疗资源还是公共卫生资源都存在明显的地域差别；其二，资源配置机制欠合理，深圳长期以来按户籍人口配置的卫生计生资源与区域人群卫生服务需求难以匹配，虽然在"十二五"期间众多公共卫生计生服务都按全人口配置，但依旧难以在短时间内弥补历史欠账；其三，"资金机制"公益化程度不高，医疗卫生机构内部运行机制存在缺陷，驱使医疗机制公益性淡化，走向市场化；其四，绩效考核机制相对不合理。

深圳市卫生计生服务存在不足及成因分析框架，如图 1 - 13 所示。

## 2. 从卫生计生服务系统内部看深圳卫生计生事业存在的问题以及成因

"供需不相称"是深圳市卫生计生服务系统亟待解决的难题。与全国大同小异，深圳市卫生计生服务需求呈现以下四方面的特点：①外来流动人口具有流动性大、受教育水平低、行业分布偏向非公有制经济等特点；②人群结构存在明显地域差别，导致需求的地区差异较明显；③慢性病防治相关公共服务需求快速增长；④对高端医疗卫生服务的需求快速增加，但全国性的"以行政力量主导，中心城区优先"的资源配置方式使部分地区需无可供[①]。而且，深圳市卫生计

---

① 例如，作为全球第二大通信设备供应商的华为技术有限公司总部落户于深圳市龙岗区布吉镇，大量的高素质人才生活和工作于此，但周边却无一家级别较高、功能较全的独立医院；而在位于美国北卡罗来纳州罗利的联想总部，其所在区域周边有完善的医疗服务机构和良好的公共卫生服务设施，医院并不逊色于中心城区。

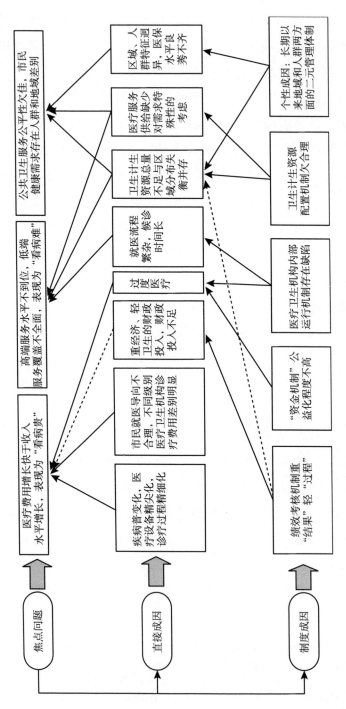

图 1-13 深圳市医疗卫生服务的不足以及成因分析

生服务在硬实力和软实力方面，均比全国其他一线城市薄弱，致使供需不相称的问题更加严峻。

深圳市卫生计生服务系统内部"供需不相称"问题，从表象上看是由于系统内服务机构和医务人员提供的医疗卫生服务在数量、内容或质量等方面不能满足人民群众的实际需求，致使群众满意度不高，医患矛盾突出，但其直接原因在于系统内的利益相关三方——人民群众、服务机构和业务人员均无完善的配套利益机制，制约着"人民群众得实惠，医务人员受鼓舞，医疗机构增活力"这一改革目标的实现。从制度层面看，其制度成因在于卫生计生系统内各相关子系统制度衔接不够紧密以及作为卫生计生公共服务主体的公立医院的制度改革依然存在漏洞。作为国家改革的试验田，作为国家创建创新型城市的唯一试点，深圳必须在全国起到引领、表率、示范作用，但若要继续保持率先，需不断全面、深化综合改革，尤其是搞好综合改革的配套机制建设，使改革在基层也具有可操作性，以求让深圳市民享受更高水平的医疗服务。

## 四 面向"十三五"的深圳卫生计生事业发展的重点领域和改革方向

李克强总理在主持浙江省人大代表重点建议办理座谈会上明确表示，"医疗卫生事业改革发展的重点在基层"，积极鼓励各地大胆探索，推动城市优质医疗资源和医学人才下沉，希望各级各有关部门深入基层听取群众意见，坚持问题导向、需求导向和效果导向，科学谋划"十三五"卫生计生事业发展规划。深圳市也不例外，要想实现"速度深圳"到"质量深圳"的完美转型，需要"全面"完善配套机制，"深化"不彻底的改革，立足深圳实际市情，算好长远账，集中精力和智慧把问题研究透，拿出切实管用的举措，咬定青山不放

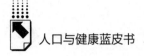
松，一个问题、一个问题地攻坚，突破当前的体制机制束缚，打破原有"以行政力量主导，中心城区优先"的资源配置机制，以流动人口管理信息为信号，建立"按需定供、动态分配"的新型资源配置机制，激发市场活力，推动社会资本办医，不断推动和规范医师多点执业，全面整合卫生计生服务职能，进一步完善以社康中心为基础的卫生计生公共服务体系，进一步推动分级医疗体系建设，推动传统医学中医在慢病预防与康复治疗中的优势作用，以实现群众得实惠、医院添活力、医改有突破，让更多老百姓在家门口就能享受优质医疗服务。

## （一）"十三五"期间面向"群众得实惠"的改革方向

### 1. 区域卫生计生资源配置机制改革

深圳市卫生计生服务资源总量，尤其是优质卫生计生资源（名医、名医院、名诊所）不足，加之医疗服务配置未考虑区域群众的实际需求，长期以来深受"看病贵""看病难"两大难题的困扰。虽然初步形成"社区 15 分钟医疗服务圈"（如图 1 - 14 所示），但受制于社康中心有限的服务能力，市民仍会流向大医院，引发大医院拥挤、医生负荷重、患者候诊时间长等问题。

由于历史上特区内外实行二元管理体制，以及特区外远离城市中心区的区位劣势，加上其城市化的进程比传统上的特区内推迟了整整 10 年等因素的制约，深圳市卫生计生资源布局与市民实际需求脱节的现象突出，人口总计占全市一半的龙岗区和宝安区仅有一家三甲医院。"十二五"期间，深圳市推动卫生计生资源结构优化和布局调整改革，加快了宝荷医院、新安医院等重大卫生项目的建设，争取到 2014 年全市三甲医院总数达到 16 家左右，力争到 2015 年，每个行政区（管理区）都有一所三级医院。然而，时至"十二五"收官之年的年中，这一发展目标尚在落实中。为此，"十三五"期

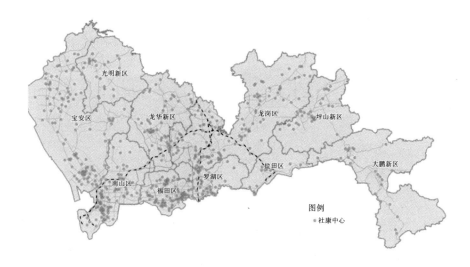

**图 1 - 14    2013 年深圳市社康中心分布情况**

间，需要进一步合理布局市内卫生计生资源的分布与配置，通过对卫生计生资源的规划布局及整合利用，在大力扩充卫生计生资源的同时，实施多种方案来合理利用及带动现有的卫生计生资源，充分发挥基层卫生计生资源的作用。

紧扣 2015 年"强社会、优政府、好制度"的年度主题，应加快建设基于流动人口信息网络的资源配置机制，并加快推进和完善执业医师多点执业等配套机制的建设，提高基层医疗卫生服务水平，提高基层医疗服务机构的公众满意度，真正使医疗卫生服务队伍发挥深圳市民健康守门的作用。

**2. 建立和谐的医患关系保障制度**

医患双方是医疗服务的直接利益相关者，但二者主要利益诉求却不统一，为此利益冲突时有发生。据中华医院管理学会统计，自 2002 年 9 月《医疗事故处理条例》实施以来，中国医疗纠纷的发生率平均每年上升 22.9%。这不但会影响正常的医疗卫生计生服务秩序，甚至会造成人身伤害，并经网络、电视、微博、报纸等媒体报道

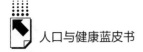

后，易形成社会不稳定因素，不利于社会和谐。《中共中央国务院关于深化医药卫生体制改革的意见》中，明确提出要"构建健康和谐的医患关系"。

近年来，深圳也深受医患纠纷的困扰，医患矛盾日益突出。2010年的"缝肛门"和"八毛门"事件到2014年初深圳儿童医院暴力袭医事件等，均对深圳医疗卫生服务形象造成了不良的影响。2015年以来，深圳市屡有暴力伤医事件发生，医护人员多次被患者殴打，引起社会的广泛关注。有媒体报道，仅6月3日到7月3日一个月内，就发生了4起医护人员被打的暴力案件。6月3日下午，港大深圳医院发生一起病人家属殴打护士事件，警方已经依法对当事人处以10天行政拘留的处罚。6月17日下午，疑因就诊者不愿意再次排队候诊，深圳市妇幼保健院福强院区一名女护士被现场砸晕。6月20日上午，港大深圳医院急诊科一名护士被患儿家长踢伤。7月3日凌晨，罗湖医院一急诊医生被患者及其同伴共同殴打，经诊断，确诊为脑震荡、左侧耳郭裂伤。多起暴力伤医事件的背后凸显出深圳市医患关系处于较为紧张的状态。

既往研究发现①，深圳市医患关系紧张的原因包括三方面：①患者对医学救助的期望过高，医患沟通不畅；②医疗卫生保障体系不健全；③医疗纠纷处理机制不完善。虽然国家卫计委等五部委出台的《关于加强医疗责任保险工作的意见》中要求到2015年底，全国三级公立医院参保率应达到100%，二级公立医院达到90%以上，但深圳告诉我们：自1999年深圳医疗机构责任险开放至今，这种"强制性"医疗责险的推行却相当缓慢。为此，"十三五"期间，深圳在深化医疗卫生体制改革进程中，需从制度保障入手，多管齐下，

---

① 陆杰华、罗乐宣、苏杨主编《深圳人口与健康发展报告（2014）》，社会科学文献出版社，2014。

有效防范医患矛盾的激化。一方面，加强对广大市民的健康教育和常见疾病常识教育，帮助群众建立正确的就医观。另一方面，以体制改革作为治本之策，完善多层次的医疗保障体系，建立医患纠纷的风险预警机制和治理体系，在保障医患双方合法权益的基础上，建立良好的就医环境，让医生安心诊治、患者放心看病，并大胆尝试探索医疗赔偿保险制度和赔偿基金制度，多渠道分散医生执业风险。

## （二）"十三五"期间面向"医院添活力"的改革方向

### 1. 规范和完善社会办医制度，激发医疗机构活力

随着改革开放的不断深入，在经济发展成果显著的同时，社会发展滞后于经济发展的现象在深圳显露出来，尤其是作为社会事业核心领域之一的卫生计生服务水平还存在着与经济发展水平显著不协调的问题。对于卫生计生资源总量不足的深圳，利用经济优势、充分发挥市场作用、增加卫生计生资源的供给总量和种类、提高医疗服务的质量和效率，是未来卫生计生改革的重点方向。社会资本办医不仅能弥补深圳卫生计生服务领域的财政投入不足，而且能满足深圳市民的多元化卫生计生服务需求。深圳市2013年改革任务明确提出要大力推动社会资本办医，重点在完善社会资本办医政策，引导社会资本办医方向。2015年出台的《深圳市深化公立医院综合改革实施方案》，提出要推进公立医院与社会办医院协调发展，健全多元化的基本医疗服务供给机制，优化供给结构，创新服务模式。但目前的社会办医因准入细节不明确、税务激励作用收效甚微、缺乏有效的人才队伍建设机制而发展缓慢，因此"十三五"期间，作为医改领头羊的深圳理应顺应潮流，加快政策配套措施的改革，大力推进社会办医。

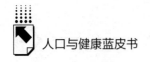
### 2. 改革绩效评估机制和保障机制，鼓舞医疗服务工作者

卫生计生领域的绩效评估，按评估对象可分为：①对区域内卫生计生事业的发展和结果进行评估；②对区域内卫生计生服务机构的任务质量进行评估；③对卫生计生工作人员的行为和能力进行评估。目前，深圳市针对上述三方面均已形成较为规范的评估体制。

事业绩效评估主要针对全市或各区的五年规划进行评估，服务机构绩效评估主要针对公立医院常规的诊疗量、接诊人数等考核方式以及规范化管理等进行绩效考核，医务服务人员绩效考核则由上级卫生计生行政管理机构对医院领导班子（如院长）和工作人员进行年度绩效考核。对公立医院的医务工作人员也试行人事编制和工资福利的改革，建立以岗位责任、绩效考核为核心的新型分配制度。在这一方面，香港大学深圳医院的经验可供借鉴，其在人员编制方面打破了编制管理的限制，实行全员招聘。该医院在政府核定的人员范畴内，自主确定医院岗位的设置标准，对在岗人员进行合同管理，工资分配实施岗位绩效工资制度，自主确定岗位工资和绩效工资所占的比例。这样的改革有利于鼓舞医务工作人员，使其服务价值得以体现，进而不断提升自身的专业素养。

此外，人才队伍是卫生计生领域深入发展的根基。卫生计生人才队伍保障难题已成为影响医疗卫生事业长期可持续发展的主要制约因素之一。其原因有三：①医生工作负荷重且待遇低[1]；②医疗水平较低，医学科研滞后；③卫生计生人才的引进和培养缺乏政策扶持。为此，"十三五"期间，深圳市应积极探索卫生计生人才队伍建设的新体制、新机制和新方法，从奖励、住房、配偶就业和子

---

[1]　2012年，深圳医生每日平均门诊量为18人次（同期北京为9人次、上海为10人次），是全国医生日均负荷的2.5倍；在儿科和妇产科等科室中，这种超负荷工作的情况更为严重。同时，医生的平均工资却低于同级别的副省级城市。

女入学等方面全方位加大对高端人才的引进优惠力度，以及尝试建立多种方式的引智方案与合作项目，切实加强卫生计生人才队伍建设。

### 3. 推动和完善医师多点执业制度，调动医生的工作积极性

医师多点执业是发达国家的成功经验，其推行医师自由执业，医师可以根据市场需求和自身技术水平自由流动。2009年发布的《中共中央 国务院关于深化医药卫生体制改革的意见》提出："稳步推动医务人员的合理流动，促进不同医疗机构之间人才的纵向和横向交流，研究探索注册医师多点执业。""十二五"期间，医师多点执业这一政策在广东、云南等地区进行了试水（广东省作为省级试点单位，云南省昆明市作为市级试点单位），随后在广东、海南、云南、四川、北京、江苏等省市相继展开试点，上海、新疆、湖南、江西、山东、浙江、福建等地虽未列入试点省（区、市），但也进行了探索性的医师多点执业试行工作。2014年1月，国家卫生和计划生育委员会发布《关于医师多点执业的若干意见（征求意见稿）》（国卫办医函〔2014〕71号），规定医师多点执业应当征得第一执业地点的书面同意，科室主要负责人及以上领导人原则上不能多点执业。总体而言，医师多点执业在政策上逐步破冰，但现实中却步履维艰，叫好不叫座。

广东省不断创新，力求突破，于2015年3月出台新政，医师多点执业不再需要经过第一执业机构审核同意，事先向第一执业地点机构书面打个招呼即可。2015年，《深圳市深化公立医院综合改革实施方案》出台，在未来3年内，深圳将有近3万名医生与编制脱钩。

为此，"十三五"期间，深圳市着力建立和健全包括准入、退出以及考核的执业医师管理制度、执业医师培训和监管制度以及医疗责任险制度等相关配套制度，以推动执业医师的多点执业，从而提高基层医疗服务机构的诊疗水平和分流患者的吸引力。

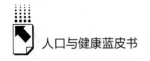

### （三）"十三五"期间面向"医改有突破"的改革方向

#### 1. 推进卫生计生合并基层整合

完善公共卫生服务体系是深圳市卫生计生改革的重点领域之一，但在公共卫生服务范畴内，卫生、计生服务机构长期以来存在着机构重叠、职能交叉、资源浪费、人浮于事、公共服务不到位等突出问题，直接影响到政府提供资源和服务的质量和效益。深圳市率先于全国开展了"卫生计生合并"改革，并初步显现出这种制度的优越性，但其资源整合力度参差不齐[①]。总体而言，盐田区妇幼保健和计生技术服务机构合并度相对较高，但其他区的合并呈现多"合"难"并"的局面。例如，盐田分工相对明确，面向公共卫生服务的项目主要由计生部门进行，而公共服务的延伸及医疗风险较高的项目由医院负责；罗湖区虽已实施卫计合并，且妇幼保健医院和计生服务机构相邻，但前者人满为患，而后者门可罗雀，办公用房等资源无法共享；福田区妇幼保健医院则是倾向于保留公共卫生服务项目，不愿将其剥离到计生部门开展，短时间内各基层机构在有关具体业务合并程度与方向上的分歧难以消除。

据此，"十三五"期间，深圳市应在进一步整合卫生计生服务职能的实践中，建立高效的合作机制，自上而下进行一体化管理，使得在顶层实现职能的整合之后在基层得以有效落实，并借鉴全科医学模式，基于健康档案实施计生和卫生一条龙服务，将计生服务领域中的基本医疗服务内容整合到卫生领域，使公共服务结合基本公共卫生服务项目，依托基层公共卫生服务网络开展健康教育，减少卫生资源的重复使用，规避出现服务盲区。

---

① 深圳的卫计合并只限于关内区域，主要在行政管理机构，而关外的宝安、龙岗两区仍然延续传统的模式，且基层的服务机构基本没有实现资源整合。这可能使改革绩效缩减、管理成本高、服务效率低等痼疾延续。

### 2. 卫生计生政府职能转变

党的十八届三中全会审议通过的《中共中央关于全面深化改革若干重大问题的决定》指出了政府职能转变的新方向与新内涵。在卫生计生领域，其中最为明显的创新表现在"公共服务"职能上。在卫生计生领域，政府体制创新的关键是重塑公共服务的职能，尤其是基本公共服务。但是如何实现以职能转变为核心，继续简政放权，理顺职责，完善制度机制，则迫切需要在行政管理的体制系统中进行一系列切实可行的路径探索，包括服务理念的确立、服务主体的扩展、服务体制的创新、服务模式的设计、服务流程的再造和服务标准的制定等。深圳市在卫生服务和计生服务这两个领域率先在全国开展了体制改革与机制创新。

在医疗卫生服务方面，深圳市率先在"管办分开"改革方面成立了医院管理中心（以下简称"医管中心"），使之代替"卫计委"承担公立医院的举办职能，全面监管公立医院的人、财、物。深圳市医管中心主任罗乐宣将该机构的角色定位为"后勤部"。该机构将作为一个统一的平台协调公立医院与政府职能部门的关系，落实好医院发展规划、财政补助、人事编制、收支分配等政策措施，满足医院对政府的期盼。目前，深圳市最优质的医疗资源已基本与市"卫计委"脱离了行政隶属关系。

在计划生育服务方面，中国的计生机构享受财政全额拨款。以行政力量主导的计划生育服务工作在生育形势突出的过去发挥了极大的优势作用，然而在计划生育形势缓和的当下，强制性的行政管理会激化社会矛盾。于是，协助政府动员和组织广大群众促进人口发展、生殖健康、计划生育和家庭保健的群众组织——计划生育协会（以下简称"计生协"）成为深圳市计生改革的蹊径。"十二五"期间，深圳计生协组织建设获得重大突破：①市计生协和全市区级计生协列入群团序列和"参照公务员管理"获得市编委和市委组织部批准；

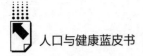

②市级计生协组织机构建设进一步加强，吴以环副市长当选为会长增强了市计生协的上层领导力量，有利于获取计生服务资源，并通过购买服务来增强基层的服务能力和服务范围。

"十二五"期间，深圳市已在卫生计生政府职能转变方面取得了显著的成就，但未来"医管中心"和"计生协"如何深化发展，尚需在"十三五"期间进行探索与落实。

# 分 报 告

Topical-Reports

B.2

## 深圳市医师执业注册制度的
## 重点难点问题研究

尹德挺　楚晓娜

**本部分要点：**

　　1. 2015 年是"十二五"规划的收官之年，深圳市在医疗卫生资源方面取得了来之不易的成绩，但仍然存在突出问题，如医疗卫生资源总量不足、分布不均、特区医疗一体化以及基本公共服务均等化任务繁重等。推行并完善医师执业注册制度成为解决医疗卫生资源供需矛盾的重要举措。

　　2. 对于涉及面较广的改革创新与新政新规，建立并完善相关配套制度至关重要。深圳市医师多点执业"叫好不叫座"，与当前配套制度相对欠缺密切相关。主要问题表现为"四难"：人才价值与公共利益的协调难；医师纵向流动创造增量社会价

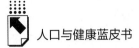 

值的机制设计难；医师执业水平与不同执业地点的条件配套难；医师医疗责任风险的处置难等。在"十三五"期间，深化事业单位人事制度改革，是深圳推动医师执业注册制度的重中之重。

3. 国外医师多点执业较为多见，其施行模式、考核体制及医疗责任保险制度与本国国情相适应，有效地提高了医疗服务质量。深圳应借鉴其经验，保障医师多点执业的合法性，尽快建立健全医师执业注册的管理办法，建立统一的管理系统，实现多点执业医师准入、运行、考核、奖惩、保障、退出机制的系统配套；进一步推动公立医院改革与民营资本准入，以进一步优化医疗人才的配置；强化多点执业的制度约束与学科孵化，以便于更好地协调个人利益与公共利益的平衡；完善医疗责任保险制度，在强制保险基础上，医师根据自己从业风险的大小及需要，适当增加投保金额，以便于建立市场化运作的风险分担和互助共济机制。

4. 推行医师执业注册制度的主要目的在于缓解"看病难""看病贵"的矛盾，而执业注册实施过程中的不确定因素颇多，单纯利益驱使下的多点执业环境反而有可能降低公共医疗水平，适得其反，此风险值得注意。

2009 年，《中共中央 国务院关于深化医药卫生体制改革的意见》（中发［2009］6 号）（以下简称《意见》）指出，要"稳步推动医务人员的合理流动，促进不同医疗机构之间人才的纵向和横向交流，研究探索注册医师多点执业"。6 年来，国家相继出台了多个与医师多点执业相关的文件。按照"先行试点，逐步推开"的原则，先小范围试点，再推广至全国。与此同时，全国各地的地方政府也积极跟进，制定和实施了与当地情况相适应的医师多点执业管理办法。然而，医师多点执业"叫好不叫座"，多地遇冷，深圳市也面临着这样的问题。基于政策和文献的梳理，我们希望归纳出"十二五"期间深圳市医师多点执业政策的演变状况，系统剖析深圳市推行医师执业注册制度存在的问题，分析并借鉴国外医师多点执业的经验，探索构建适合深圳市医师执业注册制度的配套政策体系。

# 一 "十三五"期间深圳医师多点执业政策的演变状况

## （一）医师多点执业的目的和必要性

中国医疗卫生人力资源布局不合理，城乡之间、医疗机构之间医疗卫生资源分布不均衡，"二甲"以上公立医院垄断了大部分的优质医疗卫生资源，基层医疗机构及民营医院医疗卫生资源相对匮乏。这在很大程度上限制了医疗卫生市场的发展。长期以来，中国执业医师制度规定医师只能在一个地点注册执业。这虽然保证了相对稳定的执业环境，有利于规范和管理医疗秩序，使医疗卫生人力资源相对固定，但分布不均且流动性较差。再加之中国人口总量大，医疗卫生总资源不足，从而产生了人民群众"看病难""看病贵"的矛盾。从国际上来看，普遍存在医师自由执业的现象，即通过市场对医疗卫生资源发挥配置作用，促进医务人员的合理流动，增加社会福利。在医疗卫生资源分布不均衡且供需矛盾日渐突出的背景下，推进和规范医师多点执业，是党中央、国务院关于深化改革和深化医药卫生体制改革、促进健康服务业发展的一项重要举措，是促进优质医疗卫生资源平稳有序流动和科学配置，更好地为人民群众提供医疗卫生服务的一项重要改革探索。

2009～2013 年，全国财政医疗卫生支出累计达 30682 亿元，年均增长 24.4%，医疗卫生支出占总财政支出的比重从 2008 年的 4.4% 提高到 2013 年的 5.9%。2014 年，全国财政医疗卫生支出预算安排 10071 亿元，比 2013 年执行数增长 10.5%。其中，中央财政医疗卫生支出 3038 亿元，比上年增长 14.34%，比同期中央财政支出增幅高出 5.74 个百分点（如图 2-1 所示）。

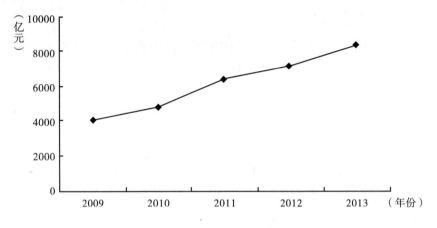

**图 2-1　2009～2013 年中国财政医疗卫生支出状况**

然而，中国医疗卫生资源总体状况相对较差，卫生总费用占 GDP 的比例明显偏低，医疗人员阳光收入不高。2013 年，全国卫生总费用占 GDP 的比例仅为 5.6%，位列全世界的第 117 位（如表 2-1 所示）。由于政府部门对卫生领域投入以及激励机制不足，医务人员阳光收入不高，医师劳动价值得不到充分体现，因此，各种灰色收入和谋利手段在全国各地不同程度地存在，从而进一步加剧了"看病难"和"看病贵"问题。当前，全国范围内积极探索的医师多点执业制度改革，可以在医疗机构和患者之间逐步形成内部市场，促进医务人员价值与医疗服务质量、数量相适应，提高医师合法收入，改善医患关系。

表 2 -1　各国卫生总费用占 GDP 的比例

单位：%

| 国家 | 2010 年 | 2011 年 | 2012 年 | 2013 年 | 2013 年排名（位） |
|---|---|---|---|---|---|
| 图瓦卢 | 16. 8 | 18. 5 | 15 | 19. 7 | 1 |
| 美国 | 17. 1 | 17. 1 | 17 | 17. 1 | 2 |
| 马绍尔群岛 | 16 | 16 | 15. 6 | 16. 5 | 3 |
| … | … | … | … | … | … |
| 爱沙尼亚 | 6. 2 | 5. 8 | 5. 9 | 5. 7 | 115 |
| 科特迪瓦 | 6. 9 | 6. 7 | 6. 5 | 5. 7 | 116 |
| 中国 | 5 | 5. 1 | 5. 4 | 5. 6 | 117 |

资料来源：世界银行官方网站。

　　此外，作为中国医疗卫生服务体系不可或缺的重要组成部分，非公立医疗机构也迫切期待医师多点执业。社会办医是深化医药卫生体制改革的基本原则和重要内容，有利于增加医疗卫生服务资源，扩大服务供给，满足人民群众多层次、多元化的医疗卫生服务需求；有利于建立竞争机制，提高服务效率和质量，形成公立医疗机构和非公立医疗机构相互促进、共同发展的格局。改革开放以来，中国非公立医疗机构不断发展壮大。2009 年，私营医疗机构数占医疗机构总数的36.06%，但其床位数仅占床位总数的5.19%。非公立医疗机构以小规模经营为主，医疗技术人才缺乏成为限制其发展的重要因素。在单点执业的大环境下，若有相同的薪资待遇，执业医师更愿意留在设备条件先进、患者资源充足、科研氛围浓厚的公立大医院。大部分非公立医疗机构缺乏吸引人才的硬件条件，缺少大夫就缺少患者，这无疑造成了社会办医畸形发展的尴尬状况。2014 年 1 月 9 日，卫计委发布《关于加快发展社会办医的若干意见》，明确指出社会办医允许医师多点执业，允许医务人员在不同举办主体医疗机构之间有序流动，在工龄计算、参加事业单位保险以及人事聘用等方面，探索建立公立医疗机构和非公立医疗机构间的衔接机制。推行医师多点执业，可以让更

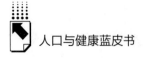

多的医师服务于非公立医疗机构，分散公立医院的医疗压力，满足人民群众多层次医疗需求。这将成为破除社会办医局限性的重要举措。

### （二）深圳市医师执业注册制的演变和现状

从深圳全市来看，其自身优质医疗资源较为紧缺。据深圳市卫计委统计，2008～2013年，深圳全市门急诊量增加33.2%，住院量增长44.7%，但全市执业医师仅增加25.7%，远低于全市就医量的增长速度，优质医疗资源更是紧缺。截至2014年底，深圳全市拥有卫生工作人员87774人，按常住人口计算，每千人口拥有执业（助理）医师2.56人，每千人口拥有病床数为2.98张，略高于广东省平均水平（如图2-2所示）。不过，深圳医院医生人均日担负诊疗量仍比较高，人均日担负诊疗人数为15.40人次，远远高于2013年全国医师人均日担负诊疗7.3人次的水平（如表2-2所示）。这意味着深圳医生紧缺的情况将在一段时间内长期存在。

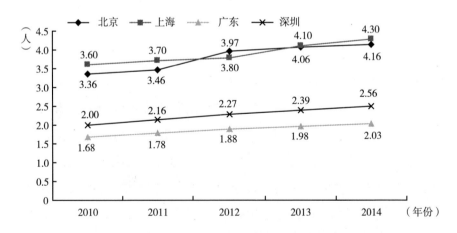

**图2-2　2010～2014年京、沪、穗、深四城市每千人口医生数比较**

数据来源：《2013年我国卫生和计划生育事业发展统计公报》《2014年广东省医疗卫生事业发展情况简报》《2014年北京市卫生工作统计资料简编》《2014年上海市卫生数据》《深圳市卫生统计年鉴（2013）》。

表 2－2　全国医院医师人均日担负工作量

单位：人次、张

| | 医师人均日担负诊疗人数 | | 医师日均担负住院床位数 | |
| --- | --- | --- | --- | --- |
| | 2013 年 | 2012 年 | 2013 年 | 2012 年 |
| 医院 | 7.3 | 7.2 | 2.6 | 2.6 |
| 公立医院 | 7.6 | 7.5 | 2.7 | 2.7 |
| 民营医院 | 5.6 | 5.7 | 2.0 | 1.9 |
| 医院中:三级医院 | 8.3 | 8.2 | 2.8 | 2.8 |
| 二级医院 | 6.9 | 6.9 | 2.7 | 2.6 |
| 一级医院 | 6.5 | 6.6 | 1.8 | 1.7 |

数据来源：《2013 年我国卫生和计划生育事业发展统计公报》。

与全国医疗卫生资源和医疗卫生需求供需矛盾的情况相同，深圳优质医疗卫生资源匮乏的同时，还存在着医疗卫生资源分配不均的冲突。三甲医院主要集中在罗湖区，优秀医疗人才主要集中在公立大医院。由于转诊制度欠完善，患者大多本着"花相同的钱就要找名家"的思想，对于一些多发病、常见病，宁肯排队也要到公立大医院就诊。三甲医院水泄不通、人满为患，而基层医疗机构门前清冷，对于设备及人员配备不足的社会医疗机构而言，门诊量更是不容乐观。为了促进人才的合理、有效流动，深圳实施医师多点执业迫在眉睫。

广东省是全国医师多点执业首个省级试点单位。作为中国医药卫生体制改革的排头兵，深圳市在医师多点执业问题上也彰显了敢为人先的勇气。虽然经历了 2013 年"史上步伐最大"的《深圳市医师多点自由执业实施细则》搁浅的风波，但深圳市关于推进医师多点执业的计划一直未放弃。根据深圳《市卫生计生委关于印发医师执业注册和管理方式改革实施方案的通知》计划，自 2015 年 7 月 1 日起，在深圳市注册的医师可以在全市所有取得医疗机构执业许可证的医疗卫生机构执业，实现"统一注册，全市通用"。医师多点执业的报备程序也进行简化。医师多点执业前，首先要通过执业管理系统向审批第一执业地点医疗机构执业许可证的卫生行政部门申报注册，并通过该系统向该卫生行政部门和第一执业地点办理多点执业报备手续。医师申请执业注册时，必须申报第一执业地点并获得拟申报第一执业地点的同意。第一执业地点为医师与其建立人事（劳动）聘用关系的医疗卫生机构，医师与两个以上医疗机构建立人事（劳动）聘用关系的，需指定其中一个作为第一执业地点，即医师需要多个执业地点签署意见，并且和医院有协议或契约之后才能进行多点执业报备。目前，深圳市大部分医院院方并未接到医生想要重新洽谈劳动聘用合同的申请，即使有备案多点执业的医生，其人事关系、编制也并未产生改变。2015 年 7 月 1~22 日，全市无人报备多点执业，多数人仍然持观望态度。医师多点执业从 2010 年开始试点，截至 2015 年 6 月底，却只有 438 名医生备案进行多点执业①。简化申报手续后的医师多点执业仍然遇冷。这充分说明，申请流程并非阻碍多点执业的关键因素，缺少政策保障才是阻碍多点执业推行的根本原因。我们必须看到，绝大多数医师对多点执业持谨慎态度。一方面是因为医师多点执业仍没有法律保证，虽有政策支持，但法律上仍未承认其合法性；另一方面，没有相关配套措施，医师难以处理与执业单位的关系。

### （三）国家、广东省医师多点执业新规及深圳的政策性探索

2014 年 11 月 5 日，在总结多点执业试点工作经验的基础上，经过深入调研和广泛征求意见，借鉴有关国家和地区关于医师多点执业的做法，国家卫生计生委、国家发展改革委、人力资源社会保障部、国家中医药局和中国保监会联合印发了《关于推进和规范医师多点执业的若干意见》（国卫医发〔2014〕86 号），明确了医师多点执业

---

① 向雨航：《深圳昨起全面放开医师多点执业》，《南方日报》2015 年 7 月 2 日。

的资格条件和注册管理、医师多点执业的人事（劳动）管理和医疗责任的相关问题。

在此基础之上，2015 年 3 月 9 日，广东省卫计委等五部门联合印发《转发国家卫生计生委等五部门〈关于推进和规范医师多点执业的若干意见〉的通知》（以下简称《通知》）。此通知结合广东实际情况，明确了广东省医师多点执业的条件、注册管理等问题，并指出，除符合国家规定条件外，具有香港、澳门特别行政区或台湾地区合法行医资格，已在广东省办理"港澳医师短期行医执业证书"或"台湾医师短期行医执业证书"，且上述证书在执业有效期内的香港、澳门特别行政区和台湾地区永久居民，可在广东省范围内多个执业地点执业。此外，《通知》还规定广东省的医师多点执业注册试行备案管理（备案没有时间限制），拟接收多点执业医师的医疗机构，应当向核发其"医疗机构执业许可证"的卫生计生行政部门办理书面备案；规定广东省医师多点执业试行向第一执业地点医疗机构履行知情报备手续，拟多点执业的医师应当事先向第一执业地点医疗机构书面报备；规定允许条件成熟的地级以上市探索实行医师多点执业区域注册，广东省拟鼓励参加国家城市公立医院改革试点的地级及以上市探索医师多点执业区域注册，即将医师的执业地点由原来的单位变成某一区域。相对于已在《通知》印发当日停止执行的《广东省卫生厅关于医师多点执业试行管理办法（2012 版）》，《通知》放开了医师多点执业地点的数量限制，简化了医师多点执业的管理和审批流程，意味着广东省医生申请多点执业将更加便捷。

根据《市卫生计生委关于印发医师执业注册和管理方式改革实施方案的通知》，2015 年 7 月 1 日起，深圳在市、区卫生行政部门注册的医师，可以在全市所有取得医疗机构执业许可证的医疗、预防、保健机构执业，实现"统一注册，全市通用"，而医师执业将实行网上注册和多点执业报备管理。深圳将开发"深圳市医师执业管理系统"，并向社会开放，为有关机构和人员提供注册信息申报、多点执业报备、医师信息查询等服务。值得期待的是，根据深圳《市卫生计生委关于全面推进卫生计生法制建设的实施意见》（深卫计政法〔2015〕3号），《深圳经济特区医疗条例》即将出台。作为全国首部地方医疗法规，《深圳经济特区医疗条例》采取了特区立法，有利于条例的创新和突破，主要涉及医疗资源配置、鼓励社会资本办医、医疗服务规范、医疗责任保险、医患纠纷处理等内容，对深圳市医师多点执业提供立法保障，解除多点执业一大后顾之忧。

国家大力推进医师多点执业，深圳市积极跟进、敢于探索，简化医师多点执业审批流程，鼓励医师多点执业，同时将医师纳入统一的管理体系，保障了医师多点执业的有序性和规范性，优化了执业环境，极大地提高了多点执业的可操作性。更重要的是，执业管理系统的建立能够保证医疗质量，有效追踪、评估医师执业水平，统一管理，在保障医疗安全的同时，真正实现更好地服务于患者的初衷。

### （四）"十三五"期间深圳医师执业注册的发展机遇和发展目标

2015年6月，深圳市2015年政府工作报告回顾了"十二五"期间深圳特区政府取得的成绩和存在的问题，明确指出深圳市医疗卫生资源总量不足、分布不均，特区一体化和基本公共服务均等化任务十分繁重，并计划在未来5年里，加快提升教育医疗事业发展水平，加强公共卫生服务。报告中特别指出，2015年要启动医疗服务价格改革，完善医师多点执业配套措施，深化事业单位人事制度改革，启动名医诊疗中心建设，实施街道医院提质工程，加强基层医疗队伍建设，提升社康中心设备配置标准和服务质量。

深化医疗机构人事制度改革是公立医院改革的重点，更是推进多点执业的必要前提。只有脱离"单位人"的身份，破除"单位人"

背后捆绑着的待遇和利益问题，医师才能按意愿彰显价值，人才才能真正流动起来，人才流动才能盘活有限的医疗资源，给解决"看病难""看病贵"带来契机；而加强基层医疗队伍的建设、提升基层医院设备配置标准，可为医师多点执业提供用武之地，为人才下沉提供硬件基础，是保障医疗质量、开展先进且相对成熟医疗技术、发挥优势人才资源作用的重要举措。

深圳医疗资源匮乏且分布不均。作为改革排头兵，深圳对医师执业注册的改革思路领先全国。《深圳市医师多点自由执业实施细则》虽中途搁浅，但它对推进中国的医师多点执业政策功不可没。此番工作报告无疑将平衡医疗资源、完善医师执业注册配套措施等内容全面提上日程，是全面深化改革、深入贯彻落实党的十八大、十八届三中和四中全会，以及习近平总书记系列重要讲话精神的重要体现。

## 二　国外多点执业的经验及其启示

### （一）医师多点执业的准入资格：共性与差异

西方医师多为自由执业者，不存在中国医院的人事制度问题。不过，加拿大、加纳以及印度大多数的邦仍在执行完全禁止多点执业的制度，其主要是出于医疗质量与行医安全的考虑。除了这些国家以外，世界多数国家并不反对多点执业。

例如，在美国，医师以州为单位进行注册，注册成功后可以在本州内不同的医疗机构执业，但如果跨州执业必须通过指定的考试。在澳大利亚，医学专业毕业生要先进入与学校有合作关系的国立医院见习 1~2 年，之后接受 2~4 年的住院医师轮转培训，最后通过专科医师行业协会的考试才能进入专科医师培养阶段；进入此阶段后再根据专业接受 4~6 年培养，通过专业学院的考试才能成为专家。这种培训模式导致澳大利亚的大部分医学专家集中在大型公立医院，规模较小的公立医院和私立医院聘请他们做兼职医生①。在英国，新进入国家医疗服务系统的医师，必须工作满 7 年后，才能选择在其他医疗服务系统执业；服务期满后，英国采取"四加一"模式：在原工作单位工作 4 天，在非第一执业地点工作 1 天。在德国，医学生的严格培养模式造就了一批高质量的医学人才，而且德国允许医生兼职，约有 3/4 的德国医师在两家以上医疗机构出诊；上级卫生部门对医生设定每周工作 5.5 天的工作上线，即除一天半可以自由支配外，其余几天都要为公立医院工作；另外，由医生组织和保险组织成立专门的评估小组，对兼职医生的工作质量进行评估，根据评估结果，可能取消部分医生的兼职资格。阿根廷的公立医院医生待遇比较低，因此政府允许医生在合法范围内开展多点执业；不过，医师必须有 7 年以上公立医院的工作经验，才可进行多点执业，以保障医师的行医质量及医疗安全；同时，公立医院与医生签订每周不超过 40 小时的工作时间，除此之外的其他时间，医生可以与其他医疗机构签订工作合同并获得合法收入②。

　　总体来说，各国医师多点执业的共性前提是较高的医疗水平及医疗执业安全，而各国对多点执业的准入资质却要求不一，表现为：一方面既要符合本国医学生的培养模式，又要确保医师具有较高的业务水平和工作经验；另一方面，大多数国家对医师的工作时间有相对严格的限制（包括高年资医师），既是保障公立医院的服务时间，保证公共福利，亦是防止医师过度追求利益导致过度疲劳从而威胁医疗安全，而医疗安全是实施多点执业的基本前提。

---

① 刘永军、焦红梅：《国内外医生执业方式比较》，《卫生经济研究》2014 年第 6 期。
② 周琳、殷群、连斌：《医师多点执业国内外发展状况比较研究》，《中国卫生质量管理》2014 年第 21 期。

## （二）医师多点执业的多方平衡：薪资、效率与公共利益

医师多点执业可以极大地发挥人力资源的潜能，提高医疗服务量，增加社会福利，体现医务人员价值，但国际上的研究结论仍以强调其弊端居多。其令人诟病之处主要在于：克扣公立医院本职工作时间；降低公立医疗服务质量；过度医疗、滥用公立医疗资源以及搜刮公立医院患者；等等①。追究其源头，追逐利益无疑是重要的驱动因素。

在德国，6%的医师为院外医师，即将执业的专科医师与特定医院订立契约，利用医院的设备和医院职员治疗自己的患者，其获得的收入一部分按契约规定缴纳给医院。在澳大利亚，多点执业的医师在私立部门执业的服务量不应超过政府规定的最大额度。英国政府提出的多点执业限制为：全职顾问医师从事私人医疗服务所得的收入不得超过其在国家医疗服务系统所得总收入的10%。而美国亦是主要通过一系列限制医师收入的方法，让医师对是否进行多点执业进行考量和判断，从而避免医师因多点执业而降低其在公立医院中的工作效率。

中国推行的医师多点执业，主要针对的对象为基层医疗机构与社会办医的医疗机构，因此，执业于私立医院的医师无疑与西方医师面临相同的处境，即在追求利益最大化的过程中难免削弱公立医疗的服务质量与服务数量。不止如此，每个人的精力是有限度的，如何在服务私立医疗机构的同时保障公立医疗的服务质量，仍需要进一步摸索和探究。

## （三）多点执业中的医患纠纷：第三方机构参与的公正处置与执业保护

医患纠纷是一种无法避免的普遍现象，发达国家也不例外。发达

---

① 唐超：《国际上对医师多点执业的研究》，《中国医院》2014年第18期。

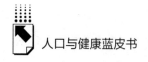

国家主要是通过医疗责任保险的方式来化解医疗纠纷。这样的处理办法具有明显的优势：避免了医患之间的正面冲突，而且在纠纷处理的过程中增加了理性与客观的要素。

美国是世界上最早开展医疗责任保险业务的国家，迄今已有100多年的历史。除佛罗里达州允许医生提供其他方式证明赔付能力外，美国其余州的法律都强制要求医疗机构及其医务人员必须投保医疗责任保险，这是医疗机构进行经营及医生进入医院从事诊疗活动的前提条件。美国执业医师必须花费年收入的10%购买责任险。行医风险较大的外科医生、妇产科医生甚至将年收入的50%购买医疗责任险。在美国，一旦出现医疗事故或医疗差错，一般不会出现"医闹"现象，患者及家属会通过有关法律程序，向保险公司提请赔偿处理。保险公司参与监督医疗诊治的全过程，在确保患者利益的同时，也保护了医生及医疗机构的合法权益，从而起到充分化解医患矛盾的作用。同时，卫生行政部门会定期对医院资质进行年检，定期审核医师资料库里关于执业医师的诊疗记录、执业医师医疗事故的发生情况及后续处理、执业医师参与培训等备案信息，并考核医师的技术、治疗效果及道德标准等情况，从而对医疗质量的持续改进起到保障作用①。

在日本，医疗纠纷处理的最主要形式是民事赔偿责任。日本从1973年起，建立了医生职业责任保险制度（简称"JMA保险"）。该制度的目的在于保证JMA会员的医疗过失由保险公司负责赔偿，使病人和医生之间的纠纷得到公平、迅速、安全的处理。JMA保险下设调查委员会和鉴定委员会（均由医学和法律专家组成）。当发生医疗纠纷时，拥有JMA保险的医生以口头或书面的形式向调查委员会报告，调查委员会会立即对事件进行调查。如果医患双方在调查阶段

---

① 黄海：《美国医疗风险管理做法及对我国医院建设的启示》，《医院院长论坛》2013年第6期。

达成协议，调查委员会将患者赔偿请求提交给保险公司赔偿委员会，并按照保险合同规定进行赔偿，此过程不需鉴定委员会参与；如果医患双方纠纷在调查后仍存在分歧，调查委员就会将调查结果提交给鉴定委员会进行过错的鉴定。如果鉴定委员会结论为医疗机构存在过错，法律专家将确定医患双方责任比例，之后将医生应该赔偿的责任额提交给保险公司赔偿委员会，并在保险合同范围内进行赔偿①。

1975 年开始，德国建立了隶属于医生协会的全国性医疗纠纷调解与鉴定机构——"调停委员会和鉴定委员会"，以解决医患之间的医疗纠纷赔偿问题。该医疗纠纷调解机构与承保医生责任保险的保险公司合作。保险公司设有行业协会监管委员会，负责对签订责任保险协议医院医务人员的医疗行为进行监管、抽查，并对医务人员进行信用评估。德国医疗责任保险采取法定强制为主、私人自愿为辅的方式。不过，凡从业的医务人员要投保医疗责任保险，必须加入医生协会。当发生医患纠纷时，先由隶属医生协会的调停委员会进行调解。如果医患双方接受调解，且医疗机构存在医疗过错，由医疗责任保险公司负责对患者进行赔偿；但为了保障医疗责任保险的正常运行，德国调解委员会会设定赔偿限额，限额以内根据鉴定结果由保险公司赔偿；超过限额的，患者可以通过诉讼途径要求致害的医疗机构或医生赔偿②。

英国医生保护协会是世界最大的医生互助责任保险组织之一，属于非营利性机构，会员遍及英国、新西兰、南非、新加坡及中国香港地区等。该协会将会员按期缴纳的会费，用于处理医疗赔偿案件；帮助医生处理病人投诉，使医生和医院摆脱具体赔偿事务；积极参与对医生的再教育，提高会员的医疗和法律水平。这种第三部门参与管理

---

① 徐喜荣：《日本医师会医师责任保险制度及其启示》，《中国卫生事业管理》2013 年第 11 期。
② 卢光明等：《德国医疗纠纷非诉讼解决机制》，《中国医院》2012 年第 12 期。

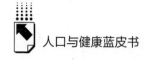

的做法对规范医疗服务市场的秩序起到了良好的推动作用。

以上各国医疗保险制度不一，但均有第三方机构参与并处理医疗纠纷，当事医院及医师不必耗费过多的精力处理纠纷，在一定程度上改善了执业环境，提高了行医安全，维护了医师尊严；另外，第三方机构的监管地位可以保证从业医师具有执业资质，避免浑水摸鱼和滥竽充数。第三方机构参与医疗纠纷的处理在很大程度上避免了医患正面冲突，对于医患矛盾尖锐的国家，具有十分重要的借鉴意义。

## 三 深圳医师注册制度实施后依然存在的重点难点问题

### （一）私利与公利：人才价值与公共利益的协调问题

《国务院办公厅关于城市公立医院综合改革试点的指导意见》（国办发〔2015〕38 号）提出，要合理确定医务人员薪酬水平。目前，在公立医院体系中，亟待根据医疗行业培养周期长、职业风险高、技术难度大以及责任担当重等现实特点，确定医师的薪酬改革方案，即既要在薪酬中体现医务人员的技术劳务价值，合理确定医务人员的收入水平，又需要根据多劳多得、优绩优酬的原则，逐步完善绩效工资制度，重点向一线、骨干、关键岗位、基层等人员倾斜，合理拉开收入差距。

然而，如何确保多点执业医师在"个人薪资收入"和"公立医院公益性"两者之间实现平衡，是深圳市目前必须在制度设计层面考虑的问题。对于部分医务人员来说，收入增加是多点执业的原动力之一。以前只是第一执业单位发放薪资，可调整空间小，但多点执业之后，多个单位发放薪资，没有统一的标准，其中可操作的空间增加，利益最大化的趋向也随之增加。例如，医师可能克扣公立医院本职工作时间，接待私人患者以谋求更多收入，这无疑将浪费公共资源，降低公立医疗服务质量；医师也可能因利益问题将不同执业单位接诊的患者拉入另外薪酬更高的执业单位，造成不公平竞争。此外，由于缺乏执业时间与执业地点的规定，医师的时间可自由支配。没有了人事制度下的严格管理，多点执业医师在公立医院服务的时间有可能减少。面临深圳优质医疗资源相对匮乏的现状，这反而会加剧人民群众"看病难"的情况。

除此之外，深圳经济发展较快，民众对卫生保健的需求越来越大，公立医院提供最基本的健康保障，已逐渐难以满足部分民众多元化的就医需求，因此，高端私立医疗机构应运而生，这是深圳处于中国经济发展前沿阵地所具有的明显特点。目前，深圳市鼓励社会办医，允许医师多点执业，以满足不同人群的医疗卫生需要。然而，在深圳，高端医疗中很大一部分项目暂未纳入医保范围，与此同时，个体化"私人定制"的医疗服务价格相对昂贵，高端定制医疗平均服务时间延长。简单说来，如果医师选择高端私立医疗机构执业，医生的自我价值得以体现，但公立医院的接诊能力有可能下降，有可能不利于进一步解决"看病难""看病贵"的问题。

## （二）流动与体系：医师纵向流动创造增量社会价值的机制设计问题

《深圳市深化公立医院综合改革实施方案》指出，通过综合配套改革，到2017年底，初步形成分级诊疗制度；基本建立基层首诊、双向转诊、急慢分治、上下联动的分级诊疗模式，即一级及以下医疗机构的就诊比例明显提高，二、三级医院普通门诊就诊人次占医疗卫生机构总诊疗人次的比例明显降低；发展完善全科医学服务体系，探索建立与国际接轨的全科医生培训和认证制度；到2017年，培育3000名通过认证的全科医生；探索向全科医生购买基本医疗服务，

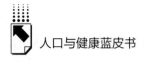

为市民提供健康咨询与管理、疾病初级诊疗、转诊转介服务；通过调整医保支付、财政补助政策，减少三级医院普通门诊就诊人次，引导基层医疗服务网络和个体执业医师分流更多的普通门诊病人。医疗转诊制度有利于协调医疗资源，是保证医疗卫生资源合理配置、更好地满足民众健康需求的必要举措，但在某种程度上，分级诊疗与医师多点执业存在一定的矛盾。

多点执业后，若人才资源横向流动，医师只是从一家大医院到了另一家大医院，医生收入提高，但是对于亟待解决的"看病难""看病贵"问题没有太大帮助，优质医疗资源仍局限于大型医院，反而在某种程度上增加了就诊难度——医师就诊地点不定，患者就要跟在医师后面追；若人才纵向流动，优质资源下沉，高资质大夫进入基层医院、民营医院，与此同时，分级诊疗后，病情复杂的患者进入上层医院，医生与疑难杂症患者"失之交臂"，反而造成了医疗资源的浪费。不容忽视的一点是，就目前的医疗环境，患者向医疗资源相对集中的三甲医院集中，高年资医生接诊量已近饱和，即使在利益驱使下申请多点执业，也很难在现在的基础上创造出更多社会价值，相关机制建设亟待加强。另外，三甲医院的医师已普遍超负荷工作，医疗质量与医疗安全问题不容忽视，多点执业是否要限制工作时间是值得思考的。

再假设这样一个问题："三甲"医师下沉到基层医院，基层的大夫要去哪里？多点执业实施初期，必然有一部分基层医生无所适从，本就比"三甲"大夫匮乏的患者资源，无疑会被多点执业医师分流掉一部分。目前，中国医院收入与诊疗量密切相关，这部分医师要如何过渡？一系列问题需要统筹考虑和协调。

（三）医师与医院：执业水平与不同执业地点的条件配套问题

国家卫生计生委、国家发展改革委、人力资源社会保障部、国家中医药局和中国保监会联合印发了《关于推进和规范医师多点执业的若干意见》（以下简称《若干意见》），明确了医师多点执业的含义和主要条件，允许临床、口腔和中医类别医师多点执业。多点执业的医师应当具有中级及以上专业技术职务任职资格，从事同一专业工作满5年，能够胜任多点执业工作，最近连续两个周期的医师定期考核无不合格记录等。自2009年推行多点执业来，各省份对于多点执业医师的资格有不同的规定。海南省规定正高以上职称的医师才可以申请多点执业；广东省规定具有副高级医学专业技术职务任职资格，并在该技术职务上连续工作2年以上方可申请；北京和昆明规定取得主治医师以上职称的医师可申请多点执业，但具有中级及以上专业技术职务任职资格为其底线。《若干意见》同时限定了执业范围，即医师在第一执业地点医疗机构外的其他医疗机构执业，执业类别应当与第一执业地点医疗机构一致，执业范围涉及的专业应当与第一执业地点医疗机构二级诊疗科目相同；经全科医师培训合格的医师到基层医疗卫生机构多点执业的，在执业类别不变情况下，可增加注册全科医学专业。

从2009年国家推行多点执业政策以来，有资质申请多点执业的医师不在少数，但真正申请多点执业的人却不多。医师依附于医院这类事业单位，事业单位体制则成为医师多点执业的重要制度障碍。实现多点执业，首先要破除单位人的界限。医生与医院的人事关系突出表现在编制的分配上，编制承载着收入、社会保障、职称评定等各种体制资源分配的权力，因此，编制制度的改革将成为人事制度改革的关键环节。如果因为多点执业影响了职称晋升或社会福利等，多数医师认为得不偿失。要实现医师从单位人向社会人的转变，需抓住全面深化改革的契机，改革公立医院事业单位体制，改变由医院为职工提供社会保障和福利待遇的方式，将医院与医生的人事关系改变为契约雇佣关系，使之社会化。医生可以代表自己与各个医疗机构签约，对

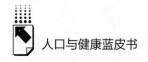

自己的行为负责，同时享有相应的权利。其次，改变医师培养方式，由医院自培养向社会培养转变，从而使得培养的医师用之于社会，而不是医院的自有财产。

医生体现着医院水平，然而并非有了优质的医生就可以成就一所优质的医院。多点执业后，医师（尤其是三甲大医院的医生）下沉到基层医院后，行医环境、医疗设备、同事协作等均与以前执业环境有所区别，尤其是基层医院的检验、检查无法满足其诊断要求，这在一定程度上造成了诊疗正确率的下降。另外，多点执业医师在大医院能做的手术在小医院不一定都能做，因为小医院的技术设施往往不完善。超范围执业容易给医疗安全构成隐患，产生医疗纠纷。因此，多点执业医院即使有了多点执业医师的加盟，也不能超范围执业。另外，对于外科医生而言，患者由入院到康复是"术前"—"手术"—"术后"一个连续的过程，是包括护理人员及手术助手在内整个团队协作的成果。外科医师多点执业后，非第一执业地点的工作时间有限，很难做到对患者的全程监测及治疗，这在很大程度上会造成预后的差异性。不得不提到的是，医师多点执业后，有些医院会打着大医院医师多点执业地点的名号误导甚至欺骗患者，这无疑会使本不平静的医疗环境更为无序。

### （四）责任与风险：医师医疗责任风险认定机制的问题

《关于推进和规范医师多点执业的若干意见》指出，医师与第一执业地点医疗机构在协商一致的基础上，签订聘用（劳动）合同，明确人事（劳动）关系和权利义务。医师与多点执业的医疗机构在协议中应当约定执业期限、时间安排、工作任务、医疗责任、薪酬、相关保险等。多点执业医师的薪酬，根据实际工作时间、工作量和工作业绩等因素，由执业地点医疗机构与医师协商确定。医师多点执业过程中发生医疗损害或纠纷，应当由发生医疗损害或纠纷的当事医疗机构和医师按照有关法律法规处理，其他非当事医疗机构均不承担相关的医疗损害或纠纷处理责任。医疗机构和医师应当通过合同或协议明确发生医疗损害或纠纷时各自应当承担的责任及解决方法。

我国《侵权责任法》第34条规定："用人单位的工作人员因执行工作任务造成他人损害的，由用人单位承担侵权责任"，即医疗损害责任应当由医疗机构承担；如果多点执业医师与医疗机构之间形成雇佣关系，其本质仍是医师以医疗机构名义进行诊疗活动。不过，换个角度，医师是医疗机构的成员，受用人单位的指挥和管理。发生医疗损害责任后，医师是否应当承担责任及承担多大的责任，应当由用人单位依法制定内部规章制度予以明确。在多点执业医师与医疗机构之间形成雇佣关系的情况下，医师与医疗机构之间更是一种合作关系，双方应当就利益分配和责任分担进行相应约定。

必须指出的是，医师多点执业后，除与第一执业地点的关系以外，均是司法实践中的劳务合同关系，过程中产生的第三人人身损害赔偿按照雇主责任来承担[1]。最高人民法院发布的《关于审理人身损害赔偿案件适用法律若干问题的解释》第9条规定，雇员在从事雇佣活动中致人损害的，雇主应当承担赔偿责任；雇员因故意或者重大过失致人损害的，应当与雇主承担连带赔偿责任。也就是说，医师个人多点执业之后，如果发生医疗事故，有可能作为被告对原告直接承担民事赔偿责任。医师在多点执业合同明确或者协议明确发生事故时责任的情况下，仍可能被累及。

## 四 未来医师执业注册制的配套性政策体系研究

政策的实质是某一团体为了某种目的而采取的政治措施。公共政

---

[1] 徐江：《医师多点执业的侵权法问题》，《医院院长论坛》2010年第1期。

策问题很少是独立出现的，各种问题处于相互联系中。因此，解决社会问题的政策也是纵横交错在一起的，形成政策问题的网络结构。当其他领域的政策问题处在网络结构的关键点上时，某一政策问题的解决就有赖于其他政策的实施并以其实施效果为前提条件，即"政策配套"。医师执业注册制作为医疗体制改革的重要一环，便处在这样一个关键点上。医师多点执业在政策上逐步破冰，符合资格的医师跃跃欲试，但真正参与的医师并不多，缺乏与之配套的政策和措施是重要原因。未来，深圳市可以在以下几个方面逐步探索，积极前行。

## （一）建立统一的管理系统：准入、运行、考核、奖惩、保障、退出机制的配套

1999年5月1日起施行的《执业医师法》第14条规定，"医师经注册后，可以在医疗、预防、保健机构中按照注册的执业地点、执业类别、执业范围执业，从事相应的医疗、预防、保健业务。未经医师注册取得执业证书，不得从事医师执业活动。"《执业医师法》明确了医师必须在唯一的一个注册执业地点执业。所以，实施医师多点执业，首先要从法律上解决其合法性问题，需要加快推进《执业医师法》的修订工作，使医师开展多点执业有法可依，消除医师执业背后的法律风险和隐患，使医师放心大胆地申请注册多点执业，在更多的岗位上发挥余热[①]。

自中国2009年推行医师多点执业政策来，广东、海南、北京等地积极试水，先后出台与当地医疗卫生资源相配套的政策实施细则。但由于缺乏相关经验，各地的政策不免片面。加之医院和医师对于多点执业持观望态度，多点执业空有热度，很难落实。推进和规范多点执业，建立统一且合理的多点执业管理运行体系迫在眉睫。

---

① 戴志鑫：《医师多点执业中的法律问题探讨》，《解放军医院管理杂志》2015年第22期。

除了医师执业年限、职称、学历，还应该将医师的身体素质、医德等纳入准入标准。值得指出的是，购买医疗责任保险亦应该成为申请多点执业的必备条件。医师取得多点执业资格后，应该有一套完善的执业运行规范，如执业必须与执业地点签署劳动契约和医疗责任分配约定。对于多点执业的形式及上限时间，也应该有一定的规范。另外，卫生部门应尽快建立健全执业医师的信息网络平台，进行科学规范的管理；引进先进的管理理念，设定多点执业的准入标准，以保障高质量的医疗水平；建立综合考评机制，对注册多点执业的医师进行医疗技术、医德医风、社会满意度等项目的评估，并向社会公开评估结果。对不合格的医师，取消多点执业资格，以保障医院和患者的合法权益，提高医师多点执业的社会信任度。医师多点执业涉及医师、原工作单位、多点执业医疗机构和患者等多方利益。因此，在法律建设、制度保障等环节，政府部门应该综合考虑各方利益的动态平衡，采取措施应对由此可能引发的诸多问题，如医疗风险增加、核心医疗技术机密泄露、私自转卖病人、偷税漏税等恶性事件，以保障医师多点执业的有序推广，真正解决群众"看病难"的问题。保障医师多点执业顺利推行，破除现有人事制度对医师执业行为的限制是重要环节。《关于推进和规范医师多点执业的若干意见》要求第一执业地点医疗机构支持医师多点执业，科学合理地规定医师岗位职责，完善考核、奖励、处分、竞争上岗等方面的具体管理办法，不因医师多点执业而影响其职称晋升、学术地位等。同时，明确多点执业的医师应当根据合同或协议安排实行注册管理，简化注册程序，探索实行备案管理和区域注册。

## （二）推动公立医院改革与民营资本准入：优化人才配置的基本前提

公立医院改革是一盘大棋，多点执业既是方向，也是手段。人事制度改革与薪酬制度改革与多点执业密切相关。不打破人事制度的局限，医生很难完成从"单位人"到"社会人"的转换，多点执业就会止步不前，叫好而不叫座。《国务院办公厅关于城市公立医院综合改革试点的指导意见》（国办发〔2015〕38号）指出，深化编制人事制度改革。在地方现有编制总量内，合理核定公立医院编制总量，创新公立医院机构编制管理方式，逐步实行编制备案制，建立动态调整机制。在岗位设置、收入分配、职称评定、管理使用等方面，对编制内外人员待遇统筹考虑，按照国家规定推进养老保险制度改革。实行聘用制度和岗位管理制度，人员由身份管理向岗位管理转变，定编定岗不固定人员，形成能进能出、能上能下的灵活用人机制。落实公立医院用人自主权，对医院紧缺、高层次人才，可按规定由医院采取考察的方式予以招聘，结果公开。

《深圳市深化公立医院综合改革实施方案》也提到，在公立医院全面实行以事定费、以费养事、以事定岗和按岗聘用的人力资源管理方式。由医院根据实际需要，科学设置内设机构和工作岗位，建立以岗位为核心的全员聘用、工资分配等管理制度，淡化和取消身份差别，按岗聘用、以岗定薪、同岗同酬。健全与岗位工作量、服务质量、行为规范、技术能力、医德医风和患者满意度等要素为核心的内部考核机制，将考核结果与医务人员的岗位聘用、个人薪酬挂钩。

社会办医可以缓解公立医疗资源不足的压力、满足人民群众对于不同医疗资源的需求，实现多层次、多角度的医疗卫生服务。因此，社会办医应与多点执业相辅相成。社会办医打开了非公益性医疗的大门，形式灵活，可上可下，既可以服务于基层群众，也可以满足经济条件良好人群对高端医疗的需求。社会办医可为医师提供更多的多点执业劳动地点、可选择的劳动强度及薪酬。当然，社会办医背后需要强大的人力资源支持。非公立医院的发展和成长不可能单纯依赖于第一执业地点为公立医院的多点执业医师，但是高年资医师一方面可以缓解其人才紧缺的压力，另一方面可以利用自己良好的声誉为其带去更多患者，增加社会办医的认可度，让非公立医院进入人民群众视线，从而缓解大型公立医院人满为患、基层民办医院门可罗雀的困境，进一步解决"看病难"的问题。推进公立医院与社会办医院协调发展，健全多元化的基本医疗服务供给机制，优化供给结构，创新服务模式，是推动医师执业注册和管理方式改革的重要议题。

### （三）强化多点执业的制度约束与学科孵化：个人利益与公共利益的协调

体现劳动价值、确保个人应有收益是许多医师多点执业的初衷。然而，协调个人利益与公共利益，在不损害患者与医院权益的同时追求应有的收入回报，既需要职业医德和个人品质作为基本前提，更需要一套强有力的监管措施作为制度支撑。首先，医师必须保障公立医院服务时间。允许医师多点执业、鼓励社会办医，并不意味着医师可以一味追求物质利益而忽略公共卫生服务。应限定医师私人医疗机构服务时间和服务收入份额，也可参考西方国家对参与基层公立医院多点执业医师的奖励办法，以保证公共卫生服务的质量和数量。其次，尽快建立健全以区域为单位的患者信息管理系统，使患者就诊监管追踪与主诊医师信息相挂钩，基于公平和社会利益最大化的原则，严格排查诱诊现象。对于有不良行为的医师，取消其多点执业资格并给予相应的处罚。再者，建立多点执业档案。多点执业医院应为多点执业医师建立特别档案，内容应包括：多点执业医师入出院诊断符合率、治疗成功率、死亡率、并发症率和投诉率等。如不合格，可取消其多点执业资格，从而保证多点执业医师的医疗质量，尽可能减少医疗纠纷的产生。最后，必须保证医疗安全。医疗服务过程不仅需要经验丰富的医师，更需要先进的医疗设备和精良的术后护理等一系列硬件条件作为依托。多点执业实施后，必须严格限制执业范围，打击超范围

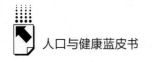

执业，保证医疗服务安全高效，最大限度避免医疗事故和医疗纠纷。

执业注册后，部分医生会从业于不同的医疗机构。他们在规章制度上可能受限于不同的管理模式。聘任制度下，医师拥有更多自主权，且较少受某一政策或制度的约束，因此，政府部门监管难度进一步加大。更值得关注的是，目前医师多点执业所取得的收入大多是税务部门监管不到的"灰色收入"，而据相关税务资料，至今鲜有多点执业医师主动到税务机关缴纳所得税。由此可见，医师多点执业行为的非透明化也使国家税收大量流失，医师收入增加了，而国家福利反而未见增长。这在一定程度上违背了医师多点执业的初衷。

另外，要鼓励人才下沉、纵向流动。在政策上，要对多点执业选择基层医疗机构和社会办医的医师给予物质或者优先晋升的奖励。同时，"名医"效应下，多点执业会带动底层医疗机构门诊量的增加，但是，名医至则患者至的模式无法从根本上缓解"看病难""看病贵"问题。只有多点执业的同时带动执业地点的学科发展，才能真正实现人才交流与技术提升。医疗机构在打"名医"牌的同时，不能安于现状，积极利用"名医"推动学科发展才是长久之计。

## （四）完善医疗责任保险制度：市场化运作的风险分担和互助共济机制

根据西方经验，保险作为一种市场化的风险分担转移机制、互助共济机制和社会管理机制，在保障医患双方合法权益、防范化解医疗纠纷、构建和谐医患关系方面具有积极意义和重要作用。首先，医疗责任保险是针对医疗机构依法应负的经济赔偿责任，依合同约定进行赔付的保险，有利于患方得到经济补偿，并明确医疗纠纷中医患双方的权利和义务，从而构建和谐医患关系。其次，实行医疗责任保险，有利于积极引导医疗机构转变观念，提高医疗风险防范意识；加强内部管理，提高医疗服务质量和管理水平，从而预防和减少医疗纠纷发生，提高医疗风险管理总体能力。在实施模式上，需要充分结合本地区的实际情况。在医疗责任保险模式方面，可以是强制、自愿与强制加自愿等多种模式。但根据现有的医疗机构性质、医疗保险及商业保险参保与承保状况，宜采用强制与自愿相结合的方式，便于不同性质主体选择使用。

另外，医疗纠纷每一保险理赔案均有起点与上限控制，不仅能够使医务人员提高自身的医疗风险防范意识，提高医疗质量，也能够有效防止患者的"漫天要价"，并维护保险公司的经营稳定。

《关于加强医疗责任保险工作的意见》（国卫医发〔2014〕42号）中提到，2015年底前，全国三级公立医院参保率应当达到100%，二级公立医院参保率应当达到90%以上。《关于推进和规范医师多点执业的若干意见》支持医疗机构和医师购买医疗责任保险等医疗执业保险，医师个人购买的医疗执业保险适用于任一执业地点。《深圳市深化公立医院综合改革实施方案》指出，2015年底前，在全市所有公立医院推行医疗责任险制度；2016年底前，借鉴英国医师互助性责任保险制度，由医疗行业协会牵头建立医师执业保险制度；深入推动平安医院建设，借助医疗行业社会组织等第三方力量，完善与医疗责任保险相结合的医患纠纷第三方调解机制。而保险作为第三方调解机制，通过与医疗纠纷调处机制的有效结合，将医疗纠纷处理从医疗机构内转移到医疗机构外，依法依规进行调解、处置和理赔，将有利于预防、化解医患矛盾，保障正常医疗秩序。

# B.3
# 深圳市家庭医生签约服务制相关政策及其执行情况研究

张瑛 靳娟 杨翌 莫淳淇

**本部分要点：**

1. 自1996年深圳创建社康中心以来，社康中心的数量及人口覆盖率均快速增加。2008年开始，深圳市社康中心的社区覆盖率和服务人口的覆盖率均达到100%，为推行家庭医生签约服务制提供了优越的基础条件。

2. 2009年，深圳全市开始为期3年的家庭医生签约服务制试点创建工作；2013年进入全面推广阶段，快速推进了家庭医生签约服务制。2014年底，深圳共有565家社康中心、2092名家庭医生为社区居民提供家庭医生服务，服务量较2014年前稳步上升，累计签订家庭医生服务协议40.5万户家庭119.4万名居民，提供家庭医生服务422万人次，老年人、慢性病和精神病患者等重点人群签约率为54.4%，圆满完成了年度任务计划。

3. 在5年多的时间里，深圳市承担起了改革先锋的职责，先行先试，探索出了符合深圳社区实际的家庭医生服务经验与特色，如签约工作从重点人群入手、家庭医生培训认证与国际接轨、健全激励机制等。但家庭医生服务团队人员数量严重不足、结构欠合理、服务质量不高，财政投入不足及信息系统支持不到位等问题亟待解决。

20世纪后期,家庭医生服务模式兴起。到如今,全球已有50多个国家和地区推行了家庭医生制度,家庭医生已成为各国医务人员主体,通过建立家庭医生与居民签约机制,实行社区首诊制度。按照人头预付的卫生服务经费管理模式,从机制上成为服务对象健康和卫生经费的"双重守门人"。国际卫生改革经验表明,开展社区卫生服务、寻找适宜的社区卫生服务模式是新时期全球卫生体制改革的必然趋势,而建立家庭医生制服务模式在提高居民健康水平及卫生服务公平性中发挥了重要作用,被世界卫生组织誉为"最经济、最适宜"的医疗卫生保健服务模式。

中国家庭医生签约服务制是借鉴国外家庭医生制度、结合国内医疗实际而开展的一项新型的社区健康服务模式,通过家庭医生服务团队与社区居民签订相关协议,为社区居民提供经济、便捷、连续、个性化的健康服务,可有效改善社区居民的健康状况[①]。家庭医生签约服务通过实行家庭医生首诊,进一步强化了社区健康中心和大型医院之间的功能定位,使居民的健康保健服务得到属地化管理,并获得分级诊疗的连续性无缝隙的服务,有助于控制医疗费用的过快增长,建立和谐的医患关系。

2009年3月17日,《中共中央 国务院关于深化医药卫生体制改革的意见》提出,要"转变社区卫生服务模式,不断提高服务水平,坚持主动服务、上门服务,逐步承担起居民健康'守门人'的职责","逐步实现社区首诊、分级医疗和双向转诊。"作为改革开放最前沿的深圳人,以敢为人先的锐气,于2009年7月24日发布《深圳市实施家庭医生责任制项目试点工作方案》(深卫妇社发〔2009〕24号),在全国率先启动家庭医生制签约服务工作,开始探索转变社区

---

① 刘德奇、史庭璋、伍平:《上海市某社区家庭医生责任制服务的居民满意度调查》,《中国全科医学》2012年第5期。

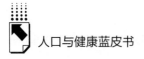

卫生服务模式、建立承担居民健康"守门人"职责的家庭医生签约服务之路。至今,该项服务已开展6年。深圳市家庭医生签约服务依托社区健康服务中心(以下简称"社康中心")这一载体,在居民自愿前提下,与居民签订家庭医生服务协议,由家庭医生向居民提供协议商定的服务,主要是基本医疗和基本公共卫生服务。本研究从家庭医生签约服务制度的配套政策入手,分析深圳家庭医生签约服务的运行机制,了解家庭医生签约服务的需求、实施效果及制约因素,为深圳市家庭医生签约服务质量提升提出政策建议。

# 一 深圳社康中心基本情况

社康中心是家庭医生服务的载体和工作场所,是为家庭医生团队服务提供所需人力、物力、财力、信息的保障机构,也是对家庭医生团队服务绩效考核的评价和奖励机构。社康中心的布局、服务人口数、服务工作任务量、社康人员配备数量和结构都会影响家庭医生工作的开展和服务的质量。

## (一)社康服务机构情况

自1996年深圳创建社康中心以来,社康中心的数量在1996～2006年得到快速增加,与此同时社康中心的人口覆盖率也随之增加,2007年后社康中心的数量维持在约600家,2008年开始社康中心的社区覆盖率和服务人口覆盖率均达到100%(如表3-1所示),实现了人口、社区和服务的全覆盖(如图3-1所示)。

深圳社康中心平均服务人口数为2.5万～2.6万人,国内其他城市按5万~10万人口设置一个社区卫生服务中心,按服务人口数推算,深圳社康中心家庭医生平均服务半径小于国内其他城市。从距离上看,这将有利于深圳家庭医生与居民维系更紧密的互动关系。

**表3-1  2006~2014年社区健康服务发展情况**

| | 2006年 | 2007年 | 2008年 | 2009年 | 2010年 | 2011年 | 2012年 | 2013年 | 2014年 |
|---|---|---|---|---|---|---|---|---|---|
| 社康中心数(家) | 480 | 604 | 634 | 625 | 607 | 611 | 612 | 609 | 581* |
| 社区覆盖率(%) | 74.6 | 93.9 | 100 | 100 | 100 | 100 | 100 | 100 | 100 |
| 服务人口数(万人) | 974 | 1232 | 1392 | 1321 | 1409 | 1392 | 1348 | 1336 | 1511 |
| 服务人口覆盖率(%) | 77.3 | 92.6 | 100 | 100 | 100 | 100 | 100 | 100 | 100 |

注：*2014年有社康中心604家，其中正常运作581家。

数据来源：均来自《深圳市2013年度社区健康服务整体管理评估报告》和《深圳市2014年度社区健康服务整体管理评估报告》。

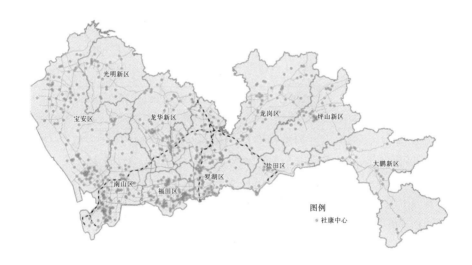

**图3-1  2013年深圳市社康中心分布情况**

自1997年启动社康工作以来，深圳社康工作取得可喜的成绩，如2004~2005年宝安、福田、盐田区成为全国社区卫生服务示范区；2007年深圳市成为全国首批26个社区卫生服务体系建设重点联系城市；2011~2013年成功创建7家全国示范社区卫生服务中心、21家

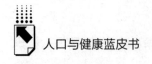 

省级示范中心，位列广东省之首。社康机构与家庭医生的关系犹如家庭与家庭成员的关系，社康机构的快速发展，为家庭医生向居民提供优质服务创造了良好的条件。

### （二）社康中心人员配备情况

依据《关于深圳市社区健康服务中心建设的指导意见》要求，每万人需配备6～8名工作人员。2007～2014年，深圳社康中心工作人员总量先上升后下降再增长再下降，总体呈增长趋势，但占全市医疗机构人员比例呈下降趋势；在编人员与临聘人员之比虽从2007年的1：5.31降为2013年的1：2.63，但在编人员仍不足临聘人员的一半（如表3-2所示）。

表3-2　2007～2014年深圳市社康中心工作人员情况

单位：人、%

| 项目 | 2007年 | 2008年 | 2009年 | 2010年 | 2011年 | 2012年 | 2013年 | 2014年 |
|---|---|---|---|---|---|---|---|---|
| 人员总数 | 6230 | 6907 | 7144 | 6650 | 6732 | 7140 | 7772 | 7563 |
| 平均每社康中心人员数 | 10.31 | 10.89 | 11.43 | 10.96 | 11.02 | 11.67 | 12.76 | 13.02 |
| 卫生技术人员数 | 6181 | 6614 | 6870 | 6211 | 6347 | 6895 | 7434 | 7050 |
| 全市医疗卫生人员数 | 59170 | 63488 | 67028 | 67678 | 71969 | 76684 | — | — |
| 占全市医疗机构人员比例 | 10.53 | 10.88 | 10.66 | 9.83 | 9.35 | 9.31 | — | — |
| 在编人员数 | 987 | 1390 | 1571 | 1587 | 1669 | 1773 | 2140 | — |
| 临聘人员数 | 5243 | 5517 | 5573 | 5063 | 5063 | 5367 | 5632 | — |
| 全科医生数 | 1203 | 1598 | 1705 | 2077 | 2360 | 2875 | 2884 | 2649 |

数据来源：均来自《深圳市2013年度社区健康服务整体管理评估报告》和《深圳市2014年度社区健康服务整体管理评估报告》。

2014年，深圳市共有社区健康服务工作人员7563人，平均每个社康中心有13.02人。按2013年常住人口计算，平均每万名服务人口有 7.17 名社康工作人员，已达 2013 年深圳社康平均 6~8 人/万人口的要求。

2009 年，深圳市启动实施家庭医生责任制项目试点工作[①]。家庭医生服务团队由家庭医生、护士、公卫医生各 1 人组成。家庭医生入选条件为：临床或中医类别的执业医师，主治医师以上技术职称，从事社区卫生服务工作 3 年以上者，但接受过全科医学规范化培训或岗位培训并取得合格证者优先。2013 年，深圳全面实施家庭医生责任制项目，修订家庭医生团队的组成，团队人员包括家庭医生、护士（辅以公卫医生或专科医生）[②]。2014 年，深圳试行家庭医生服务包工作[③]，明确家庭医生服务团队由全科医生、社区护士、公共卫生医生和辅助人员等人员组成。由此可见，社康中心各类人员数量是否充足、人员结构是否合理是影响家庭医生团队组建的重要因素，全科医师须承担家庭医生的职责。

截至 2014 年，深圳市社康中心全科医师 2649 名、中医师 532 名、护士 2865 名、公共卫生医生 104 名；按服务人口 1374.58 万人计算，每万居民配备全科医师 1.93 名、中医师 0.39 名、公卫医生 0.08 名、护士 2.08 名。平均每个全科医师服务 5189 位居民，若以每个家庭 4 人计算，即每个家庭医生团队要服务 1297 个家庭，与深圳家庭医生责任制项目中要求不超过 800 个家庭相差较远。由此可见，组建足够数量家庭医生团队的人员压力仍非常大（详见表 3-3）。

---

① 《关于印发〈深圳市实施家庭医生责任制项目试点工作方案〉的通知》（深卫妇社发〔2009〕24 号）。
② 《深圳市卫生人口计生委关于印发〈深圳市实施家庭医生责任制项目工作方案〉的通知》（深卫人妇社〔2013〕11 号）。
③ 《深圳市卫计委关于印发〈深圳市家庭医生服务包（试行）〉的通知》（深卫人妇社〔2014〕48 号）。

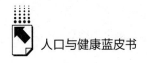

人口与健康蓝皮书

表3-3 2014年深圳各区社康中心在岗工作人员结构情况

| 行政区 | 服务人口数（万人） | 社康中心实有在岗人员数（人） | 平均每社康中心实有在岗人员数（人） | 全科医师数（人） | 公卫医生数（人） | 护士数（人） | 中医师数（人） | 每万人口全科医师数量（人/万人） |
|---|---|---|---|---|---|---|---|---|
| 福田区 | 133.95 | 912 | 12.0 | 276 | 23 | 405 | 90 | 2.06 |
| 罗湖区 | 94.15 | 714 | 14.9 | 204 | 15 | 229 | 83 | 2.17 |
| 南山区 | 170.00 | 986 | 12.0 | 307 | 8 | 406 | 86 | 1.81 |
| 盐田区 | 21.39 | 97 | 8.1 | 33 | 1 | 43 | 10 | 1.54 |
| 宝安区 | 270.00 | 1764 | 15.1 | 681 | 25 | 631 | 110 | 2.52 |
| 龙岗区 | 374.10 | 1459 | 12.7 | 533 | 21 | 552 | 88 | 1.42 |
| 光明新区 | 118.52 | 415 | 11.9 | 150 | 1 | 148 | 16 | 1.27 |
| 坪山新区 | 31.90 | 267 | 9.5 | 112 | 2 | 98 | 7 | 3.51 |
| 龙华新区 | 141.85 | 861 | 18.3 | 320 | 7 | 313 | 37 | 2.26 |
| 大鹏新区 | 18.72 | 88 | 4.2 | 33 | 1 | 40 | 5 | 1.76 |
| 全　市 | 1374.58 | 7563 | 13.0 | 2649 | 104 | 2865 | 532 | 1.93 |

注：以上数据为2014年度社康中心整体管理评估时由各区卫生行政部门提供，且此处统计的均为专职一个岗位的医护人员数。

从核定社康人员编制数来看，2014年深圳核定编制数为3647名，较2013年增加编制518名，社康中心正式在编人员占政府办社康中心在岗人员总数的30.0%，虽各区在落实编制方面取得明显进展，但尚未使用社康编制数仍达到1106名，需加快招录。不同区域间社康中心在岗人员专业结构差异大，从平均每个社康中心实有在岗人员数来看，龙华新区最多（18.3人），大鹏新区最少（4.2人），前者为后者的4.36倍。除福田区、坪山新区、罗湖区、宝安区和龙华新区每万人口全科医师数达到2名要求外，其他区均未达要求，最少的光明新区仅为1.27人。

### （三）社康中心业务情况

从表3-4看出，深圳市社康中心诊疗人次数和公卫服务人次数逐年增加，社康中心的诊疗人次数占全市医疗机构诊疗人次数的比例也呈快速上升的趋势（见图3-2）。深圳与全国比较，全国的增幅较为平缓，深圳的占比和增幅均远高于全国平均水平；深圳社康中心的诊疗人次占全市诊疗人次的比例自2006年至今一直高于全国水平，近年来一直保持约35%的比例，同时高于北京2014年的比例（17.37%）①（见图3-3）。可喜的是2006年至今，深圳市社康中心平均诊疗费用明显低于全国水平，2014年深圳社康中心的次均诊疗费为53元（见表3-5），仅为同年北京社区卫生服务中心（174.4元）的三成。

**表3-4  2006～2014年深圳市社康中心业务情况**

| 项目 | 2006年 | 2007年 | 2008年 | 2009年 | 2010年 | 2011年 | 2012年 | 2013年 | 2014年 |
|---|---|---|---|---|---|---|---|---|---|
| 首诊劳务工人数(万人) | 343.0 | 404.0 | 490.0 | 560.0 | 780.0 | 850.0 | 851.3 | 856.2 | 858.7 |
| 诊疗人数(万人次) | 1290 | 1643 | 2057 | 2560 | 2811 | 3230 | 3566 | 3470 | 3467 |
| 占全市医疗机构诊疗人数比例(%) | 26.7 | 27.6 | 30.4 | 35.2 | 36.0 | 37.5 | 37.9 | 35.5 | 34.6 |
| 每诊疗人次费用(元) | 52.6 | 48.1 | 48.7 | 49.7 | 49.6 | 47.8 | 48.6 | 47.3 | 53.0 |
| 公卫服务人数(万人次) | 352 | 483 | 576 | 551 | 687 | 1033 | 1241 | 1484 | 1712 |

---

① 《2014年北京市卫生事业发展统计公报》，http://www.phic.org.cn/tonjixinxi/weishengtongjigongbao/201506/t20150605_113343.htm。

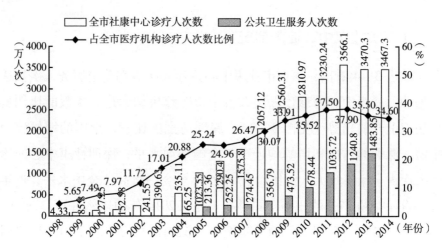

图 3 - 2　1998~2014 年全市社康中心服务人次数及其占
全市医疗机构诊疗人次数的比例

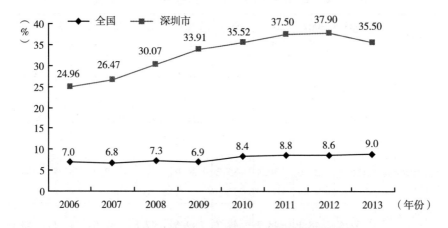

图 3 - 3　2006~2013 年深圳市与全国社区诊疗量占
全部门诊量的比例比较

从表 3 - 5 中可以发现，2006~2014 年深圳市社康中心平均诊疗
费用约为 50 元，明显低于全国水平，约为全国社区卫生服务中心、
社区卫生服务站综合诊疗费用的 63%。

**表 3 – 5    2006～2014 年深圳市社康中心诊疗费用与全国比较**

单位：元

| | | 2006年 | 2007年 | 2008年 | 2009年 | 2010年 | 2011年 | 2012年 | 2013年 | 2014年 |
|---|---|---|---|---|---|---|---|---|---|---|
| 深圳 | 社区健康服务中心 | 52.63 | 46.15 | 48.13 | 49.67 | 49.57 | 47.84 | 47.33 | 48.56 | 53.00 |
| 全国 | 社区卫生服务中心 | 84.70 | 68.00 | 74.00 | 84.00 | 82.80 | 81.50 | 84.60 | — | — |
| | 社区卫生服务站 | 38.60 | 49.10 | 48.75 | 46.20 | 47.50 | 47.50 | 49.20 | — | — |
| | 社区卫生服务中心、社区卫生服务站综合（平衡诊疗量构成） | 60.03 | 59.85 | 65.98 | 71.88 | 72.80 | 72.97 | 76.29 | — | — |

## 二    深圳家庭医生签约制服务现状与分析

### （一）家庭医生签约制服务相关政策及目标

2009 年，《中共中央 国务院关于深化医药卫生体制改革的意见》提出要完善以社区卫生服务为基础的新型城市医疗卫生服务体系；转变社区卫生服务模式，不断提高服务水平，坚持主动服务、上门服务，逐步承担起居民健康"守门人"的职责。由此，正式开启了家庭医生签约服务制的萌芽及各地自发探索时期。

深圳市步全国之先，随即在 2009 年 7 月试点开展家庭医生签约服务，并持续至今。该服务可分为两个阶段，每个阶段政策的侧重点不同。

第一阶段为试点阶段（2009～2012 年）。此阶段的主要任务是探

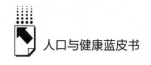

索家庭医生签约服务的可行性、服务的工作方式和服务的基本内容。试点项目所需的启动经费主要由市、区财政予以支持。

试点单位：深圳的宝安区、光明新区、罗湖区、福田区、南山区和盐田区等六个区作为试点区，每个试点区选取2~3家群众基础好、服务到位、人力充足的社康中心作为本项目试点单位。

家庭医生服务团队：试点社康中心负责组建不少于2个家庭医生服务团队。每个团队由家庭医生、护士和公卫医生各1人组成。其中家庭医生应为临床或中医类别的执业医师，中级以上技术职称，从事社区卫生服务工作3年以上或接受过全科医学规范化培训并取得合格证者。

服务方式：由家庭医生服务团队对社区进行分片包干，每个家庭医生服务团队服务不超过800个家庭，逐步与包干片区居民签订家庭健康服务合同（全市统一印制合同文本），确保提供合同范围内各项服务工作的质量。

服务目标：通过试点，逐步建立社区卫生服务"分片包干、团队合作、责任到人"的家庭医生责任制，形成以"契约式""全科医师团队式服务"为特点的家庭医生服务模式，促使社区卫生机构主动服务、上门服务，与社区居民建立健康稳固的医疗卫生合作关系。2015年，深圳市开展家庭医生责任制的社康中心比例达到80%，签订家庭医生服务合同的家庭比例达到50%。

家庭医生团队工作重点有两个：一是树立家庭医生服务的理念，设定服务的目标、服务团队的组成、服务对象、服务项目和服务所需经费的支持渠道。选取试点单位，明确团队构成和家庭医生契约服务项目。二是在家庭医生签约服务开展一段时间后，2012年在试点单位家庭医生签约服务取得一定成效的基础上，考虑居民家庭病床上门服务的需求，结合社康中心医生工作的实际情况，制定《深圳市社区卫生服务机构家庭病床管理办法（试行）》，明确开设家庭病床的适应证、诊疗要求、风险责任和医保报销的规定。这利于社康中心合法地开展家庭病床工作，使不能到医院就诊的行动不便的老年人或特殊人群能在家里享用家庭医生团队的医疗保健服务，给患者带来就诊的便利和个性化服务。

试点区在第一阶段的家庭医生签约服务实践中，根据本区工作的情况，制订家庭医生签约服务的绩效评价方案。

第二阶段为全面推广阶段（2013～2015年）。此阶段的主要任务是在全市各个区全面推广家庭医生责任制项目工作，进一步明确家庭医生责任制服务内容、服务标准、服务流程、财政补助、医保报销等相关配套政策，健全绩效管理与考核监督制度。目标是2013年各区开展家庭医生服务的社康中心比例达到60%，签约居民满意率达到80%以上；2015年底全市开展家庭医生服务的社康中心比例达到80%，享受家庭医生服务的常住人口比例达到50%。

2014年，在完成对深圳市家庭医生服务团队及其资质、服务方式、服务流程、服务内容、绩效考核、保障机制的调研后，深圳市卫人委于9月正式出台《深圳市家庭医生服务包（试行）》方案，就上述内容做出进一步的明确规定。指出家庭医生服务以全科医生团队为主体，团队由全科医生、社区护士、公共卫生医生和辅助人员等人员组成。全科医生是团队的核心人物。全科医生团队须参加市区家庭医生服务专项培训，全科医生须有规范化培训岗位或（转岗）合格证书。家庭医生团队服务的内容主要为基本医疗和基本公共卫生服务，包括预约、疾病诊治、转诊转介、家庭病床、健康咨询与指导、健康评估、健康随访、健康体检、预防接种、康复保健等十个方面。建立全科医生首诊负责、绩效考核与分配机制，建立基本医疗卫生服务重点环节工作制度。明确服务场所、设备、信息化要求、绩效考核、经费保障的问题。

深圳市在家庭医生责任制项目的实施过程中，既重视发挥政策的引领作用，又注重调动基层的积极性和创造性。首轮试点政策在指引家庭医生签约服务方向的同时，鼓励各区在经费投入、宣传动员、组织支持、人员选配与培训、服务对象、服务内容、服务形式和绩效考核、人员补助等运行机制和运行模式上进行大胆摸索，不断总结经验。第二轮政策是在评估首轮工作可行性、居民接受度和工作难点的基础上进行顶层设计，于2013年以深圳市政府重大民生工程形式全面推广开展家庭医生责任制项目，并辅以相应的配套政策（如家庭医生服务包、全科医生培养、社康设备更新等），进一步明确项目实施的路径、方法、质量要求和保障措施。深圳家庭医生签约服务政策有效实施，不仅为深圳下一步实现社区首诊、分级诊疗打下基础，也为广东开展家庭医生签约服务提供了十分有益的借鉴。家庭医生上门服务的合法性、医疗行为的规范性、医师人文关怀服务技巧、上门服务项目收费标准和政府购买基本医疗卫生服务的价格标准等方面，将是后续推进家庭医生团队服务政策应思考的问题。

深圳在家庭医生签约制服务的配套政策制定上超前于广东，为广东开展家庭医生签约制服务提供了十分有益的借鉴。2009~2015年，国家和深圳市与家庭医生签约服务相关的主要政策详见表3-6、表3-7。

表3-6　2009~2015年中国与家庭医生签约服务相关政策的主要内容

| 日期 | 文件名 | 主要内容 |
| --- | --- | --- |
| 2009年3月17日 | 《中共中央 国务院关于深化医药卫生体制改革的意见》 | 转变社区卫生服务模式,不断提高服务水平,坚持主动服务、上门服务,逐步承担起居民健康"守门人"的职责。逐步实现社区首诊、分级医疗和双向转诊 |
| 2011年2月12日 | 《医药卫生中长期人才发展规划(2011-2020年)》(卫人发〔2011〕15号) | 探索建立家庭医生制度 |
| 2011年7月1日 | 《国务院关于建立全科医生制度的指导意见》(国发〔2011〕23号) | 建立全科医生制度是促进医疗卫生服务模式转变的重要举措。建立分级诊疗模式,实行全科医生签约服务,将医疗卫生服务责任落实到医生个人,是中国医疗卫生服务的发展方向,也是许多国家的通行做法和成功经验 |

| 日期 | 文件名 | 主要内容 |
|---|---|---|
| 2012 年 2 月 6 日 | 《全科医生执业方式和服务模式改革试点工作方案》（发改社会〔2012〕287 号） | 推行全科医生与居民建立契约服务关系。基层医疗卫生机构或全科医生要与居民签订一定期限的服务协议，建立相对稳定的契约服务关系，服务责任落实到全科医生个人。参保人员可在本县（市、区）医保定点服务机构或全科医生范围内自主选择签约医生，期满后可续约或另选签约医生。卫生行政部门和医保经办机构要根据参保人员的自主选择与定点服务机构或医生签订协议，确保全科医生与居民服务协议的落实。随着全科医生制度的完善，逐步将每名全科医生的签约服务人数控制在 2000 人左右，其中老年人、慢性病人、残疾人等特殊人群要有一定比例。按签约服务人数收取服务费 |
| 2012 年 3 月 14 日 | 《"十二五"期间深化医药卫生体制改革规划暨实施方案》（国发〔2012〕11 号） | 积极推进家庭签约医生服务模式，逐步建立全科医生与居民契约服务关系，为居民提供连续的健康管理服务 |
| 2013 年 11 月 15 日 | 《中共中央关于全面深化改革若干重大问题的决定》 | 完善合理分级诊疗模式，建立社区医生和居民契约服务关系 |
| 2015 年 3 月 6 日 | 《全国医疗卫生服务体系规划纲要（2015 － 2020 年）》（国办发〔2015〕14 号） | 推动全科医生、家庭医生责任制，逐步实现签约服务 |

**表 3 - 7   2006 ~ 2014 年深圳市与家庭医生签约服务相关政策的主要内容**

| 日期 | 文件名 | 主要内容 |
|---|---|---|
| 2006 年 7 月 27 日 | 《深圳市人民政府关于发展社区健康服务的实施意见》（深府〔2006〕130 号） | 逐步与家庭或个人建立"契约式"的服务关系 |

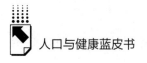

续表

| 日期 | 文件名 | 主要内容 |
|---|---|---|
| 2007 年 7 月 24 日 | 《深圳市卫生事业"十一五"发展规划》(经市四届人大常委会第十三次会议审议通过) | 有序组织健康管理、心理咨询、疾病照料、健康咨询、家庭医生和健康因素研究等项目的准入和监管,构建一个由自我保健、家庭保健、社会保健、国家保健和国际保健共同构成的从个人到社会的保健体系 |
| 2009 年 7 月 24 日 | 《深圳市实施家庭医生责任制项目试点工作方案》(深卫妇社发〔2009〕24 号) | 明确工作目标、试点单位、团队构成和家庭医生契约服务项目。建立以契约化全科医师团队服务为主的家庭医生服务模式。到 2015 年,全市开展家庭医生责任制的社康中心比例达到 80%,签订家庭医生服务合同的家庭比例达到 50%。每个家庭医生服务团队服务不超过 800 个家庭 |
| 2009 年 9 月 16 日 | 《关于推进医药卫生体制改革的意见》(深发〔2009〕11 号) | 鼓励社区卫生机构逐步开展家庭医生服务,建立"弹性工作时间制",延长节假日和夜间开诊时间,更好地方便居民就医 |
| 2009 年 12 月 23 日 | 《深圳市医药卫生体制改革近期重点实施方案(2009 - 2011 年)》(深府〔2009〕233 号) | 完善社区卫生服务机构"院办院管"的体制,推行家庭医生责任制服务模式,完善双向转诊制度(由市卫生人口计生委、人力资源保障局、发展改革委负责) |
| 2012 年 7 月 16 日 | 《深圳市社区卫生服务机构家庭病床管理办法(试行)》(深卫人发〔2012〕112 号) | 明确家庭病床收治对象和诊疗要求、风险责任、医保报销规定 |
| 2013 年 3 月 29 日 | 《深圳市实施家庭医生责任制项目工作方案》(深卫人妇社〔2013〕11 号) | 全市各个区实施家庭医生责任制项目工作,各区开展家庭医生服务的社康中心比例达到 60%。2015 年底,全市开展家庭医生服务的社康中心比例达到 80%,享受家庭医生服务的常住人口比例达到 50%。服务对象以社区老年人、婴幼儿、孕产妇、慢性病患者等重点人群优先。各区财政投入做项目保障 |

| 日期 | 文件名 | 主要内容 |
|---|---|---|
| 2013 年 4 月 23 日 | 《深圳市卫生和人口计划生育委员会 2013 年度公共服务白皮书》 | 大力推广家庭医生责任制(民生实事)<br>目标:进一步明确家庭医生责任制服务内容、服务标准、服务流程、财政补助、医保报销等相关配套政策,健全绩效管理与考核监督制度,签约居民满意度达 80% 以上<br>进度:第一季度修订及推行家庭医生责任制相关服务指南;第二季度开展家庭医生服务专项督导,召开座谈会,及时发现家庭医生服务运行中存在的问题并研究解决;第三季度完善激励机制,建立配套政策,实施家庭医生服务的社康中心比例超过 60%;第四季度开展家庭医生责任制项目年度考核,签约居民满意度达到 80% 以上 |
| 2014 年 5 月 27 日 | 《深圳市卫生和计划生育委员会 2014 年度公共服务白皮书》 | 进一步加强契约式家庭医生服务(民生实事)<br>目标:完善家庭医生服务相关管理,提高老年人、慢性病及重性精神病患者等重点人群的家庭医生服务签约率<br>进度:第一季度开展制订家庭医生服务相关管理办法的前期调研工作,全面总结契约式家庭医生责任制试点经验;第二季度草拟家庭医生服务包;第三季度修改、完善家庭医生服务管理办法;第四季度完成家庭医生服务管理办法并实施 |
| 2014 年 9 月 26 日 | 《深圳市家庭医生服务包(试行)》(深卫计妇社〔2014〕48 号) | 原则上基本公共卫生服务的重点人群视为已纳入家庭医生签约服务。服务内容为基本医疗服务和基本公共卫生服务。在社康信息化系统中增加家庭医生工作功能 |

## (二)社康中心实施家庭医生签约责任制服务的情况

### 1. 实施家庭医生签约服务社康中心覆盖情况

2009 年深圳市启动实施家庭医生签约服务时,仅有 22 家社康中心的 40 位家庭医生开展相关工作。2013 年,全面推广家庭医生签约服务后,深圳市实行家庭医生责任制社康中心占全部社康中心的比例已达91.14%，到2015年上半年提升到98.97%，提前两年实现深圳市卫计委提出2015年底达80%的目标①（详见表3-8）。

**表3-8 2009~2015年上半年开展家庭医生签约服务社康中心的情况**

单位：家、%

| 项目 | 2009年 | 2010年 | 2011年 | 2012年 | 2013年 | 2014年 | 2015年上半年 |
|---|---|---|---|---|---|---|---|
| 社康中心数 | 625 | 607 | 611 | 612 | 609 | 581 | 581 |
| 实行家庭医生责任制社康中心数 | 22 | 22 | 53 | 267 | 549 | 565 | 575 |
| 实行家庭医生责任制社康中心数占全部社康中心的比例 | 3.52 | 3.62 | 8.67 | 43.63 | 90.15 | 97.25 | 98.97 |

数据来源：均来自《深圳市2013年度社区健康服务整体管理评估报告》《深圳市2014年度社区健康服务整体管理评估报告》。2014年和2015年上半年数据由深圳市卫人委基妇处提供。

### 2. 家庭医生团队人员建设情况

家庭医生是家庭医生团队的核心人物，家庭医生资质的高低将直接影响家庭医生签约服务的质量。深圳在2009年试点家庭医生签约责任制项目时，根据当时社康中心医师情况，制定了相对较低的家庭医生准入条件：家庭医生应为临床或中医类别中级以上技术职称的执业医师，并从事社区卫生服务工作3年以上或接受过全科医学规范化培训并取得合格证者，即家庭医生不一定是全科医生。2013年，准入条件改为接受过全科医学规范化培训或岗位培训并取得合格证者优先。2014年，深圳进一步提高准入条件，即家庭医生必须为接受过全科医学规范化培训或岗位培训并取得合格证的全科医生。

---

① 《深圳市卫生人口计生委关于印发〈深圳市实施家庭医生责任制项目工作方案〉的通知》（深卫人妇社〔2013〕11号）。

深圳参加签约服务的家庭医生数 2009 年仅 40 名，2010 年为 63 名；2012 年和 2013 年为"井喷"年，分别为 996 名和 2024 名；其后进入平稳期，2014 年为 2092 名，2015 年上半年为 2214 名。截至 2015 年上半年，深圳家庭医生团队 1698 个，平均每个社康中心有 2.95 个团队。团队中护士有 2354 名，公卫医生或专科医师 611 名，家庭医生与护士比为 1:1.06。深圳家庭医生服务团队已达到有 1 名全科医师、1 名护士和辅以公卫医生或专科医师的要求（详见表 3-9）。

表 3-9　2015 年上半年深圳市各区社康中心家庭医生服务团队情况

单位：个、人

| 行 政 区 | 本辖区开展家庭医生服务的社康中心数 | 家庭医生服务团队情况 | | | |
| --- | --- | --- | --- | --- | --- |
| | | 团队数 | 家庭医生数 | 护士数 | 公卫医生或专科医师数 |
| 福 田 区 | 74 | 189 | 197 | 275 | 80 |
| 罗 湖 区 | 48 | 149 | 168 | 167 | 88 |
| 南 山 区 | 77 | 194 | 323 | 359 | 71 |
| 盐 田 区 | 12 | 28 | 33 | 40 | 15 |
| 宝 安 区 | 120 | 415 | 577 | 525 | 109 |
| 龙 岗 区 | 109 | 324 | 444 | 469 | 121 |
| 光明新区 | 35 | 80 | 112 | 121 | 25 |
| 坪山新区 | 29 | 70 | 106 | 95 | 15 |
| 龙华新区 | 49 | 210 | 215 | 258 | 83 |
| 大鹏新区 | 22 | 39 | 39 | 45 | 4 |
| 全　　市 | 575 | 1698 | 2214 | 2354 | 611 |

### 3. 家庭医生制服务签约情况

深圳对老年人、慢性病患者及精神病患者这三类重点人群签约服务的签约率从 2013 年的 42.6% 升到 2015 年上半年的 58.3%。签约家庭户数从 2010 年的 0.2 万户增加到 2015 年上半年的 55.0 万户，签约常住居民从 2012 年的 27.8 万人增加到 2015 年上半年的 167.1 万人，但家庭签约率和常住居民签约率 2015 年上半年仅为 16.55%

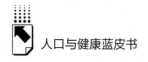

和 11.69%，与深圳市卫人委制定的到 2015 年底 50% 的常住人口享有家庭医生服务的目标要求有较大的差距（详见表 3 - 10）。

表 3 - 10　2009 ~ 2015 年上半年深圳家庭医生数及其团队服务人群签约率

| 项目 | 2009 年 | 2010 年 | 2011 年 | 2012 年 | 2013 年 | 2014 年 | 2015 年上半年 |
|---|---|---|---|---|---|---|---|
| 家庭医生数(人) | 40 | 63 | — | 996 | 2024 | 2092 | 2214 |
| 签约家庭数(万户) | — | 0.2 | 4.5 | 9.4 | 23.2 | 40.5 | 55.0 |
| 签约常住居民数(万人) | — | — | — | 27.8 | 70.4 | 119.4 | 167.1 |
| 家庭医生提供服务数(万人次) | — | — | — | 40.8 | 245.0 | 422.0 | 1056.6 |
| 重点人群签约率(%) | — | — | — | — | 42.6 | 54.4 | 58.3 |
| 家庭签约率(%) | — | — | — | — | — | — | 16.55 |
| 常住居民签约率(%) | — | — | — | — | — | — | 11.69 |

深圳各区重点人群、家庭和常住居民签约率差异大。2014 年，光明新区、坪山新区和龙华新区重点人群签约率较低（35.40% ~ 42.72%）（见表 3 - 11）。2015 年上半年，光明新区重点人群签约率上升至 61.64%，龙华新区和大鹏新区仍较低（分别为 43.11% 和 42.56%）。值得注意的是，罗湖区 2015 年上半年重点人群签约率高达 72.44%，但家庭签约率和常住居民签约率不足 7%。这可能与该区居民在市中心，到综合性大医院就诊方便以及对社康中心信任度不高有关（见表 3 - 12）。

表 3 - 11　2014 年深圳各区社康中心家庭医生服务签约情况

| 行　政　区 | 开展家庭医生服务的社康中心数(个) | 家庭医生数(人) | 重点人群(老年人、慢性病及精神病患者)签约情况 | | | 为签约家庭提供家庭医生式服务总人次数(人次) |
|---|---|---|---|---|---|---|
| | | | 重点人群人数(人) | 重点人群签约人数(人) | 重点人群签约率(%) | |
| 福　田　区 | 73 | 209 | 92447 | 54836 | 59.32 | 1348065 |
| 罗　湖　区 | 48 | 165 | 68012 | 56574 | 83.18 | 240793 |
| 南　山　区 | 78 | 214 | 68337 | 31037 | 45.42 | 576758 |

续表

| 行政区 | 开展家庭医生服务的社康中心数(个) | 家庭医生数(人) | 重点人群(老年人、慢性病及精神病患者)签约情况 | | | 为签约家庭提供家庭医生式服务总人次数(人次) |
|---|---|---|---|---|---|---|
| | | | 重点人群人数(人) | 重点人群签约人数(人) | 重点人群签约率(%) | |
| 盐 田 区 | 12 | 31 | 14466 | 7749 | 53.57 | 139485 |
| 宝 安 区 | 114 | 561 | 91000 | 44469 | 48.87 | 560609 |
| 龙 岗 区 | 110 | 444 | 108663 | 57520 | 52.93 | 832212 |
| 光明新区 | 34 | 112 | 24571 | 10497 | 42.72 | 45845 |
| 坪山新区 | 28 | 105 | 13947 | 5855 | 41.98 | 65972 |
| 龙华新区 | 47 | 213 | 36004 | 12746 | 35.40 | 346899 |
| 大鹏新区 | 21 | 38 | 6847 | 4065 | 59.37 | 66656 |
| 全　　市 | 565 | 2092 | 524294 | 285348 | 54.44 | 4223294 |

**表3－12　2015年上半年深圳市各区社康中心家庭医生签约情况**

| 行 政 区 | 家庭签约 | | 常住居民签约 | | 重点人群(指老年人、慢性病及精神病患者)签约 | |
|---|---|---|---|---|---|---|
| | 辖区家庭户数(户) | 家庭签约率(%) | 辖区常住居民数(人) | 居民签约率(%) | 重点人群人数(人) | 重点人群签约率(%) |
| 福 田 区 | 220349 | 45.91 | 833608 | 34.15 | 91069 | 59.81 |
| 罗 湖 区 | 342959 | 6.99 | 1027155 | 5.38 | 72685 | 72.44 |
| 南 山 区 | 525022 | 15.81 | 2090964 | 12.26 | 103065 | 57.04 |
| 盐 田 区 | 47780 | 16.02 | 207645 | 11.20 | 17801 | 50.26 |
| 宝 安 区 | 582165 | 21.81 | 2703842 | 14.02 | 93212 | 58.38 |
| 龙 岗 区 | 557474 | 21.04 | 3461976 | 11.34 | 126719 | 56.84 |
| 光明新区 | 149430 | 14.45 | 1044049 | 9.24 | 27950 | 61.64 |
| 坪山新区 | 74037 | 12.31 | 347290 | 7.36 | 15096 | 49.51 |
| 龙华新区 | 791682 | 7.20 | 2375680 | 6.34 | 36307 | 43.11 |
| 大鹏新区 | 31459 | 6.85 | 203281 | 3.64 | 7974 | 42.56 |
| 全　　市 | 3322357 | 16.55 | 14295490 | 11.69 | 591878 | 58.30 |

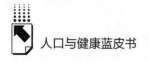

### 3. 家庭医生签约服务内容和服务量

表3-8和表3-10反映了深圳在家庭医生签约服务试点阶段的工作重点在于面上推广，着重于实行签约服务社康中心的覆盖、家庭医生团队建设和重点人群签约数量增加以及运行机制的探索。

深圳市于2014年底推行《深圳市家庭医生服务包（试行）》（深卫计妇社〔2014〕48号），要求服务对象从重点人群扩展到常住人口；服务内容涵盖基本医疗服务和基本公共卫生服务两项社康的基本任务，包括预约、疾病诊治、转诊转介、家庭病床、健康咨询与指导、健康评估、健康随访、健康体检、预防接种和康复保健等十类工作。2015年的家庭医生签约服务需按"服务包"的要求进行考核验收。这是深圳家庭医生签约服务重要转折点，标志着深圳家庭医生签约服务关注点从外到内、从量到质的转变。从表3-13、表3-14可看出，基本医疗服务和基本公共卫生服务的工作已落实到家庭医生团队签约服务中，其工作数量与质量将由"深圳市家庭医生服务项目评估表"进行绩效考核。

表3-13　2015年上半年深圳市各区家庭医生团队基本
医疗服务的工作量

| 行 政 区 | 辖区社康中心门(急)诊人次数(人次) | 建立家庭健康档案数(份) | 家庭病床数(张) | 转诊人次数(人次) | 上门出诊服务人次数(人次) |
|---|---|---|---|---|---|
| 福 田 区 | 740257 | 116205 | 7 | 7529 | 3648 |
| 罗 湖 区 | 547212 | 19239 | 179 | 2213 | 1617 |
| 南 山 区 | 1697228 | 125119 | 12 | 19889 | 7461 |
| 盐 田 区 | 133563 | 9296 | 0 | 4037 | 3339 |
| 宝 安 区 | 3470726 | 128097 | 3 | 24837 | 14910 |
| 龙 岗 区 | 1110248 | 315605 | 8 | 27193 | 4625 |
| 光明新区 | 768883 | 12332 | 172 | 1744 | 3278 |
| 坪山新区 | 362985 | 8235 | 0 | 1029 | 822 |
| 龙华新区 | 1701454 | 54360 | 5 | 10602 | 1513 |
| 大鹏新区 | 33689 | 18722 | 1 | 513 | 1845 |
| 全 　 市 | 10566245 | 807210 | 387 | 99586 | 43058 |

表 3-14 2015 年上半年深圳市各区家庭医生团队基本
公共卫生服务的工作量

| 行 政 区 | 健康咨询及告知健康信息人次数（人次） | 老年人健康管理人次数（人次） | 0~6 岁儿童系统保健服务人次数（人次） | 孕产妇保健指导人次数（人次） | 慢性病患者健康管理人次数（人次） | 家庭健康指导及功能评估服务数（次） | 张贴发放健康教育资料数（份） | 其他服务人次数（人次） |
|---|---|---|---|---|---|---|---|---|
| 福 田 区 | 481234 | 87093 | 85287 | 26553 | 165447 | 102192 | 218954 | 80979 |
| 罗 湖 区 | 72580 | 21497 | 19267 | 5538 | 28871 | 17770 | 65265 | 12805 |
| 南 山 区 | 199463 | 53339 | 92481 | 23166 | 77842 | 116275 | 185405 | 44257 |
| 盐 田 区 | 52598 | 14682 | 8701 | 5201 | 13925 | 20982 | 73005 | 4485 |
| 宝 安 区 | 210988 | 29115 | 58057 | 28203 | 63868 | 120858 | 204566 | 16295 |
| 龙 岗 区 | 326640 | 63685 | 106164 | 38650 | 97974 | 91592 | 327657 | 42861 |
| 光明新区 | 18680 | 4751 | 11727 | 2554 | 12260 | 6495 | 30918 | 3905 |
| 坪山新区 | 19100 | 3958 | 7483 | 4354 | 8592 | 8896 | 23697 | 3546 |
| 龙华新区 | 52126 | 8586 | 24762 | 6801 | 34170 | 42441 | 99231 | 856 |
| 大鹏新区 | 22920 | 4699 | 3285 | 973 | 6999 | 3425 | 16353 | 2559 |
| 全    市 | 1456329 | 291405 | 417214 | 141993 | 509948 | 530926 | 1245051 | 212548 |

# 三 深圳家庭医生签约服务制实施的主要特点

经过 5 年多的实践，深圳探索出了符合其社区实际的家庭医生服务经验与特色。

## （一）以网络健全的社康中心为基础，提高了服务可及性

深圳市具有完善的社区卫生服务网络。深圳市按每 1 万~2 万名居民一个社康中心的规划，将社康中心建设在全市各居住区和工业区内。目前全市 604 家社康中心已实现街道、社区全覆盖，服务半径为步行 15 分钟距离范围内。近年，深圳政府大力推动社康中心的标准

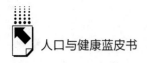
化建设，投入资金 4.2 亿元，通过规范诊疗服务、更新设备、调整和增加业务用房、改善就医环境等措施提升社康中心的服务能力和服务水平，强化其在基层的基本医疗服务和基本公共卫生服务中的主体作用和健康管理平台的功能。同时，深圳市基本实现了"三个一"的医疗机构层级递进网络，即每个区有一家三级医院、每个街道有一家二级医院、每个社区有一家社康中心，为家庭医生签约服务提供了便利和必要的物质基础。

### （二）签约服务重点放在老幼孕残和慢性病患者上，从重点人群入手

试点启动早期，深圳市家庭医生签约服务的对象定位在常住人口上，在缺乏认知、没有需求、没有口碑的情况下，服务难以得到有效开展。其后，深圳市卫计委修改实施策略，根据居民人口结构和健康需求的不同，明确现阶段家庭医生服务以社区常住居民中的老年人、儿童、孕产妇、慢性病患者、残疾人等有健康服务需求的重点人群为主要目标人群，将基本医疗服务和基本公共卫生服务纳入"家庭医生服务包"中，把家庭医生服务的技术规范融入重点人群基本公共卫生项目的服务流程里，让家庭医生在开展基本医疗服务的同时，承揽服务人口的基本公共卫生服务，从而提升家庭医生签约服务的实效性。

### （三）多措并举引导居民社区就诊，提高居民家庭医生签约率

在宣传引导上，为了提高居民对家庭医生服务的认知度和信任感，深圳市在社康中心或社区内、工作站设立家庭医生公示栏，并且社康中心日常通过多形式的健康教育、医疗保健推广活动以及特色服务等，加强自我宣传。同时，卫生计生部门应联系各街道办事

处、社区工作站、新闻媒体，加强对社康服务及家庭医生服务的宣传推广。

为了让居民就医更便捷，各社康中心和举办医院之间还建设了双向转诊平台和家庭医生"绿色"转诊通道，为家庭医生转诊的签约患者预留一定的就诊名额，优先保障家庭医生签约居民双向转诊，缩短转诊患者的待诊时间。

深圳建立了医疗机构分级收费机制，二级、一级、社康中心等基层医疗机构在三级医院收费标准的基础上分别下调5%、10%和20%；实施了二、三档社会医疗保险参保人在社康中心首诊制度，共绑定参保人821.31万名。与2012年相比，2014年深圳市社会医疗保险参保人在一级及以下医疗机构就诊的比例从22.16%升至54.49%。

### （四）保障流动人口利益，提供同质家庭医生服务

深圳市流动人口众多，医疗资源紧张，一度是困扰深圳市政府和百姓的一大难题。深圳市从社康中心试点建设开始，明确社康中心以全人口为服务对象，对户籍人口和流动人口均提供服务。从2007年开始，"深圳市社区公共卫生服务包"实施，对流动人口和户籍人口一视同仁，均提供相同标准的基本公共卫生服务。卫生计生部门按统一标准对社康中心针对常住人口的服务效果进行考核，并且将考核结果与经费挂钩。

### （五）家庭医生培训认证与国际接轨，把控服务团队的素质

近年来，深圳市着力加强社康中心的标准化和规范化建设。在当前改革基层医疗服务模式之际，深圳市也将借鉴国际有益经验，建立与国际接轨的全科医师/家庭医生培训专业技术认证、工作绩效考核评价等制度，同时明确家庭医生服务对象、服务内容、服务标准和要求。2015年初，深圳市卫计委已与澳大利亚蒙纳士大学首

席教授、校长办公室执行主任谢恩·托马斯（Shane Thomas）达成了合作意向。市医学继续教育中心将引进托马斯教授带领的全科医学、全科护理培训师资团队。双方共同研究建立与国际接轨的家庭医生培训和认证制度，制定家庭医生服务标准、认证标准，筹备成立蒙纳士大学深圳国际家庭医生培训和认证中心。获得认证的学员，可以在深圳和澳大利亚执业，并获得医疗保险机构执业资格认可[①]。

### （六）健全激励机制，提升家庭医生团队服务的积极性

社康中心建立全科医生签约奖励机制，按签约量和服务质量进行补贴，全面构建多劳多得、优劳奖励的社康中心绩效分配制度。深圳市进一步完善社康中心绩效考核和分配激励机制，对社康中心及医务人员进行综合量化考核，家庭医生服务的工作量列为重要考核指标，绩效工资向家庭医生岗位、业务骨干重点倾斜。同时，把针对家庭医生服务质量和服务满意度的考核评价纳入社区卫生服务年度整体管理评估体系，从项目组织及经费保障、服务人员资质及培训、落实服务内容、签约服务量、信息公示和宣传等方面予以规范和考核。

### （七）鼓励各区开展特色服务项目，树立品牌形象

各区在家庭医生签约服务过程中，结合本区实际情况，从制度建设、服务标准、服务流程、绩效考核、服务项目等方面，因地制宜，大胆创新，既为全市规范化建设提供了有价值的研究结果，也形成了各具特色区域性服务项目品牌。宝安区一方面研究制定科学的绩效考

---

① 余海蓉：《深圳今年六成重点人群将有家庭医生》，《深圳特区报》2015 年 3 月 23 日，第 A13 版。

核办法，另一方面与国际基础医学联盟合作，在大浪和颐康圆社康中心建立了2个全国领先的国际全科医学技能培训中心，聘请美国专家规范化培训第一批师资学员20人3年。同时第一批学员对80名第二批学员进行了3年规范化培训，第二批学员在社康中心开展带教活动，以此方式快速培养较高水准的全科医师，壮大家庭医生队伍。市中心的罗湖区和福田区重视医养结合，罗湖区成立了"区医养融合家庭病床服务中心"，福田区开展了居家养老"365工程"。光明新区因应本区地域广、老年人家庭病床需求量大的特点，开设以家庭护理为主的家庭病床服务，目前设有家庭病床352张，已覆盖全。该项服务受到《南方日报》和《深圳卫视》等媒体的关注。

# 四 国内外家庭医生制度建设简介

## （一）国外家庭医生制度建设情况

社区卫生服务比较发达的国家或地区，如英国、美国、澳大利亚、加拿大、古巴等国，都建立了具有自身特色的家庭医生服务模式。文献表明从总体规划上来讲，虽然各国由于卫生体制、经济条件的不同，家庭医生的工作模式、服务内容等也不尽相同，但从各国实践来看，家庭医生制度的内涵是基本一致的。全世界家庭医生服务模式大体可分为如下几种：①计划调节式的服务模式；②市场调节式的服务模式；③家庭医生团队服务模式；④契约制家庭医生服务模式。中国讨论最多的是借鉴美国模式还是英国模式或取二者之长。

英国实行全面免费医疗保健服务，英国国民保健服务（NHS）系统分两个层次。第一层次是以社区为主的基层医疗服务，如家庭医生（General Practitioner，GP）、牙医、药房、眼科检查等。第二层次医疗以医院为主，包括急症、专科门诊及检查、手术治疗和住院护理等。NHS规定，每位居民都要从住所周围的全科诊所中签约一位家庭医生，使其负责日常的卫生保健；大多数患者都需持有全科医生的"转诊单"才能转到上级医疗机构就诊。为了方便居民就诊，NHS采用了"经费跟着病人走"制度。如果居民在异地暂住一段时间，可以选择当地的家庭医生，以临时居民的身份进行注册。若外出时间很短，也可以自费就诊，待返回居住地之后再进行报销。美国在市场竞争的基础上，强调实行个人自愿结合、自由选择的契约式医疗保健为主与国家的适度干预为辅的自由医疗保健模式。其医疗服务体系的分层与英国相近。居民交保费给保险公司后，可自由选择与该保险公司挂钩的基层诊所的家庭医生作为自己的保健医生。

美、英两国的患者原则上须先看家庭医生，由家庭医生对其情况进行简单的判断和治疗，并由家庭医生决定是否需要进一步看专科医生。一般情况下，保险公司只负责经过家庭医生同意的继续治疗费用。在一定程度上，国外的家庭医生首诊带有一定的强制性。

### （二）国内家庭医生制度建设情况

中国已有许多地方开展家庭医生签约服务，做得较好的主要是北京和上海两地。北京和上海在重视全科医生的培训、建立规范化工作流程、逐步完善家庭医生首诊和分级诊疗配套政策方面走在全国前列。两地都是全国高水平全科医生培训基地最多的地区。

#### 1. 北京

2010年起，北京市在全市推进家庭医生式服务，在充分告知、自愿签约、自由选择、规范服务的原则下，社区卫生服务团队与所服务家庭签订服务协议，为居民提供连续、主动的健康服务和慢性病管理。2011年，东城区、西城区和海淀区的八个功能社区成为卫生部功能社区卫生服务试点单位①。北京市的主要做法如下。

（1）建立规范服务动态监控的服务模式。制定家庭医生式服务模式工作方案，在开展家庭医生式服务过程中，采取了识别签约分诊、调整诊疗流程、突出团队配合、规范工作内容、监控服务质量等综合措施，逐步固化和密切责任医生与签约服务对象的关系，为居民在每次就诊过程中提供包括健康教育、健康监测和疾病诊疗的综合服务。强化信息系统的功能，用于量化记录和动态监控家庭医生式服务的质和量。

（2）注重人文关怀。在预约就诊、医患一对一接诊和充分交流、引导签约等环节，为居民提供方便、连续、综合、舒心和放心服务。

（3）特色服务满足多样需求。开设"特色服务包"，满足居民多样化的服务需求，如社区老年卫生服务②、临终关怀等。"特色服务包"实行家庭医生签约有偿服务、打包付费，费用由公共卫生费用、医保、居民个人三方支付③。

（4）共享资源延展增值服务。利用电信系统的资源，为有需要的居民（如行动困难的老年人或特殊人群）免费提供"一键式"家庭医生服务。"一键式"家庭医生服务体系包括区级受理中心、社区卫生服务机构受理终端、999医疗救援中心受理终端以及安装在申请家庭中的"一键式"智能电话。其中，智能电话有两个特殊按键，一个用于直接呼叫签约的家庭医生，另一个用于直接联通999急救中心。系统会在发送求助信息的同时将居民的身份、地址、过往病史等健康信息上传到急救中心，为急救中心医生对病人做出诊断提供基础

---

① 中华人民共和国国家卫生和计划生育委员会，《北京市创新基层医疗卫生工作模式》，2012年3月6日，http：//www.moh.gov.cn/tigs/s9661/201206/7eb0c87652404103a9c9f1b22b4377d1.shtml。

② 童曙泉：《北京养老院推出"医养结合"模式入住率倍增》，《北京日报》2015年8月19日，第7版。

③ 《西城区家庭医生式服务工作经验》，北京社区卫生服务网，2014年1月9日，http：//www.bjchs.org.cn/html/gongzuozhuanlan/20140109/88643.html。

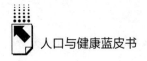

性健康信息，为患者获得有效治疗争取宝贵时间①。

（5）2015 年将开展《社区卫生服务条例》等地方法规和地方规章的立法调研工作，争取加大对家庭医生制度实施的政策支持力度②。

### 2. 上海

2011 年，上海市在长宁、闵行等 10 个区启动家庭医生制度，在黄浦（原卢湾）、崇明启动瑞金—卢湾、新华—崇明两个医疗联合体试点，开展了一系列社区首诊、有序转诊、分级诊疗服务模式的探索。2014 年，全市所有社区卫生服务中心均已开展家庭医生制度试点，其中 95% 的社区卫生服务中心实现了试点全覆盖（即家庭医生配备覆盖社区下辖所有居委与村委）。家庭医生常住居民签约率为 42%，签约居民年内使用家庭医生诊疗服务的占 68.1%，接受健康评估的占 43.1%③。具体做法有：

（1）形成了"社区卫生服务平台 + 全科团队 + 网格化管理"的社区卫生服务模式。全科团队由全科医生、护士、公卫医生、义工等人员组成，并与精神科医生、骨伤科医生、口腔科医生等其他专科医师有较紧密的合作。这些医师可根据需要随时受邀进入团队提供服务。依靠社区卫生服务平台，网格化管理有利于家庭医生熟悉服务小区环境，减少工作活动半径，提高工作效率。

（2）服务工作规划化。提出家庭医生制度年度工作目标，确定了覆盖率、签约率、签约饱和率、服务利用率等具体指标要求。扩

① 北京市社会福利事务管理中心：《海淀区"一键式"家庭医生式服务体系——构建海淀医养结合、健康养老新模式》，2015 年 3 月 4 日，http：//www. bjmzj. gov. cn/news/root/mtbd/2015 - 03/112573. shtml？ NODE_ ID = root。
② 北京市卫生和计划生育委员会：《关于 2014 年北京市卫生计生工作情况及 2015 年工作思路的通报》，2015 年 1 月 20 日，http：//www. bjhb. gov. cn/wsxw/201501/t20150120_105255. html。
③ 《上海市卫生计生状况报告（2014）》，http：//www. wsjsw. gov. cn/wsj/n2006/n3994/u1ai135430. html。

大双向转诊试点范围，通过家庭医生预约平台转诊的患者稳步上升。

（3）运用先进的信息化系统提高工作效率，利于有效监管。一是依托社区卫生服务信息化网络管理平台，利于家庭医生团队为服务对象建立规范化电子健康档案，逐步实现与电子病历信息的实时整合；二是信息系统涵盖社区卫生服务的服务全过程，包括家庭医生团队为患者提供服务的过程；三是应用移动信息设备，随时记录患者及医护人员的服务指令，提高医护人员入户服务的效率；四是通过信息化系统提高绩效考核的客观性与准确性；五是开发面向居民的信息系统，满足居民动态掌握健康信息的需求。

（4）制定了《关于完善本市家庭医生制度的实施意见》，赋予家庭医生可充分调动的卫生资源，构建以家庭医生为基础的分级诊疗制度，使家庭医生真正成为居民健康、卫生资源与卫生费用的"守门人"。

（5）居民在自愿选择社区卫生服务中心家庭医生签约的基础上，再选择一家区级和一家市级医疗机构进行签约，形成"1+1+1"的签约医疗机构组合[①]，享有签约就诊各项优惠倾斜政策，包括预约优先就诊与转诊、慢病长处方、延续上级医院用药医嘱、医保报销优惠政策。此项服务将优先满足本市 60 岁以上老年人、慢性病居民的签约需求。

（6）2015 年主要任务是以老年人和慢性病人为主体，探索分级诊疗模式。签约对象可享有连续性健康管理、长处方、上级医院延续用药、优先便捷转诊等一系列优惠服务。另外，开展家庭医生管理签约居民医保费用试点工作，由医保管理部门根据上一年签约居民在各

---

① 《上海开展家庭医生管理签约居民医保费用试点》，新华网，2015 年 6 月 11 日，http：// news. xinhuanet. com/local/2015 - 06/11/c_ 1115585148. htm。

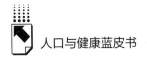
级医疗机构实际年医疗费用，核定家庭医生对签约居民费用管理额度，赋予家庭医生对签约居民在各级医疗机构就诊所发生医保费用的监管职能。

## 五 深圳家庭医生签约制服务存在的问题

深圳在家庭医生签约服务的实践历程中，摸索了一套具有自身特色的机制运行模式，但同先进地区比较仍存在不足。

### （一）家庭医生团队人才匮乏，素质有待提高

#### 1. 团队人员严重不足

"家庭医生服务包"指出，家庭医生团队由全科医师、护士和公共卫生医生组成。深圳家庭医生团队基本上由 1 名家庭医生和 1 名护士组成，没有公共卫生人员参与。从深圳市整体来看，2014 年深圳社康中心有全科医师 2649 名（见表 3－2），每万常住人口护士 3.03 名、公卫医生 0.08 名。按照世界卫生组织和世界家庭医生组织的要求，平均每 2000 人口需配备 1 名家庭医生，才能满足基层卫生保健要求。据此推算，深圳需要全科医生 5274 人，全科医生缺口 2625 名；按医护比 1∶1 推算，护士缺口 2080 名；按每万常住人口配备公共卫生医生 1 名推算，深圳公共卫生医生缺口 1026 名。各区全科医生人员配备差异较大，南山区、盐田区、龙岗区、光明新区和大鹏新区每万常住人口的全科医生不足 2 名。

#### 2. 人员服务能力亟待提升

目前，深圳执业注册范围为全科医学的医生 1121 名（虽工作在全科岗位的医师有 2649 名，但未全部执业注册为全科医学），部分全科医生的服务理念仍停留在专科服务。全科医生主要通过规范化培训和在岗、转岗培训来培养，规范化培训 3 年，在岗、转岗培训至少 1

年，从 2015 年起所有医学毕业生需经过规范化培训并考核通过才能成为全科医生。尽管宝安区和南山区都自行聘请美国、澳大利亚的专家按国际公认的方式培养全科医生，但投入较大且时效慢。例如，宝安区第一批 20 人接受培训，第二年由于培训周期长、社康中心医生人手紧缺而受训人员减少，医师全科技能难以得到快速有效提升，影响了家庭医生服务的提供。

### （二）家庭医生团队人员收入待遇较低，素质有待提高

2014 年，深圳全市社康中心在编医生人均收入 14.9 万元，临聘医生人均收入 10.3 万元，在编护士人均收入 13.9 万元，临聘护士人均收入 8.7 万元，较医院相应人员年均收入低约 30%[①]。虽然深圳各区对参加签约服务的家庭医生进行适度补助，但大多没有长效机制予以保障，且补助水平较低，激励效应作用微弱。编制内外有待遇差别，编制内收入高于编制外，尚未实现同工同酬。加上家庭医生社会声望不高，民众普遍认为是低水平的医生，且晋升途径尚不明确，导致社康中心招人难，留人也难。人才流失和人员配备不足已成为社康中心发展的重要制约因素。

### （三）家庭医生服务覆盖面不断扩大，但服务质量不高

深圳家庭医生服务重点人群的签约率 2014 年为 54.44%，常住居民签约率 2015 年上半年仅为 11.69%（上海常住居民签约率 2014 年为 42%），大多数社康中心的签约仅是为签约而签约，甚至家庭医生为完成指标任务要求居民"给面子"签约。签约居民的履约率不高，签约居民年内使用家庭医生诊疗服务的占比较低（上海为 68.1%，接受健康评估的占 43.1%，深圳没有接受健康评估占比的

---

① 《深圳市 2014 年度社区健康服务整体管理评估报告》。

统计数据）。深圳居民认为签约与否不影响社康中心为其提供的服务。目前签约服务宣传意义大于实质意义，家庭医生未能完全按"家庭医生服务包"服务要求提供服务，其因一是家庭医生必须是全科医生，在全科医师严重缺乏的情况下，社康中心医疗任务重，加上政府投入不足，更促使医务人员通过增加医疗服务量来解决和提高自身收入；二是家庭医生服务性价比不高，医生出诊补助远低于在社康中心看病人带来的收入；三是家庭医生签约服务给家庭医生增加较大的工作量，如向患者宣教、短信或微信互动等，这些工作的付出与获得的补助不成比例，难以调动家庭医生开展签约服务的积极性。

## （四）政府职责缺失，财政投入不足，社康发展受限

### 1. 财政投入不足和不到位

深圳基本公共卫生服务项目经费补贴标准自2012年起为每常住人口每年40元，但按现时物价和人工成本，这样的补贴标准已不足以补偿项目开展的成本；宝安区及4个新区财政按统计口径的常住人口数拨付经费，与实际服务人口数量差异巨大，经费缺口高达30%。社康中心自执行第四档医疗服务价格（即在广东省定最高限价基础上下调20%）后，政府对社康中心的医疗减收未单独予以明确，该项补贴无法落实到社康中心。政府尚未按家庭医生服务内容计算服务成本和核定收费标准，不利于下一步政府购买基本医疗和基本公共卫生服务政策的实施。多年来，财政基本公共卫生补助不足和基本医疗的政策性减收，已造成不少社康中心处于亏损状态。

### 2. 信息化系统不完善，服务效率不高

深圳社康信息建设较早，但功能模块单一，网络带宽低，网速慢，信息系统未能跟上业务扩展的步伐，不少信息形成孤岛或无法在原有信息系统上得到及时填充，如家庭医生签约服务的数据就是一

例，家庭医生签约服务产生的服务数据无法统计，如哪些对象接受家庭医生签约服务？服务什么内容？多少次？这些服务数据不能自动通过家庭医生服务模块转录到医疗和公共卫生服务的模块中。信息系统不能满足数据综合管理和统计分析的要求。

### （五）居民认知度低，对家庭医生服务的接纳程度不高

居民对家庭医生签约服务了解不多或有较大的误解。很多居民认为大医院医生技术好且看病方便，社康中心医生技术水平差，或小病可自行到社康中心，大病到大医院，不需要家庭医生的签约服务。部分居民以为家庭医生就是私人医生或上门服务的医生，如果医生不上门服务就没有必要签约。

## 六 提升深圳家庭医生签约服务能力的建议

2015 年 9 月，国务院办公厅印发《关于推进分级诊疗制度建设的指导意见》（国办发〔2015〕70 号），明确提出要加快推进分级诊疗制度建设，形成科学有序就医格局，要以强基层为重点，完善分级诊疗服务体系，加强基层医疗卫生人才队伍建设，建立基层签约服务制度。到 2017 年，基层医疗卫生机构要达到三个目标：①基层医疗卫生机构诊疗量占总诊疗量比例≥65%；②每万名城市居民拥有 2 名以上全科医生，城市全科医生签约服务覆盖率≥30%；③居民两周患病首选基层医疗卫生机构的比例≥70%。

深圳在家庭医生签约服务方面较全国许多地区先行先试，经历 5 年多的实践，并初见成效，已初步建立相关工作制度、工作指南和考核办法，制定了家庭医生服务包。目前已开始进入快速发展的轨道，从注重数量到注重服务的质量。但与国内先进的北京和上海地区比较，深圳在服务内涵、服务机制、服务手段上仍有差距，与国家新政

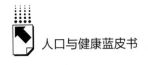

提出的目标要求仍有差距。深圳需要在人才培训、机制建设、服务标准制定等软硬件建设上加大力度，尽快提升家庭医生团队服务水平，使之在分级诊疗服务中发挥应有的作用。

### （一）加快家庭医生团队的人才队伍建设

制定人才培养和招聘计划，从资金、人员等方面加大对家庭医生团队各类人才的培训和培养力度，尤其是对全科医生的培训和培养力度，通过培养、培训、招聘和引进等多渠道充实家庭医生团队的人才队伍。2015 年，深圳市卫计委拟增加 600 名全科医师，以此力度力争用 3~5 年时间有效缓解深圳家庭医生团队人员匮乏的压力。但仍要注意维持全科医师高素质的要求，使之在分级诊疗体制下，承担起居民基本医疗和基本公共卫生服务的重任，真正成为居民健康的"守门人"。

### （二）建立家庭医生签约制有效运行的长效机制

#### 1. 建立财政对社康中心合理投入的机制

（1）建立合理的项目补助标准，项目经费及时到位。尽快提高基本公共卫生项目补贴的标准。《深圳市社区卫生服务经费研究报告》的结果显示，社康中心开展基本公共卫生项目（十三大项）经费补助需要 97.1 元/（人·年）。根据《深圳市区域卫生规划 2011—2020》的要求，并考虑当前深圳市财政状况，有关学者提出基本公共卫生项目补贴宜由每常住人口每年 40 元提高至 70 元。应落实社康中心基本医疗补助。各区财政应根据本区的实际情况，尽快落实《关于完善政府卫生投入政策的实施方案》（深财规〔2013〕7 号）中对社康中心基本医疗和政策性减收进行补贴的要求。增设家庭医生签约服务补助，体现家庭医生签约服务的劳动价值。

（2）加大财政对社康中心建设的力度。改善社康中心的服务环境，及时更换和添置社康工作所需的设备，包括家庭医生上门服务的智能化的医疗设备，以方便家庭医生为签约对象提供现场服务时获取的数据信息能直接自动录入并传输至社康中心的信息化系统中。

（3）建立家庭医生合理的薪酬和绩效分配制度。提高社康人员的待遇，缩小社康人员与其他医疗机构人员收入的差距。特别是在绩效工资分配上，要对全科医生倾斜，用待遇留人，以维护家庭医生团队的稳定性。

（4）开展社康基本医疗和基本公共卫生服务大数据的研究工作，制定服务成本和核定收费标准，为下一步开展预拨款的政府购买基本医疗和基本公共卫生服务做准备。

## 2. 建立家庭医生工作流程、服务项目实施标准和绩效考核制度

以基本医疗服务和基本公共卫生服务内容为依据，制定家庭医生开展每一项服务的工作流程，明晰流程各环节的相互关系。依照全科医学的理念，制定各项服务的标准和应具备的技能要求。建立公平的绩效考核方案，考核指标合理和具有实际意义，考核结果要及时反馈并与薪酬挂钩。

## 3. 建立规范的机构、人员认证和评审制度

随着国家政策的改变，基层医疗机构逐渐向社会开放，不同主体举办的基层医疗卫生机构及其相关人员将参与家庭医生签约服务。如何确认新的医疗卫生机构或人员具有准入资格或已运行医疗卫生机构或已执业的人员必须退出医疗卫生服务？这就需要针对医疗卫生机构和不同专业人员，建立对应的规范的、权威的认证标准与认证程序、评审标准与评审程序，并由第三方进行客观的认证和评审，政府卫生和计生行政部门负责做好监督管理工作。

## （三）完善家庭医生信息化系统，拓展和提升服务功能

信息化建设是实现家庭医生服务管理精细化、规范化的基础和有

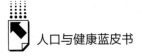

力支撑。要进一步建立和完善家庭医生服务信息平台，使之实现如下功能：①实时对接和自动记录家庭医生使用智能设备为签约居民提供基本医疗和基本公共卫生服务的信息，减少家庭医生重复录入数据的额外的无价值的工作负担；②提示家庭医生对签约服务对象进行跟踪服务，实现对签约居民的高效管理，提高家庭医生的工作效率，为卫计部门对家庭医生团队签约服务数量和质量的监管提供便利；③与其他医疗机构信息系统联网，实现资源共享；④对获取的信息进行过滤、归类和有效的统计分析，满足家庭医生团队开展签约服务情况分析以及科研的要求。

### （四）广泛宣传，提高居民对家庭医生服务的认知度和接纳度

政府运用各种媒介，加大对家庭医生服务的目的意义、对象、内容和方式的宣传，提高居民对家庭医生签约服务知晓率，鼓励居民尽快与家庭医生签约，从而获得便捷、连续、综合、有效的医疗卫生服务。

# B.4
# 深圳市流动人口基本公共卫生服务均等化研究

王金营　李庄园　董美媛　董钊睿　李佳黛　康宁　回曾岙　苏亚娟

**本部分要点:**

1. 目前,深圳市公共卫生投入占比较低,仅为 3.46%。为实现流动人口基本公共卫生服务均等化,应加大财政公共卫生投入。根据预测,到 2015 年,深圳市财政公共卫生支出人均水平至少要达到 1046.82 元。预测到 2020 年,深圳市流动人口将达到 1077.66 万人,市政府财政一般预算收入将达到 3042.09 亿元,政府平均仅需拿出财政一般预算收入的 4.36% 就能持续实现流动人口基本公共卫生服务均等化。

2. 深圳市为推进流动人口基本公共卫生服务均等化做出了很多尝试,取得了显著成果。2007 年,深圳开始为流动人口提供与户籍人口相同标准的"深圳市社区公共卫生服务包";2010 年起将基本公共卫生服务经费标准提高到 40 元/(人·年),免费为 15 岁以下儿童补种乙肝疫苗,免费为深圳农民工妇女在孕前和孕早期增补叶酸等;2013 年起对流动人口妇幼保健数据合并上报;社康中心的医护人员数量增多,每万常住居民配置 6~8 名医护人员。这些尝试为进一步实现流动人口基本公共卫生服务均等化打下了坚实基础。

3. 深圳市流动人口基本公共卫生服务均等化水平与国内先进城市仍有明显差距,其差距表现在公共医疗卫生资源的供给,以及流动人口基本公共卫生服务可及性、可获得性和利用率等方面。

4. 为实现流动人口基本公共卫生服务均等化，深圳市应推进以政府为主导的基本公共卫生服务社会化，完善财政基本公共卫生服务投入体系，正向优化基本公共卫生服务提供者的激励机制，加强对基本公共卫生服务均等化政策效果的评估，提升基本公共卫生服务中全科医学服务的专业品质，创新流动人口基本公共卫生服务内容和方式。只有这样，才能更好更快地实现深圳市流动人口基本公共卫生服务均等化。

# 一 引言

## （一）基本公共卫生服务及其均等化的内涵

"基本公共卫生服务"的概念源于世界卫生组织和联合国儿童基金会在1978年提出的"初级卫生保健"理念。根据这个理念，世界银行在《1993年世界发展报告》中对"基本公共卫生服务包"进行界定，正式确定了"基本公共卫生服务"的概念。随后世界卫生组织就"基本公共卫生"的功能和内涵进行研究，于1998年确定"基本公共卫生功能的框架"为：健康状况监测，传染性和非传染性疾病的预防、监测和控制，健康促进，公共卫生立法和管理，对弱势人群和高危人群的个人卫生服务，职业卫生，环境保护，特定公共卫生服务[①]。2004年，世界银行的调查研究报告指出公共卫生包括基本公共卫生服务和一般性公共卫生服务两大类。基本公共卫生服务的具体内容随着社会经济的发展而不断调整。中国现阶段的基本

---

① Bettcher D. W., Sapirie S., Goon E. H., "Essential Public Health Function: Results of the International Delphi Study", *World Health Statistics Quarterly. Rapport Trimestrial De Statistiques Sanitaires Mondiales*, 1998, 51（1）: 44 –54.

公共卫生服务项目包括：建立居民健康档案、健康教育、预防接种、儿童健康管理、孕产妇健康管理、老年人健康管理、慢性病患者健康管理、重性精神疾病患者管理、结核病患者健康管理、中医药健康管理、传染病和突发公共卫生事件报告和处理、卫生监督协管十二大类[1]。

基本公共卫生服务均等化是指政府按照公平公正的原则向社会群众提供大致均等的公共卫生和基本医疗卫生服务。这一新概念的核心是"均等化"，主要体现在机会均等和结果均等两方面。首先，享受基本公共卫生服务的权利和机会均等。无论社会地位、收入水平和居住地有何差异，所有公民均有享受基本公共卫生服务的权利和机会。其次，享受基本公共服务结果均等。所有公民享受基本公共卫生服务在数量和质量上均等。这种结果均等并不是平均化，获得完全一致的公共卫生服务，而是在承认差异的情况下，保障所有公民享有基本公共卫生服务，旨在使每位公民都能达到基本的生存标准，这是一种"底线均等"。闫凤茹认为基本公共卫生服务均等化的内涵可以从两个方面来界定。一是从保障公民健康权而言，获得和享受基本公共卫生服务的权利是相同的，如城乡相等、群体相等、区域相等；二是从服务内容而言，基本公共卫生服务均等化是与社会经济紧密联系的动态过程，其服务内容随着社会经济的发展而变化，同时也由居民的健康需要及政府财政承受能力而决定[2]。基本公共卫生服务既有面向全体的公共卫生服务，如建立居民健康档案，也有面向特定年龄、性别、人群的公共卫生服务，如预防接种、老年人保健、儿童与孕产妇保健等，体现了以人为本的理念。胡善联提出公共卫生服务均等化体

---

① 《2015 年国家基本公共卫生服务项目一览表》，http：//www.moh.gov.cn/jws/s3577/201506/61340494c00e4ae4 bca0ad8411a724a9.shtml。

② 闫凤茹、梁玉、梁维萍、郑建中：《我国基本公共卫生服务均等化的提出背景与内涵分析》，《卫生软科学》2012 年第 1 期。

现着卫生服务的公平性，其服务费用等方面应该由政府免费或主要由政府承担①。2009 年，国务院常务会议通过《关于深化医药卫生体制改革的意见》和《2009～2011 年深化医药卫生体制改革实施方案》，提出把基本医疗卫生制度作为公共产品向全民提供，建立覆盖城乡居民的基本医疗卫生制度，明确了至 2020 年实现公共卫生服务体系建设的长远目标，将促进基本公共卫生服务逐步均等化作为五项改革之一，标志着中国基本公共卫生服务均等化全面启动，实现基本公共卫生服务均等化成为中国卫生部门的重点工作之一。

### （二）研究现状及意义

#### 1. 国际上关于基本公共卫生服务均等化的研究

国际上，公共服务均等化的理念早已存在，但关于基本公共卫生服务均等化方面的研究却鲜有学者涉及。

（1）关于财政转移支付的研究。布坎南（Buchanan）基于效率与公平的原则，证明转移支付有利于缩小地区间的差异，财政均衡应强调横向均衡，使每一个处于平等地位的人都得到平等的财政支持②。约翰·格拉汉（John Graham）认为由于公共产品具有不可分割性并且不能完全根据受益原则提供，所以财政净收益会出现不均衡，这也将导致公共服务的非均等化，政府需要承担起责任，用转移支付手段进行调节③。

（2）关于基本公共卫生服务均等化可及性的研究。Martin Gulliford 等认为，如果卫生服务是可得的，并有足够的供给，然后存

① 胡善联：《新医改开了个好头》，《中国卫生》2010 年第 2 期。
② James M. Buchanan, "Federalism and Fiscal Equity", *American Economic Review*, 1950（40）4：583－599.
③ John Graham, "Economic Development of the Atlantic Provinces in a National Perspective", *Dalhousie Review*, 1963（4）：50－60.

在获得卫生服务的机会，那么人们可能对服务"有可及性"①。但在何种程度上人们能够"获得可及性"，还取决于如何解决经济、组织的和社会或文化上的服务利用的障碍。

**2. 中国关于基本公共卫生服务均等化的研究**

中国关于基本公共卫生服务均等化的研究起步较晚，但是随着新医改方案的出台，基本公共卫生服务均等化被纳为中国医疗改革的执行内容。医改明确从建立全国统一的居民健康档案、增加公共卫生服务项目、提高经费标准和充分发挥中医药作用四个方面着手促进基本公共卫生服务逐步均等化。国内对相关内容的研究持续升温，在基本公共卫生服务均等化的内涵、发展逻辑、测量评价、财政转移支付、市场化供给等方面取得了有价值的研究成果。

（1）关于内涵的研究。国内学者对基本公共卫生服务的界定大致分为两方面：公共卫生服务和基本医疗服务。吴三通的观点具有代表性，他认为依据中国所处的发展阶段，政府应利用可支配的公共资源，满足全体公民最集中、最迫切和最低水平的公共需求②。国内学者从多种角度出发对基本公共卫生服务均等化的内涵进行了界定。冯显威从保障公民健康权益和服务内容的角度出发，认为基本公共卫生服务是由公民的需求和政府的财政承担能力所决定，并且公民享受基本公共卫生服务的权利是相同的③。罗鸣令、储德银从公共支出的角度出发，认为基本公共医疗卫生服务均等化是指按照公平公正的原则，向公民提供大致均等的如疾病预防控制、妇幼

---

① Martin Gulliford, "What does 'Access to Health Care' Mean?" *Journal of Health Services Research & Policy*, 2002, 7（3）: 186 - 188.
② 吴三通：《基本公共服务均等化：简要评估及制度建议——基于财政支出的视角》，《湖南社会主义学院学报》2009 年第 2 期。
③ 冯显威：《促进基本公共卫生服务逐步均等化政策分析》，《医学与社会》2009 年第 7 期。

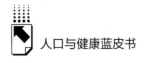
保健、卫生监督等卫生服务[1]。

（2）关于测量评价的研究。胡善联、刘宝等依托卫生系统概念框架，基于筹资、服务资源、服务提供及服务结果的结构，设计了基本公共卫生服务均等化评价指标体系[2]。练惠敏、胡正路等从筹资、资源配置、服务提供与利用及健康结果四方面对广州市基本公共卫生服务均等化指标体系进行了设计[3]。于勇等采用专家评分法对各指标的重要性进行打分，并建立了公共卫生服务均等化评价指标体系[4]。

（3）关于转移支付的研究。学者对通过政府财政转移支付实现基本公共卫生服务均等化这一观点基本达成共识，但对转移支付模式存在分歧。乔俊峰等提倡实行纵横结合的转移支付模式，以弥补财政困难[5]。罗鸣令、储德银[6]、沈楠[7]等认为，应加强对医疗卫生的支出，同时通过加强一般性转移支付来提高财力薄弱地区基层财政的保障能力。陈珉惺等运用针对项目运作的理论流程，并结合现实需要，对实现路径要素和程序进行设计，构建了具有共性的实现路径[8]。

（4）关于市场化供给的研究。政府并非是公共服务的唯一供给主体，市场化机制的引入大大提高了服务供给的质量和效率。肖文

① 罗鸣令、储德银：《基本公共医疗卫生服务均等化的约束条件与公共财政支出》，《当代经济管理》2009 年第 8 期。
② 胡善联、刘宝等：《我国公共卫生服务均等化的实证研究：重庆市公共卫生服务券的分析与评价》，《中国卫生政策研究》2009 年第 6 期。
③ 练惠敏、胡正路：《广州市基本公共卫生服务均等化评价指标体系的建立》，《中国卫生事业管理》2012 年第 1 期。
④ 于勇、陶立坚、杨土保：《基本公共卫生服务均等化评价指标体系的构建》，《中南大学学报》（医学版）2014 年第 5 期。
⑤ 乔俊峰：《公共卫生服务均等化与政府责任：基于中国分权化改革的思考》，《中国卫生经济》2009 年第 7 期。
⑥ 罗鸣令、储德银：《基本公共医疗卫生服务均等化的约束条件与公共财政支出》，《当代经济管理》2009 年第 8 期。
⑦ 沈楠：《从均等化角度探析公共卫生支出结构问题》，《社会与政治》2008 年第 1 期。
⑧ 陈珉惺、吕军、张引：《基本公共卫生服务均等化项目准入的意向分析》，《中国初级卫生保健》2014 年第 2 期。

涛、唐国清认为，公共服务范围引入市场化机制，是为了让市场提供公共服务，由政府出资购买进行管理分配，而不是让政府放弃对公共服务的管理①。赵红等认为市场机制的引入将大大提高公共卫生服务的效率，使社会资源实现高度整合，满足民众的公共卫生需求②。

国内基本公共卫生服务均等化的研究框架已基本形成，但对于不同社会阶层间尤其对流动人口的公共卫生服务问题研究不足。现阶段关于基本公共卫生服务出现不均等现象的原因探讨较多，针对其均等化具体方法的研究仍有欠缺，需要探索出一条切实可行的政策思路。

### 3. 研究意义

本研究立足于深圳市流动人口基本公共卫生服务均等化视角展开研究，目的是促进深圳市基本公共卫生服务健康发展，为有关政策的制定提出参考依据，具有较大的理论价值和实践意义。深圳市落实"预防为主，防治结合"的公共卫生观念，积极开展公共卫生服务。但是，在均等化新视角下，不同社会阶层间基本公共卫生服务能力的差距逐渐被暴露出来，目前针对流动人口的不均等现象的研究并不深入。因此，开展新视角下的研究对深圳市实现流动人口基本公共卫生服务均等化具有一定的实践意义。基本公共卫生服务均等化是一个较新的问题，其研究空间还很大。对深圳市流动人口这类特殊群体的研究弥补了群体性不均等研究不足的问题，有利于推动理论研究的深入。

## （三）流动人口基本公共卫生服务与社会经济发展的相互关系

公共卫生与人的健康密切相关。疾病控制预防机构、医院、基层

---

① 肖文涛、唐国清：《基本公共服务均等化：共享改革发展成果的关键》，《科学社会主义》2008 年第 5 期。
② 赵红、王小合、高建民、李瑞：《基本公共卫生服务均等化研究综述》，《中国卫生事业管理》2010 年第 11 期。

卫生机构向全体居民提供健康教育、卫生防疫、监督检测等服务，以此来提高人们的健康水平，改善公共卫生环境。而健康于社会经济发展来说是不可或缺的，世界银行利用全球数据推算得出，30%～40%亚洲经济成果是由健康人群创造的。公共卫生通过影响人的健康与社会经济密切联系在一起，社会经济的变化同样也影响着公共卫生事业的发展，两者间相互促进、相互制约。我们必须辩证地看待公共卫生服务与社会经济发展之间的关系。

### 1. 社会经济发展是促进公共卫生服务的前提条件

一个国家的公共卫生服务水平与当地的社会经济发展水平有关。社会经济发展为公共卫生服务提供物质基础和技术支持，公共卫生服务的发展在很大程度上依赖于社会经济发展水平。这主要体现在三个方面：一是卫生政策因社会变革发生变化；二是提供卫生技术；三是增加卫生投入。

首先，随着社会经济的发展，人们的物质文化水平得到不断提高，对健康的需求发生了变化。世界各国通过推行各种卫生政策，来提高卫生服务的可及性。世界卫生组织在1978年提出开展初级卫生保健的建议策略，给各国确定卫生政策提供指导。中国实现了由计划经济向市场经济的转变，那么为了实现"人人享有初级卫生保健"的社会目标，卫生体制也在不断调整：在农村建立新型农村合作医疗制度；乡镇卫生院由财政拨款；通过三种形式进行乡镇卫生院体制改革：一是公办委托经营，二是公私合伙股份制经营，三是政府办公共卫生，民办医疗保健；将企业的劳保医疗制度、国家机关和行政事业单位的公费医疗制度改成社会医疗保险制度[①]。这一系列的卫生改革政策使中国公共卫生的经费来源、资源配置和卫生机构不再单一，能

---

① 杜乐勋：《宏观经济与卫生发展之间的良性和恶性循环——20年卫生政策研究和实践的回顾》，《中国卫生经济》2007年第6期。

更好地满足人们对公共卫生服务的需求。

其次，公共卫生服务技术水平与社会经济发展和科技水平有着密切关系。社会经济的发展带动着化学、生物等学科的快速前进，大量的科学技术成果应用到卫生医疗中。诊断技术、治疗措施、疾病监测、疫苗研制等公共卫生服务技术发生了翻天覆地的变化[1]。例如疫苗接种，传染性强和死亡率极高的天花病毒在牛痘疫苗出现后便被彻底消灭，200年间的疫苗经历了第一代的传统疫苗、第二代的基因疫苗及第三代的核酸疫苗，大大降低了传染性疾病的发病率。

再次，现阶段社会普遍存在人口老龄化问题。老年人随着年龄的增大，身体机能逐渐衰弱，患病的概率增加，患病人数大量上升。这方面治疗费用的增加将直接导致卫生费用增加。同时，医疗设备和卫生技术的价格上涨导致卫生费用也相应地增加。中国的卫生总费用从1978年的110.21亿元增至2013年的31668.95亿元，占GDP的比例从3.02%增至5.56%[2]。

**2. 流动人口基本公共卫生服务事业发展是促进社会经济发展的重要因素**

卫生医疗是整个社会体系的重要组成部分，流动人口基本公共卫生服务发展更是影响着社会经济的多个方面。

第一，提高人力资本水平。健康水平影响人力资本的水平，从而影响社会发展。在人口流动日益频繁的今天，基本公共卫生服务对增进流动人口健康水平、提高生活质量发挥着直接作用，也为人力资本提供了健康基础。中国各时期的卫生方针政策均围绕提高人们健康水平而展开，卫生保健从医院深入社会生活的各个领域，已成为人们日常生活的重要组成部分。通过大规模地开展爱国卫生运动、计划免

---

[1] 李立明：《社会经济发展与公共卫生事业发展的互动作用》，《中国公共卫生》2002年第1期。

[2] 卫生总费用和GDP数据均来自中华人民共和国国家统计局网站。

疫、妇幼保健服务，使传染病得到有效控制，妇女儿童的健康获得基本保障，婴儿死亡率、孕产妇死亡率出现明显下降，婴儿死亡率由1991年的50.20‰降至2013年的9.50‰，孕产妇死亡率由1991年的8.00‰降至2013年的2.32‰，2010年居民的预期寿命达到74.83岁，较1990年提高了6.28岁[①]。中国整体健康状况已处于较高水平。

第二，有利于维护社会稳定。人类的历史可以说是一部与疾病做斗争的历史，我们从中可以看到基本公共卫生在维系社会稳定中起到的基础作用。公共卫生工作就是通过对疾病等问题的预防控制，确保社会稳定及国家安全，创造健康环境，促进人民健康。在流动人口中普及公共卫生常识，开展公共卫生服务，推行基本公共卫生服务均等化是保障人们健康、稳定社会秩序的重要保证，对中国经济发展是非常有利的。

第三，提高经济效益。健康是人力资本的基础，良好的健康状况可以提高人自身的劳动力，从而促进经济的增长。基本公共卫生服务保证人们的健康水平，只有健康的身体才能有更长的实践、更充沛的体力脑力去工作，为社会创造物质财富。另外，公共卫生服务可延长寿命，减少死亡和疾病带来的经济损失。随着健康意识的加强，越来越多的人已从"患病求医"向"健康管理"理念转变。按国际通行的卫生经济学计算方法，健康管理投入1元，可节省后期医疗费用9元[②]。这样的健康意识有必要向越来越多的流动人口普及。因此，基本公共卫生服务均等化可以带来经济效益，对经济发展起到积极的作用。当然，基本公共卫生服务也会对社会经济的发展起到一定的阻碍作用。

综上所述，社会经济发展改善了人们健康状况，为公共卫生提供财力和技术支撑；而公共卫生通过改善健康促进社会经济发展，但

---

① 婴儿死亡率、孕产妇死亡率、预期寿命均来自中华人民共和国国家统计局网站。
② 《市民健康管理意识增强》，http://news.ifeng.com/gundong/detail_2013_02/20/22311316_0.shtml。

是，人口的健康问题会加大经济损失，对经济发展也会有一定的阻碍。两者之间存在辩证的关系，我们认清这一点，就能从根本上把握公共卫生服务和社会经济发展的互动关系。

# 二 深圳人口与经济发展趋势

基本公共卫生服务的发展有赖于地区经济社会的发展，特别是深圳市这样流动人口集中的快速发展城市，人口和经济的发展都深刻地影响着其基本公共卫生服务的发展。因此，要分析深圳市流动人口基本公共卫生服务，有必要对深圳市人口与经济发展的趋势进行把握，从而在这样的背景下，更好地把握流动人口基本公共卫生服务均等化推进过程中基本公共卫生服务与经济发展的互动关系。

## （一）深圳市人口的基本现状

改革开放以来，深圳作为中国改革开放的代表性城市，经济社会高速发展，医疗卫生状况也得到全面改善。与此同时，深圳的人口状况也发生了巨大改变，形成了一种"倒挂式"的人口结构。一方面，深圳的高速发展吸引了大量的流动人口流入，使得其常住人口数量急剧增长；另一方面，深圳人口具有很强的流动性和不稳定性，在人口结构和空间分布上变动较快。这也就对深圳的基本公共卫生服务提出了挑战。深圳必须准确把握人口发展特点，制定合理可行的方针政策，从而使基本公共卫生服务适应人口的快速变化，解决供需方面存在的矛盾。

### 1. 2000 年以来深圳市人口规模

2000 年第五次全国人口普查以来，深圳市常住人口迅速增长。统计年鉴数据显示，深圳市常住人口从 2000 年的 701.24 万人增加到 2013 年的 1062.87 万人，年均增长 27.85 万人。深圳市下辖 6 个行政区，其中福田区人口密度最大。2013 年，福田区人口密度达 17031 人/

平方公里，罗湖区紧随其后为 11956 人/平方公里，远高于宝安区的 6787 人/平方公里、南山区的 6033 人/平方公里（详见表 4 - 1）。户籍人口在各区的分布相对来说较为均衡，最多的是福田区与南山区，分布最少的区则是盐田区。流动人口则主要聚集于龙岗和宝安两区。

表 4 - 1　2013 年深圳市及各区人口及人口密度情况

单位：万人，人/平方公里

| 地　　区 | 年末常住人口 | 户籍人口 | 流动人口 | 人口密度 |
|---|---|---|---|---|
| 福 田 区 | 133.95 | 78.32 | 55.63 | 17031 |
| 罗 湖 区 | 94.15 | 53.84 | 40.31 | 11956 |
| 盐 田 区 | 21.39 | 5.50 | 15.89 | 2866 |
| 南 山 区 | 111.91 | 67.17 | 44.74 | 6033 |
| 宝 安 区 | 270.38 | 37.99 | 232.39 | 6787 |
| 龙 岗 区 | 194.47 | 39.17 | 155.30 | 5015 |
| 光明新区 | 49.63 | 5.96 | 43.67 | 3193 |
| 坪山新区 | 31.96 | 4.07 | 27.89 | 1914 |
| 龙华新区 | 141.85 | 14.34 | 127.51 | 8079 |
| 大鹏新区 | 13.18 | 4.10 | 9.08 | 447 |
| 全　　市 | 1062.87 | 310.46 | 752.41 | 5323 |

### 2. 深圳市常住人口的年龄结构、受教育程度

常住人口数量的变化会影响深圳市的人口年龄结构。根据深圳市 2014 年统计年鉴数据及 2000 年和 2010 年人口普查数据资料，可以对深圳市常住人口年龄结构进行分析。

深圳市的年龄结构属于成年型，还处于旺盛的"人口红利"期。2010 年第六次全国人口普查数据显示，深圳市常住人口中，0～14 岁人口为 1011.88 万人，占总人口的 52.0%；15～64 岁人口为 915.64 万人，占总人口的 47.1%；65 岁及以上人口为 18.28 万人，占总人口的 9.4%。与 2000 年第五次全国人口普查数据相比，0～14 岁人口的比重上升 1.34 个百分点，15～64 岁人口的比重下降 1.99 个百分

点，65 岁及以上人口的比重上升 0.65 个百分点。从流动人口方面来看，深圳市是一个移民城市，对流动人口的年龄具有较强选择性，流入的人口通常以青壮年劳动力为主。相较于 2000 年第五次人口普查数据来看，15 ~ 34 岁的流动人口所占百分比有所下降，而 35 岁以上人口所占百分比有所上涨。

2010 年第六次全国人口普查数据显示，深圳市常住人口中，具有大专以上文化程度的人口为 177.90 万人，具有高中（含中专）文化程度的人口为 248.23 万人，具有初中文化程度的人口为 456.27 万人。同 2000 年第五次全国人口普查相比，每 10 万人中具有大学文化程度的人数由 8060 人上升为 17175 人，具有高中文化程度的人数由 22338 人上升为 23965 人，具有初中文化程度的人数由 52170 人下降为 44050 人。相较于 2000 年第五次全国人口普查数据，深圳市有大学文化程度的人数增加了 121.41 万人，平均每年增加 12 万人；每 10 万人中具有大学文化程度的人数增加了 9115 人，增长了 1.1 倍。这说明深圳市人口文化程度有了较大的提高，实施吸引人才的战略取得了较大成效。但与 2010 年第六次全国人口普查得到的北京市、上海市数据相比，还是有较大差距（每 10 万人中具有大学文化程度的人数，北京市 31499 人，上海市 21952 人）。

### 3. 深圳市流动人口发展趋势

随着经济的发展，流动人口大量出现。改革开放以来，流动人口的队伍日益庞大。深圳作为沿海发达城市，流动人口规模庞大。深圳市历年统计年鉴数据显示，自 2000 年以来，深圳市非户籍人口占比一直维持在 70% 以上，虽然受经济等各方面影响在数量上有所波动减少，但是占总人口比重方面则持续维持在较高水平（如表 4 - 2 所示）。

从深圳市各区的流动人口具体情况来看，2010 ~ 2014 年深圳市流动人口呈负增长状态。2010 年深圳市流动人口数量为 786.17 万人，至 2013 年则减少到 752.42 万人（见表 4 - 3）。2010 ~ 2013 年，

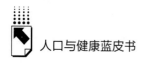 

表4-2  2000~2014年深圳市户籍人口与流动人口规模

单位：万人，%

| 年份 | 年末常住人口 | 户籍人口 | 流动人口 | 流动人口占常住人口比重 |
|---|---|---|---|---|
| 2000 | 701.24 | 124.92 | 576.32 | 82.19 |
| 2001 | 724.57 | 132.04 | 592.53 | 81.78 |
| 2002 | 746.62 | 139.45 | 607.17 | 81.32 |
| 2003 | 778.27 | 150.93 | 627.34 | 80.61 |
| 2004 | 800.80 | 165.13 | 635.67 | 79.38 |
| 2005 | 827.75 | 181.93 | 645.82 | 78.02 |
| 2006 | 871.10 | 196.83 | 674.27 | 77.40 |
| 2007 | 912.37 | 212.38 | 699.99 | 76.72 |
| 2008 | 954.28 | 228.07 | 726.21 | 76.10 |
| 2009 | 995.01 | 241.45 | 753.56 | 75.73 |
| 2010 | 1037.20 | 251.03 | 786.17 | 75.80 |
| 2011 | 1046.75 | 267.90 | 778.85 | 74.41 |
| 2012 | 1054.75 | 287.62 | 767.13 | 72.73 |
| 2013 | 1062.89 | 310.47 | 752.42 | 70.79 |
| 2014 | 1077.89 | 332.21 | 745.68 | 69.18 |

资料来源：《深圳统计年鉴（2014）》和《2014年深圳市国民经济与社会发展统计公报》。

深圳市流动人口年均增长速度逐渐降低。2010年和2011年的宝安区是包含了龙华新区的流动人口的，而龙岗区是包含了大鹏新区流动人口的，所以这两年的龙华新区和大鹏新区并没有单独做出统计。由表4-3可知，新宝安区和新龙岗区一直都是流动人口分布最密集的地区，到2013年，新宝安区的流动人口达到了232.39万人，新龙岗区的流动人口数为155.29万人，紧追其后的是龙华新区，流动人口数达到了127.51万人。可以看出，深圳市流动人口在空间分布上有较大的变化。

表4-3 2010~2014年深圳市各区流动人口情况

单位：万人

| | 2010年 | 2011年 | 2012年 | 2013年 | 2014年 |
|---|---|---|---|---|---|
| 福田区 | 70.64 | 65.82 | 60.03 | 55.63 | 52.36 |
| 罗湖区 | 47.09 | 45.14 | 43.02 | 40.31 | 39.46 |
| 盐田区 | 16.40 | 16.39 | 16.21 | 15.89 | 15.78 |
| 南山区 | 61.33 | 55.07 | 49.25 | 44.74 | 42.56 |
| 新宝安区 | 356.93 | 359.97 | 233.49 | 232.39 | 231.52 |
| 光明新区 | 42.70 | 43.04 | 43.45 | 43.67 | 44.25 |
| 龙华新区 | — | — | 127.79 | 127.51 | 126.95 |
| 新龙岗区 | 163.77 | 165.85 | 157.07 | 155.29 | 155.03 |
| 坪山新区 | 27.32 | 27.55 | 27.79 | 27.89 | 28.72 |
| 大鹏新区 | — | — | 9.04 | 9.08 | 9.06 |
| 全 市 | 786.17 | 778.75 | 767.13 | 752.42 | 745.68 |

从深圳市的流动人口年龄结构方面来看，深圳市的流动人口多以青壮年劳动力为主。2005年全国1%人口抽样调查数据显示，20~30岁人口占总流动人口的比例超过40%，到2010年第六次全国人口普查时，深圳市流动人口的年龄结构已经呈现出逐渐老化的趋势。此外，从流动人口性别结构看，2010年"六普"时，深圳市女性流动人口数量不再多于男性流动人口数量，常住人口性别比（以女性为100，男性对女性的比率）为118.34，同2000年"五普"的97.74对比，10年间人口性别比上升了20.6。深圳市流动人口性别结构的改变与产业结构调整密切相关，产业结构的调整带来了对不同性别人口的需求变化。

纵观深圳市流动人口历年的发展趋势，可以发现：第一，流动人口就业条件差，容易遭受职业病的危害。流动人口整体受教育程度较低，主要在第二、三产业的生产第一线就业，从事有毒、有害工作，几乎包揽了城市中最苦最累的工作。第二，流动人口居住条

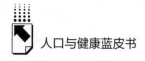

件简陋且集中，卫生条件差，容易导致传染性疾病的发生。第三，流动人口缺乏基本的医疗保障和公共卫生保健意识。这不仅严重威胁了流动人口自身的生命健康，也给城市的公共卫生工作带来了很大的挑战。

### （二）深圳市经济发展

深圳市是中国经济发达城市的代表，依靠高新技术、物流、金融、文化等支柱产业，通过发展新技术、新科技的战略新兴产业，使得城市经济发展不断攀升，实现了国民经济稳步健康发展，较好地实现了经济发展预期目标。深圳的经济总量位居全国大中城市第四位，1979 年人均 GDP 仅为 606 元，到 2013 年达到 136947 元。

#### 1. 经济规模与增长

如表 4 - 4 所示，2014 年，深圳市生产总值（GDP）达 16001.98 亿元，按可比价计算比上年增长 8.8%。从总量看，经济规模持续扩大，继续居于内地大中城市第四位；从增速看，经济增速逐季提高，一季度、上半年、前三季度、全年的增速分别为 7.3%、8.0%、8.5%、8.8%，全年增速比全国和全省分别高 1.4 个和 1.0 个百分点；分产业看，第一产业增加值 5.29 亿元，比 2013 年同期下降 19.4%；第二产业增加值 6823.05 亿元，比 2013 年同期增长 7.7%，第三产业增加值 9173.64 亿元，比 2013 年同期增长 9.8%[1]。第一产业增加值占全市生产总值的比重不到 0.1%；第二和第三产业增加值占全市生产总值的比重分别为 42.6% 和 57.3%。人均生产总值 149497 元，增长 7.7%，按 2014 年平均汇率折算为 24337 美元[2]。

---

① 《深圳 GDP 突破 1.6 万亿》，http：//www. sznews. com/news/content/2015 - 02/05/content_ 11162628. htm。

② 《2014 年深圳市国民经济和社会发展统计公报》，http：//news. sznews. com/content/2015 - 02/26/content_ 11224926. htm。

表4－4　2014年深圳市及各区分产业生产总值

单位：亿元，%

| 地　　区 | 地区生产总值 | | 第一产业 | | 第二产业 | | 第三产业 | |
|---|---|---|---|---|---|---|---|---|
| | 绝对值 | 增长率 | 绝对值 | 增长率 | 绝对值 | 增长率 | 绝对值 | 增长率 |
| 福　田　区 | 2958.85 | 8.90 | 1.33 | 75.00 | 20.38 | 5.20 | 2756.14 | 9.20 |
| 罗　湖　区 | 1625.34 | 8.00 | 0.12 | －11.60 | 126.68 | 3.80 | 1498.54 | 8.30 |
| 盐　田　区 | 450.23 | 8.90 | 0.03 | －25.60 | 81.28 | 0.70 | 368.92 | 11.00 |
| 南　山　区 | 3464.09 | 9.00 | 0.93 | 4.50 | 1958.01 | 8.30 | 1505.15 | 9.90 |
| 新宝安区 | 2368.41 | 9.60 | 0.45 | －22.60 | 1203.77 | 9.30 | 1164.19 | 9.90 |
| 光明新区 | 632.77 | 11.00 | 0.75 | －22.50 | 432.22 | 11.50 | 199.8 | 9.60 |
| 龙华新区 | 1497.8 | 8.00 | 0.28 | －22.70 | 916.98 | 6.00 | 580.54 | 11.20 |
| 新龙岗区 | 2321.25 | 9.00 | 0.38 | －12.00 | 1453.13 | 10.50 | 867.73 | 7.40 |
| 坪山新区 | 423.99 | 10.00 | 0.57 | －11.90 | 288.46 | 9.90 | 134.96 | 10.30 |
| 大鹏新区 | 259.25 | 3.70 | 0.44 | －12.10 | 161.13 | 1.00 | 97.68 | 8.90 |
| 全　　市 | 16001.98 | 8.80 | 5.29 | －19.40 | 6823.05 | 7.70 | 9173.64 | 9.80 |

### 2. 居民收入与消费

根据深圳居民家庭抽样调查资料显示，2014年深圳居民人均可支配收入40948元，名义增长9.0%，扣除价格因素影响，实际增长6.9%。居民人均消费支出28853元，名义增长10.1%，扣除价格因素影响，实际增长8.0%。恩格尔系数为33.1%[①]。

## 三　深圳流动人口与基本公共卫生服务现状

基本公共卫生服务均等化的含义就是保证全体城乡居民，不分地域、民族、性别、职业等都能够免费或者只需少量付费就可获得安

---

① 《2014年深圳市国民经济和社会发展统计公报》，http：//news.sznews.com/content/2015 - 02/26/content_ 11224926. htm。

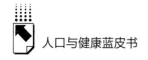

全、有效、方便的基本公共卫生服务①。为了保证城市的经济与社会稳定发展，我们必须正视流动人口的基本公共卫生服务工作，切实保证基本公共卫生服务的均等化不能只局限于户籍人口的均等化，还要将其延伸到流动人口。

### （一）深圳市基本公共卫生服务制度变革

国家政策方面，从《国民经济和社会发展"十一五"规划纲要》到《十六届六中全会决定》，在谈到推进财政体制和制度建设时提出要逐步推进和实现基本公共服务均等化。2007年，党的十七大又对此加以强调。2008年，十七届三中全会进一步指出到2020年"城乡基本公共服务均等化明显推进"。2009年，政府工作报告提出从2009年开始"促进基本公共卫生服务逐步均等化"。同年4月，新的医改方案提出了"促进基本公共卫生服务逐步均等化"的政策目标。2011年，国务院出台了11项基本公共卫生服务均等化项目，包括城乡居民健康档案管理、健康教育、预防接种、0~6岁儿童健康管理、孕产妇健康管理、老年人健康管理、高血压患者健康管理、2型糖尿病患者健康管理、重性精神疾病患者管理、传染病及突发公共卫生事件报告和处理服务、卫生监督协管服务②。中国基本公共卫生服务项目逐渐完善。除此之外，国家还增补了6项重大公共卫生服务项目，包括：①15岁以下人群补种乙肝疫苗项目，用3年时间对全国范围内1994~2001年出生的未免疫人群实施乙肝疫苗接种，进一步降低该人群乙肝病毒感染率和乙肝表面抗原携带率；②农村妇女乳腺癌、宫颈癌检查项目，对农村妇女开展宫颈癌、乳腺癌检查，提高农村妇

---

① 张雅德、刘颖、何建凡、卢紫燕、邓辉萍、张红莉：《深圳市公共卫生服务概况、影响因素分析及应对策略》，载《2010广东省预防医学会学术年会资料汇编》。

② 《国家基本公共卫生服务规范》（2011年版），http://www.360doc.com/content/13/0116/15/11473812_260529930.shtml。

女"两癌"早诊早治率，降低死亡率；③增补叶酸预防神经管缺陷项目，对全国农村妇女孕前和孕早期进行免费补服叶酸，降低中国神经管缺陷等发生率，提高出生人口素质；④实施"百万贫困白内障患者复明工程"，利用3年时间，对目前全国现有和当年新发的贫困白内障患者进行复明手术，力争使每例符合手术条件的贫困白内障患者得到及时的手术治疗；⑤在贵州、云南等六省实施消除燃煤型氟中毒危害项目，扩大氟病区的改炉改灶覆盖范围；⑥实施农村改水改厕项目，为农户进行无害化厕所建设，改善农村环境卫生。

深圳市作为沿海经济发达城市，又是国家改革开放的代表性城市，在公共卫生服务方面，不仅全面落实了国家规定的10大类41项基本公共卫生服务项目和4项重大公共卫生服务项目（为目标人群提供乙肝疫苗、宫颈癌和乳腺癌筛查、育龄妇女孕前和孕早期补服叶酸、白内障患者复明术），还根据全市经济社会发展状况、面临的主要公共卫生问题以及干预措施效果等因素综合考虑，积极为流动人口提供具有深圳市特色的基本公共卫生服务。例如，深圳市从1993年开始制定了全人口结核病控制策略，在全国率先将流动人口肺结核患者纳入项目管理[①]；2002年又在全国率先启动预防与控制艾滋病、梅毒、病毒性肝炎母婴传播项目，将流动人口纳入服务范围；2013年又新增一项公共卫生服务项目，即以免费婚前及孕前优生健康检查工作为核心的优生惠民工程。

在2010年的全国卫生工作会议上，陈竺部长提出要把基本公共卫生服务延伸到流动人口，使流动人口与户籍人口一样获得妇幼保健、疾病防治等基本公共卫生服务[②]。国家卫计委确定了全国40个城市（区）开展流动人口基本公共卫生服务均等化试点工作，深圳

---

① 《深圳：公共卫生服务公平提供给每个居民》，http：//sztqb.sznews.com/html/2014 - 01/23/content_ 2762921.htm。

② http：//news.xinhuanet.com/society/2010 - 01/05/content_ 12759633.htm。

位列其中。也就是说，在深圳，流动人口和户籍人口一样享受政府提供的卫生和计生公共卫生服务。深圳市以"同等服务、同等标准、同等保障、同等考核"四个"同等"，向流动人口提供和户籍人口一样的基本公共卫生服务。这些服务包括：居民健康档案、健康教育、预防接种、传染病防治、儿童保健、孕产妇保健、老年人保健、慢性病管理、重性精神疾病管理、卫生监督协管、中医药健康管理等11项国家基本公共卫生服务项目，以及结核病防治、麻风病防治、艾滋病防治、降低孕产妇死亡率和消除新生儿破伤风、艾滋病梅毒乙肝母婴干预项目等深圳市公共卫生项目。市卫计委表示，深圳成为试点城市后，将按照国家试点方案要求，遵循"保障基本、循序渐进、均衡发展、规范管理"的原则，以目前开展的基本公共卫生服务工作为基础，重点为流动人口提供健康教育、妇女儿童保健、计划免疫、计划生育、传染病防治等基本公共服务①（详见表4-5）。

表4-5　深圳市流动人口基本公共卫生服务主要内容

| | 项目名称 | 项目内容 |
|---|---|---|
| 基本公共卫生服务项目 | 居民健康档案 | 为辖区常住人口建立统一、规范的居民健康档案 |
| | 健康教育 | 向城乡居民提供健康教育宣传信息和健康教育咨询服务 |
| | 预防接种 | 为适龄儿童接种乙肝、卡介苗、脊灰、百白破、白破、麻疹、麻风、麻腮、麻腮风、甲肝、乙脑、A群流脑和A+C群流脑等国家免疫规划疫苗 |
| | 传染病防治 | 及时发现、登记并报告辖区内的传染病病例和疑似病例，开展传染病防治知识宣传和咨询服务 |
| | 儿童保健 | 为0~36个月婴儿建立儿童保健手册，开展新生儿访视及儿童保健系统管理 |

① http：//sztqb. sznews. com/html/2014 - 01/22/content_ 2761550. htm.

| | 项目名称 | 项目内容 |
|---|---|---|
| 基本公共卫生服务项目 | 孕产妇保健 | 为孕产妇开展至少 5 次孕期保健服务和 2 次产后访视 |
| | 老年人保健 | 对辖区 65 岁以上老年人进行健康指导服务 |
| | 慢性病管理 | 对高血压、糖尿病等慢性病高危人群进行指导,对确诊高血压和糖尿病患者进行登记管理,定期进行随访 |
| | 重性精神疾病管理 | 在专业机构指导下,对在家居住且病情稳定的重性精神疾病患者进行定期随访和康复指导 |
| | 卫生监督协管 | 为辖区内居民提供食品安全信息报告、职业卫生咨询指导、饮用水卫生安全巡查、学校卫生服务、非法行医和非法采供血信息报告 |
| | 中医药健康管理 | 为辖区内 65 岁以上老年人及 0 ~ 36 个月儿童提供中医药健康管理服务 |
| 重大公共卫生服务项目 | 15 岁以下人群补种乙肝疫苗 | 用 3 年时间对全国范围内 1994 ~ 2001 年出生的未免疫人群实施乙肝疫苗接种,进一步降低该人群乙肝病毒感染率和乙肝表面抗原携带率 |
| | 农村妇女宫颈癌、乳腺癌筛查 | 对农村妇女开展宫颈癌、乳腺癌检查,提高农村妇女"两癌"早诊早治率,降低死亡率 |
| | 增补叶酸预防神经管缺陷项目 | 对全国农村妇女孕前和孕早期进行免费补服叶酸,降低中国神经管缺陷等发生率,提高出生人口素质 |
| | 百万贫困白内障患者复明工程 | 利用 3 年时间,对目前全国现有和当年新发的贫困白内障患者进行复明手术,力争使每例符合手术条件的贫困白内障患者得到及时的手术治疗 |
| 深圳特色基本公共卫生服务项目 | 结核病防治 | 在全市范围内全面推广使用抗结核病固定剂量复合制剂,落实第五轮全球基金流动人口结核病防治项目和耐多药结核病防治项目 |
| | 麻风病防治 | |
| | 艾滋病防治 | |
| | 艾滋病梅毒乙肝母婴干预 | |
| | 免费婚前及孕前优生健康检查 | |

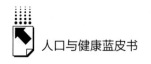

### （二）深圳市流动人口健康问题与基本公共卫生服务现状

#### 1. 深圳市流动人口健康问题

从流动人口群体的特殊性来看，他们的基本公共卫生问题主要存在于以下几个方面。

（1）传染病问题。流动人口是传染病暴发流行的高危人群，既是传染病的主要传播者，也是受害者[①]。一方面，他们的工作及居住环境卫生条件较差且人群聚集；另一方面，不少流动人口从事饮食、娱乐等服务行业，一旦他们患上各类传染性疾病，极易导致疫情扩散或传染病暴发。目前，流动人口的疾病谱仍以传染性疾病和感染性疾病为主，而深圳地处沿海，其炎热与潮湿的气候特点更是容易导致细菌滋生，引起消化道疾病。另外，居民在日常饮食中对海产品的偏好使深圳成为肝炎、痢疾、霍乱等消化道传染病和疟疾的高发区。2002年以来，深圳市传染病的发病率逐年升高，由 149.76/10 万上升到 2013 年的 349.90/10 万[②]。

（2）儿童的免疫接种和妇幼保健问题。一方面，流动人口的流动性强且免疫预防知识不足，主动接受免疫预防服务的意识较差，加上经济等方面的因素，使得免疫规划不能够有效地实施，直接导致预防接种率偏低，增加了传染病的易感性。有数据显示，2010 年深圳成为流动人口基本公共卫生服务均等化试点城市后，其 1～2 岁儿童预防接种数据各项百分比较之前几年都有所提升，如卡介苗接种百分比从 2002 年的 99.14% 升高到 2010 年的 99.56%，其他几个项目的接种百分比也呈上升趋势。然而 2010～2013 年这 4 年时

---

① 葛延风、贡森：《中国医改问题、根源、出路》，中国发展出版社，2007。
② 《深圳市卫生统计年鉴（2013）》，http：//www.szhealth.gov.cn/menu/main? fid = open&fun = show_ news1&from = view&nid = 28434。

间内，各项接种数据则是有升高有回落，但最终都未能达到100%
（详见表4-6）。另一方面，保健意识弱、经济方面的拮据，也造
成了流动人口中妇女婚前检查率低、产检率低、妇女病普查率低，
严重影响了妇女儿童的健康。《深圳人口与健康发展报告（2013）》
中数据显示，2009年和2010年深圳流动人口孕产妇死亡率分别为
17.59/10万和14.61/10万，高于户籍人口和暂住人口合并比例
（16.10/10万和15.41/10万）。此外，流动人口围产儿死亡率、婴
儿死亡率和5岁以下儿童死亡率、新生儿破伤风发病率均高于户籍
人口，其中流动人口新生儿破伤风发病率为0.14‰，而户籍人口和
暂住人口为0。

表4-6 2002~2013年深圳市1~2岁儿童疫苗接种情况

|  | 2002年 | 2003年 | 2004年 | 2005年 | 2006年 | 2007年 |
|---|---|---|---|---|---|---|
| 初级抽样单位数 | 150 | 150 | 150 | 150 | 150 | 152 |
| 调查人数（人） | 1050 | 1050 | 1051 | 1065 | 1057 | 1657 |
| 建卡（册）数（张、册） | 1038 | 1040 | 1038 | 1059 | 1051 | 1617 |
| 百分比（%） | 98.86 | 99.05 | 98.80 | 99.40 | 99.40 | 97.58 |
| 卡介苗接种人数（人） | 1041 | 1040 | 1038 | 1054 | 1034 | 1617 |
| 百分比（%） | 99.14 | 99.05 | 98.80 | 99.00 | 97.80 | 97.58 |
| 脊髓灰质炎疫苗全程接种人数（人） | 1036 | 1035 | 1039 | 1045 | 1034 | 1618 |
| 百分比（%） | 98.67 | 98.57 | 98.90 | 98.10 | 97.80 | 97.65 |
| 百白破混合制剂全程接种人数（人） | 1032 | 1032 | 1033 | 1040 | 1036 | 1613 |
| 百分比（%） | 98.29 | 98.28 | 98.30 | 97.70 | 98.00 | 97.35 |
| 麻疹接种人数（人） | 1029 | 1023 | 1030 | 1047 | 1036 | 1576 |
| 百分比（%） | 98.00 | 97.43 | 98.00 | 98.30. | 98.00 | 95.11 |
| 乙肝疫苗全程接种人数（人） | 1033 | 1036 | 1032 | 1046 | 1028 | 1615 |
| 百分比（%） | 98.38 | 98.67 | 98.20 | 98.20 | 97.30 | 97.46 |

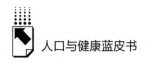

续表

| | 2008 年 | 2009 年 | 2010 年 | 2011 年 | 2012 年 | 2013 年 |
|---|---|---|---|---|---|---|
| 初级抽样单位数 | 115 | 150 | 162 | 115 | 123 | 130 |
| 调查人数(人) | 2572 | 2237 | 5251 | 5378 | 3696 | 3629 |
| 建卡(册)数(张、册) | 2552 | 2237 | 5251 | 5378 | 3696 | 3629 |
| 百分比(%) | 99.22 | 100.00 | 100.00 | 100.00 | 100.00 | 100.00 |
| 卡介苗接种人数(人) | 2487 | 2216 | 5228 | 5344 | 3682 | 3622 |
| 百分比(%) | 96.70 | 99.06 | 99.56 | 99.38 | 99.62 | 99.81 |
| 脊髓灰质炎疫苗全程接种人数(人) | 2509 | 2223 | 5225 | 5330 | 3680 | 3624 |
| 百分比(%) | 97.55 | 99.41 | 99.50 | 99.12 | 99.57 | 99.86 |
| 百白破混合制剂全程接种人数(人) | 2482 | 2215 | 5209 | 4436 | 3666 | 3626 |
| 百分比(%) | 96.50 | 99.01 | 99.20 | 98.08 | 99.19 | 99.92 |
| 麻疹接种人数(人) | 2495 | 2220 | 5228 | 4487 | 3674 | 3624 |
| 百分比(%) | 97.01 | 99.24 | 99.56 | 99.20 | 99.40 | 99.86 |
| 乙肝疫苗全程接种人数(人) | 2482 | 2214 | 5220 | 5340 | 3660 | 3626 |
| 百分比(%) | 96.50 | 98.97 | 99.41 | 99.29 | 99.03 | 99.92 |

资料来源:《深圳市卫生统计年鉴(2013)》。

(3)从生活方式来看,迅速发展的深圳经济使人民生活水平普遍高于内地其他城市。深圳市经济的高速发展聚集了规模庞大的多层次的流动人口,人们择业就业压力大、行业职业工作强度大、心理压力大、竞争激烈,导致生活节奏快,生活方式随之改变,成为高血压、糖尿病、肿瘤等慢性病迅速增长的原因。有数据显示,2012 年深圳市居民的高血压患病率为 15%,相当于每 6 个人里面就有 1 个高血压患者。而高血压知晓率、治疗率和控制率分别是 59%、50% 和 26%,过半高血压患者从不了解自己的血压水平,也不知道自己是否患有高血压[①]。截至 2013 年

---

① 《深圳人高血压患病率高达 15%》,http://news.ifeng.com/gundong/detail_ 2012_ 10/09/18109874_ 0.shtml。

底，全市共管理高血压患者 22.9 万人，其中规范管理 17.9 万人；管理糖尿病患者 7.4 万人，其中规范管理 5.9 万人。

（4）职业安全和职业病防治问题。一方面，从流动人口自身职业安全及卫生角度来看，这一群体本身卫生保健和职业卫生知识就较为贫乏，自我保护意识和能力较差，因此其职业安全和职业病的防治工作都极为重要。但另一方面，这些流动人口对于卫生服务的利用水平又比较低，主动性和依从性均较差，从而进一步对他们的健康产生了影响。郭静等人利用 2013 年全国流动人口动态监测调查数据及流动人口卫生计生基本公共服务专项调查数据所做出的分析结果显示，传染病防治和职业安全与健康这两方面的内容得到流动人口的更多关注，是流动人口最希望获得的公共卫生服务内容。然而调查数据显示超过55%的流动人口没有接受过职业安全与健康防护培训，有近一半的单位没有要求工作人员在工作中穿工作服，同时只有 5.15% 的流动人口了解有关职业病防治的法律法规[1]。由此可见，流动人口的基本公共卫生安全保障水平亟待提升。

（5）流动人口对于公共卫生和健康知识相关信息的知晓情况较差。制度方面，虽然深圳从 20 世纪 90 年代起就开始大力推行发展城市社区卫生服务（简称 CHS），使常住人口的健康保障与卫生服务供给有了明显改善，然而为大多数流动人口提供基本卫生服务却是困难重重。调查结果显示，41.4% 的调查对象不知道"社康中心"，87.6% 的调查对象不知道社康中心联系电话，仅有 7.7% 的调查对象在社康中心建立了健康档案，流动人口对公共卫生服务的需求以健康教育、儿童免疫为主[2]。而我们此次对深圳市进行取随机电话问卷调

[1] 郭静、翁昊艺、周庆誉：《流动人口基本公共卫生服务利用及影响因素分析》，《中国卫生政策研究》2014 年第 8 期。
[2] 彭绩等：《深圳市流动人口社区卫生服务供给与保障研究概述》，《医学与社会》2005 年第 19 期。

查的200个样本数据显示（关于此次调查的具体说明请参照下文第四部分），深圳市流动人口基本公共卫生服务的可及性与北上广三个城市相比较差（具体情况请参见图4-8），大多数深圳市被访者表示除了儿童免疫接种和孕产妇保健，未接受过其他基本公共服务。大部分调查者表现出对基本公共卫生服务与医疗服务混淆不清，还有3.5%的被访者表示作为流动人口，很多基本公共卫生服务无法享受。从调查反馈的结果可以看到，深圳市大多数流动人口对于基本公共卫生服务的概念和服务项目尚无清晰的认识，同时他们也感到城市对流动人口融合方面的不足。这也反映出深圳市流动人口健康教育及相关政策宣教的可及性较差，还需进一步加强和完善。

以上流动人口所面临的种种公共卫生健康问题，以及流动人口管理及数据统计回收的困难性，都给深圳的基本公共卫生服务带来了巨大挑战。在这种状况之下，深圳当前的基本公共卫生服务现状究竟如何？能否适应这些挑战？处于何种水平？仍需要我们进一步分析研究。

**2.深圳市流动人口基本公共卫生服务现状**

（1）卫生资源配置。目前，深圳市已形成由市、区公共卫生服务提供机构以及社区健康服务中心共同构成的"市区两级架构、三级管理"的公共卫生服务体系，实施市级专业公共卫生服务机构、区级专业公共卫生服务机构、各级医院防保科和社区健康服务中心三级管理的"横向到边、纵向到底"的公共卫生服务网络。其中公共卫生服务机构又分为专业公共卫生服务机构和其他公共卫生服务机构两大类。专业公共卫生服务机构包括疾病预防控制机构、卫生监督机构、慢性病防治中心、职业病防治中心、健康教育所和精神卫生中心等。其他公共卫生服务机构则包括妇幼保健机构、康宁医院等。

2014年，深圳全市共有疾病预防控制机构11家，妇幼保健机构10家，慢性病防治机构7家，职业病防治机构1家，卫生监督机构23家

（其中市级 1 个、区级 8 个、街道级 14 个），健康教育机构 5 家，采供血机构 3 家，急救中心（站）2 家；拥有疾控机构人员 1195 人，专科疾病防治人员 1504 人，卫生监督机构人员 1546 人；共有社区健康服务中心 604 家，全年共完成服务 4081.73 万人次，其中公共卫生服务 1711.60 万人次，完成诊疗 2370.13 万人次（占全市总诊疗人次的 26.6%）；门诊病人次均医药费用 79.7 元，为全市门诊病人次均医药费用的 41.2%；签订医疗保险二档、三档参保人数 858.7 万人，实现社区首诊居民比例达到 64.3%；公共卫生服务量全年达到 1711.6 万人次，共为 213.8 万重点人群进行系统管理和相应服务[①]。

2013 年，全市每千人口病床数达到 2.75 张，每千人口卫生工作人员数 7.72 人，每千人口卫生技术人员数 6.19 人，各项指标数据相对 2012 年来说都有所增加（见图 4-1）。

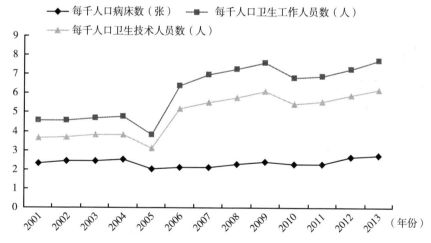

图 4-1 2001~2013 年深圳市每千人口病床、卫生人员发展情况

（2）卫生服务筹资及财政投入。在公共卫生服务筹资方面，深圳市、区两级政府每年按常住人口人均 40 元不等的标准核拨基本公

---

① 《2014 年深圳市卫生和计划生育事业发展情况简报》。

共卫生补助经费。该标准远远超过了全国的平均水平，并且仍在不断提升。深圳市卫计委的工作会议中也提到计划在 2014 年底将人均经费标准提升至 70 元。在政府投入方式上，深圳市建立了分类保障机制：对于公共卫生机构，政府基本上全额保障；对于社区卫生机构，定向补助与定额补助相结合；对于具有防与治双重职能的机构，如妇幼保健机构，公共卫生人员全额拨款，承担的公共卫生工作按照项目补助。总之，对于不同类型的公共卫生服务提供机构，根据具体情况采取不同的财政补助方式，目的是既满足开展公共卫生工作的需要，同时也注意调动提供者的积极性①。

本研究将 2010～2013 年深圳市公共卫生服务财政拨款进行了对比（如图 4 - 2 所示）。可以看到，财政在医疗卫生上的总投入呈逐年递增趋势，且基本涵盖了从基层卫生服务机构到专科医疗服务机构再到医疗保障和服务监督等方面。

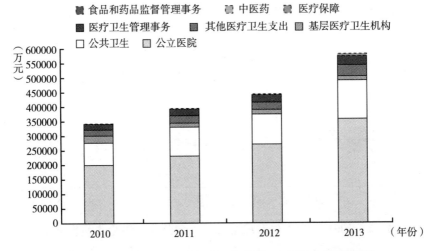

**图 4 - 2　2010～2013 年深圳市公共卫生服务财政拨款**

资料来源：《深圳市卫生统计年鉴（2010 - 2013）》，http：// www. szhfpc. gov. cn/ view？ oid = menunews&ntyp = A10B032。

① 本部分制度政策相关内容参考《深圳人口与健康发展报告（2012）》。

同时，我们对比了 2010 年和 2013 年深圳市分区财政医疗卫生服务投入情况（如表4-7所示）。由于 2010 年时尚未建立龙华新区和大鹏新区，因此缺失两区 2010 年数据。从表4-7可以看出，2013 年与 2010 年相比，财政医疗卫生总体投入增加明显，且大部分地区在基层医疗卫生机构、公共卫生方面的投入进行了调整，2013 年比 2010 年投入明显增加。这说明深圳市逐渐重视对基层医疗机构和基本公共卫生服务的财政投入，为推进基本公共卫生服务均等化做出了积极努力。

表4-7　2010 年、2013 年深圳市分区财政医疗卫生投入

单位：万元

| 区划 | 年份 | 医疗卫生 | 医疗卫生管理事务 | 公立医院 | 基层医疗卫生机构 | 公共卫生 | 医疗保障 | 中医药 | 其他医疗卫生支出 |
|---|---|---|---|---|---|---|---|---|---|
| 市直属 | 2010 | 96125 | 6558 | 62389 | 1590 | 19345 | 82 | 782 | 5208 |
| | 2013 | 131437 | 4831 | 83813 | 111 | 32829 | | | 9726 |
| 罗湖区 | 2010 | 17850 | 379 | 8873 | — | 7610 | 4277 | 782 | 18421 |
| | 2013 | 22721 | 2341 | 10894 | | 8551 | | | 1200 |
| 福田区 | 2010 | 29877 | 950 | 3871 | 2669 | 9889 | 82 | 782 | 5208 |
| | 2013 | 39103 | 1214 | 8838 | | 14978 | | | 17041 |
| 南山区 | 2010 | 36110 | 717 | 22778 | 5584 | 4855 | — | — | 987 |
| | 2013 | 45677 | 5651 | 20378 | 11536 | 6680 | | | |
| 盐田区 | 2010 | 8681 | 453 | 5395 | 778 | 1614 | 2726 | — | 9742 |
| | 2013 | 16923 | 1328 | 11360 | 1020 | 2429 | | | 6800 |
| 宝安区 | 2010 | 76804 | 2084 | 55143 | 5984 | 13593 | 1219 | — | 955 |
| | 2013 | 69789 | 2136 | 57294 | | 7727 | | | 1611 |
| 龙岗区 | 2010 | 55732 | 3045 | 26852 | 8805 | 15691 | 250 | — | 191 |
| | 2013 | 64214 | 3284 | 34753 | | 24551 | | | 15 |
| 光明新区 | 2010 | 10301 | — | 8369 | — | 1932 | — | — | — |
| | 2013 | 14796 | | 11698 | | 3098 | | | |
| 坪山新区 | 2010 | 5003 | — | 4441 | — | 562 | — | — | 1339 |
| | 2013 | 12371 | | 9784 | | 2587 | | | 514 |

续表

| 区　划 | 年份 | 医疗卫生 | 医疗卫生管理事务 | 公立医院 | 基层医疗卫生机构 | 公共卫生 | 医疗保障 | 中医药 | 其他医疗卫生支出 |
|---|---|---|---|---|---|---|---|---|---|
| 龙华新区 | 2010 | — | — | — | | | — | | — |
| | 2013 | 15676 | 835 | 13662 | | 1179 | | | |
| 大鹏新区 | 2010 | — | — | — | | | — | | — |
| | 2013 | 6115 | — | 4726 | — | 1021 | | | 551 |

## （三）深圳市基本公共卫生服务实施情况

从项目实施情况来看，经过多年的努力，深圳市基本公共卫生服务逐步扩大覆盖面。2010 年，社康中心为居民建立 1410 万份健康档案，管理孕产妇 10.5 万人，开展产后家庭访视 20.2 万人次，完成预防接种 387.2 万人次，为 66.2 万名 3 岁以下儿童提供保健系统管理，为 30.1 万名 65 岁以上老年人提供体检及健康指导，登记管理高血压患者 5.2 万人、糖尿病患者 1.67 万人、精神病人 2980 人①。2013 年，全市社区健康服务中心公共卫生服务量达到 1483.8 万人次，共建立规范化电子居民健康档案 1336 万份；管理孕产妇 29.6 万人，比 2010 年增长 19.1 万人；孕期保健及产后访视 56.6 万人次，较 2010 年增长 36.4 万人次；484 家社康中心实施预防接种规范化门诊，完成预防接种 576.6 万人次，较 2010 年增长 189.4 万人次；为 49.7 万名 3 岁以下儿童提供保健系统管理 95.6 万人次，为 65 岁以上老年人 19.0 万人次提供体检及健康指导，登记管理高血压、糖尿病、精神病等患者和残疾人共 32.6 万人次，238 家社康中心设立计生服务室，提供计划生育服务 72.9 万人次。2010 年，深圳市肺结核病网络报告

---

① 《深圳市卫生人口计生委 2010 年工作总结》，http：//www.szhfpc.gov.cn：8080/wsj/news/16533.htm。

总数（含疑似和确诊数）31585例，其中确诊报告数6339例，登记管治肺结核5213例，其中90%以上的肺结核病人为流动人口。在全球基金流动人口结核病防治项目执行期第四年（2009.10～2010.09），深圳市共免费检查21483例可疑肺结核病人，登记5067例流动人口肺结核病人，其中全程督导4762例，强化期督导301例，督导管理率达到94.0%[①]。2013年，全市报告流动人口可疑肺结核病人25106例，这一数据较2010年减少了3320.5例（2010年数据以流动人口肺结核病人占总肺结核病人90%估算）。截至2013年底，全市共有93686人完成孕前优生健康检查及风险评估，其中流动人口完成72287人[②]。

公共卫生服务的广覆盖，使得深圳居民健康水平稳步提高。2013年，深圳市居民平均期望寿命提高到了78.3岁[③]。疾病控制及妇幼保健方面，2013年深圳甲、乙类传染病死亡率为0.47/10万，与1980年以来的数据比较，呈明显下降趋势[④]，其他年份相关数据见表4-8；国家免疫规划疫苗接种率保持在95%以上的较高水平；5岁以下儿童乙肝表面抗原阳性率降到0.16%；艾滋病快速上升的势头得到遏制。先天梅毒发病率从2002年的109.31/10万活产数下降到2012年的9.4/10万活产数。

表4-8 1980～2013年深圳市居民传染病发病、死亡情况

单位：人，1/10万

| 年份 | 发病数 | 发病率 | 死亡数 | 死亡率 |
| --- | --- | --- | --- | --- |
| 1980 | 7021 | 2170.32 | 27 | 8.35 |
| 1984 | 10217 | 1528.80 | 10 | 1.50 |
| 1988 | 4099 | 305.23 | 14 | 1.04 |

① 《深圳九成以上肺结核病人为流动人口》，http://news.cntv.cn/20110330/108434.shtml。
② 《深圳：公共卫生服务公平提供给每个居民》，http://sztqb.sznews.com/html/2014-01/23/content_2762921.htm。
③ 《深圳：公共卫生服务公平提供给每个居民》，http://sztqb.sznews.com/html/2014-01/23/content_2762921.htm。
④ 数据来源：《深圳市卫生统计年鉴（2013）》。

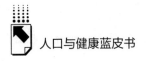

续表

| 年份 | 发病数 | 发病率 | 死亡数 | 死亡率 |
|---|---|---|---|---|
| 1992 | 10924 | 437.45 | 2 | 0.08 |
| 1996 | 6420 | 182.49 | 1 | 0.03 |
| 2000 | 7181 | 171.37 | 5 | 0.12 |
| 2004 | 9087 | 157.35 | 12 | 0.21 |
| 2008 | 29991 | 345.05 | 37 | 0.43 |
| 2009 | 29715 | 336.13 | 27 | 0.31 |
| 2010 | 26194 | 271.86 | 19 | 0.20 |
| 2011 | 24697 | 238.44 | 33 | 0.32 |
| 2012 | 23175 | 220.56 | 39 | 0.37 |
| 2013 | 37048 | 349.90 | 50 | 0.47 |

资料来源：《深圳市卫生统计年鉴（2013）》。

### （四）"十二五"期间深圳基本公共卫生服务发展的总体趋势

回顾"十二五"期间，深圳市基本公共卫生服务逐渐改进和完善。整体来看，深圳公共卫生服务已经做到了以下几点。

第一，依靠健全的公共卫生服务网络，深圳市政府向人们提供了公平、可及的公共卫生服务，为居民筑起一道健康的防护网。遍布全市的社康中心网络保障了公共卫生服务的可及。按每1万~2万名居民一个社康中心的规划，深圳将社康中心建设在全市各居住区和工业区内。目前，全市600多家社康中心已实现街道、社区全覆盖，服务半径为步行15分钟距离范围内。

第二，公共卫生服务体系内各机构能够做到协调联动，提升公共卫生服务的质量。各专业公共卫生机构除了负责加强自身的业务能力建设外，还负责辖区内医疗机构和社区健康服务中心公共卫生工作的督导和培训。各单位部门之间分工明确、运转畅顺、联动有力。如市卫计委每季度组织医院临床专家、社康中心专家和慢性病防治机构专家三方联合开展社区慢性病防治工作督导，将慢性病"防""治""管"力量有机结合；建立重性精神病人"医院—社区一体化"工作模式，市康宁医院将重性精神疾病患者信息下发至社康中心。社康中心按要求定期随访患者，发现患者病情不稳定时将患者转介到康宁医院治疗。

第三，实现信息共享，用以提高服务效率。深圳市在社康中心建立了社区健康服务信息管理系统，并将信息管理系统与各专业公共卫生机构进行关联，使基本公共卫生服务的服务、指导、培训等各项工作针对性更强。对于深圳市提供的乙肝、梅毒、艾滋病母婴干预项目，医疗机构采用妇幼信息系统直接通过网络填报。为做好流动儿童疫苗接种工作，深圳市实现了基于接种单位的信息交换，流动儿童可在全市任何接种点就近接种疫苗。除此之外，深圳市还开发了结核病电子网络督导管理系统，病人可凭服药 ID 卡在全市任何一家督导服药点服药。

第四，日渐公平的流动人口基本公共卫生服务。深圳市不仅建立了较为完善的基本公共卫生服务体系，还坚持以"四个同等"来确保对流动人口服务的公平性。即"同等服务"，从社康中心试点建设开始，就明确社康中心以全人口为服务对象，对户籍人口和流动人口均提供服务；"同等标准"，从 2007 年开始实施"深圳市社区公共卫生服务包"，服务包对流动人口和户籍人口一视同仁，提供相同标准的基本公共卫生服务；"同等保障"，从 2010 年起将基本公共卫生服务经费标准提高到每位常住居民（户籍人口和流动人口）40 元，社康中心的人员编制核定也实现了数量突破，每万名常住居民配置 6~8 名医护人员；"同等考核"，不论社康中心服务对象为户籍人口还是流动人口，均采用同一标准考核，并且将考核结果与经费挂钩。

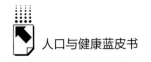

## 四 国内城市流动人口基本公共卫生服务可及性比较分析

卫生服务可及性的概念有很多种表达方式，其中 Penchansky 和 Thomas 把很多模糊的概念总结成一套描述病人与卫生服务系统之间适度性的量纲①，表示居民去初级医疗卫生机构的方便程度，即满足居民最基本医疗卫生需求在空间上的难易程度②。为了更好地解释这一概念，美国医学科学院将卫生服务可及性定义为：及时的个人卫生服务利用，获得尽可能好的健康结果③，并进一步把卫生服务利用与健康结果相联系。卫生服务可及性研究实际是通过个人实际发生的卫生服务利用，研究潜在的促进和阻碍服务利用的各种因素，实现最佳的健康结果。研究者倾向于把可及性等同于人群特征、卫生系统的分配、一个地区财政的投入和卫生系统的资源。因此，卫生服务可及性也被认为是一个政策概念，用来分析卫生服务的公平性、效率和质量。

经过 30 多年的发展与演变，目前深圳市基本公共卫生服务正在日趋完善。但深圳市是一个流动人口与户籍人口规模"倒挂"的城市，流动人口基本公共医疗资源可获得性如何？基本公共卫生服务的可获得性如何？目前深圳市基本公共卫生服务是否能够满足流动人口的基本需求？在此，我们选择了北京、上海、广州三大城市与深圳市流动人口基本公共卫生服务可及性进行比较。

---

① R. Pechansky, W. Thomas. "The Concept of Access: Definition and Relationship to Consumer Satisfaction", *Medical Care*, 1981, 19 (2): 127–140.
② 吴长玲、方鹏赛：《中国西部地区农村居民卫生服务不平等与潜在的可及性状况分析与对策探讨》，《中国卫生事业管理》2007 年第 8 期。
③ Millman M. L., *Access to Health Care in America*, National Academies Press, 1993.

### （一）京、沪、穗、深四城市基本公共医疗卫生资源可获得性比较

#### 1. 京、沪、穗、深四地基本公共医疗卫生资源比较

2014 年末，北京共有医疗卫生机构 10244 个，其中医院 655 个。医疗卫生机构共有床位 10.7 万张，其中医院 9.9 万张。卫生技术人员达到 21.6 万人。全年医疗卫生机构总诊疗 21721.4 万人次。报告甲、乙类传染病发病率 175.76/10 万，死亡率 0.79/10 万。婴儿死亡率 2.33‰，孕产妇死亡率 7.19/10 万。

2014 年末，上海共有医疗卫生机构 4987 所，其中基层医疗卫生机构 4492 所，包括专业公共卫生机构 116 所。专业卫生技术人员 16.40 万人。全年全市医疗卫生机构共完成诊疗 2.51 亿人次。婴儿死亡率为 4.83‰，孕产妇死亡率为 6.74/10 万。

2014 年末，广州共有各类医疗卫生机构（不含村卫生室）3749 个，其中医院 224 个。全市拥有床位 7.7 万张。全市各类卫生技术人员 12.09 万人。报告甲、乙类传染病发病总数 6.36 万例，死亡 104 人。全市各类医疗卫生机构向社会提供诊疗服务 1.38 亿人次。

2014 年末，深圳市共有医疗卫生机构 2532 个，其中医院 122 个。全市有卫生技术人员 69936 人，增长 6.3%。全年各级各类医疗卫生机构共完成诊疗 8852.63 万人次。婴儿死亡率 3.01‰，孕产妇死亡率 5.32/10 万。

将北京等三地的公共医疗卫生资源与深圳市进行比较，可以从宏观上把握各地医疗卫生资源的可获得性（如表 4-9 所示）。在基本公共医疗卫生资源的供给上，北京、上海、广州和深圳四地 2014 年指标较 2013 年同期均有明显增长。在"婴儿死亡率"指标的比

较上，深圳市婴儿死亡率低于 2014 年全国婴儿死亡率 8.9‰[1]，但高于该市 2013 年指标（2.99‰）。出现指标值增高的现象与加强流动人口院外死亡上报有关。深圳市卫计委为加强本市出生缺陷报告和追踪管理，掌握出生缺陷发生状况及变化趋势，了解出生缺陷儿的生存情况，从 2013 年开始追踪管理，将流动人口数据上报。这从另一个侧面反映了深圳市对流动人口妇幼保健基本公共服务均等化的有效推进。横向比较来看，深圳市医疗卫生资源各项指标值均低于其他三个地区，且其他三个地区部分指标值与深圳相应值呈倍数关系，如 2014 年医疗卫生机构数量，深圳市的数据仅为北京市的 1/4（24.71%），也仅为广州的 2/3（67.54%）。这表明在流动人口占常住人口 65% 以上的深圳市，基本医疗卫生服务资源供给不足，流动人口可利用的基本公共医疗卫生资源相当有限。

表 4-9  2013 年和 2014 年京、沪、穗、深四地区医疗卫生资源比较

| 医疗卫生资源服务指标 | 北 京 | | 上 海 | | 广 州 | | 深 圳 | |
|---|---|---|---|---|---|---|---|---|
| 年份 | 2013 | 2014 | 2013 | 2014 | 2013 | 2014 | 2013 | 2014 |
| 医疗卫生机构（个） | 10126 | 10244 | 4929 | 4987 | 2639 | 3749 | 2374 | 2532 |
| 医院（个） | 632 | 655 | 328 | 332 | 222 | 224 | 117 | 122 |
| 床位数（万张） | 10.40 | 10.70 | 11.43 | — | 7.33 | 7.70 | 2.93 | 3.10 |
| 卫生技术人员（万人） | 21.00 | 21.60 | 15.64 | 16.40 | 11.48 | 12.09 | 6.58 | 6.99 |
| 执业（助理）医师（万人） | 7.90 | 8.10 | 5.81 | 6.13 | 3.97 | 4.07 | 2.61 | 2.72 |
| 注册护士（万人） | 8.70 | 9.10 | 6.79 | 7.19 | 4.85 | 5.24 | 2.80 | 4.16 |
| 医疗卫生机构总诊疗（亿人次） | 1.99 | 2.17 | 2.41 | 2.51 | 1.32 | 1.38 | 0.91 | 0.89 |

资料来源：根据北京、上海、广州、深圳 2014 年国民经济和社会发展统计公报数据整理得到。

---

[1] 卫计委：《全国婴儿、5 岁以下儿童、孕产妇死亡率均下降》，http://health.people.com.cn/n/2015/0610/c14739-27133479.html。

### 2. 四地流动人口基本情况比较

北京市 2013 年度人口抽样调查数据显示：2013 年底，北京市常住人口为 2114.8 万人，其中常住户籍人口为 1312.1 万人，占常住人口的 62%；常住外来人口为 802.7 万人，占常住人口的 38%①。与 2012 年相比，常住人口增加了 45.5 万人，增速为 2.2%；其中，常住外来人口增加了 28.9 万人，增速为 3.7%。也就是说，2012~2013 年北京增加的常住人口中，非户籍人口比户籍人口增加得还快。

上海是全国流动人口数量位居全国前列城市，截至 2013 年末，其外来人口达 990.01 万人。上海医改在推进实施"基本公共卫生服务均等化"上已实现新的突破和进展，基本公共卫生服务已覆盖全市实有人口，即包含户籍人口、外来常住人口、流动人口，市民可免费享受到 12 大类 42 项 86 小项基本公共卫生服务项目，人均预防保健费用标准达 50 元。

截至 2013 年末，广州市有流动人口 686.6 万人，占常住人口的 53.12%。据预测到 2016 年，广州实现人均基本公共卫生服务经费 50 元以上，100% 的镇卫生院、村卫生站建设达标；每千人病床数达到 5 张，每万人全科医师数达到 2 人以上；基层医疗卫生机构诊疗人次占全市医疗卫生机构总诊疗人次的比例不低于 50% 等目标。

截至 2104 年末，深圳市有流动人口 745.68 万人，占常住人口的比例达 69.18%。在推进基本公共卫生服务均等化的进程中，深圳市出台了《深圳市实施国家重大和基本公共卫生项目财政补助方案》。按该方案，户籍人口和本市常住人口将能够享受到包括预防接种、孕产妇保健等在内的 9 项公共卫生服务项目的财政补贴每人每年 40 元；免费为 15 岁以下儿童补种乙肝疫苗，免费为深圳农民工妇女在孕前

① 《北京常住人口突破 2100 万 外来人口占比近 4 成》，http://www.huashengjp.com/zonghepindao/toutiao/201406/00086264.html。

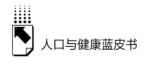
和孕早期增补叶酸等。

可以看出，在与北京、上海、广州三地的比较中，深圳流动人口比重最高，2000～2014年，流动人口占常住人口的比重平均为76.81%，但无论从基本公共医疗卫生资源的供给，还是从基本公共卫生服务的均等化程度来说，深圳与北京等三地仍有较为明显的差距。

## （二）流动人口基本公共卫生服务可及性比较

对流动人口基本公共卫生服务可及性的比较主要采取电话问卷访谈和问卷调查的方法。对深圳市采取随机电话问卷调查的方法，共调查200个样本，对北京、上海、广州采取互联网调查问卷自填的方式，各随机调查100个。由于采取随机电话问卷或互联网问卷调查的方式，回收的样本中会包含部分户籍人口。通过筛选，其中，随机抽取的深圳市样本中，有5.5%对"请问您何时来深圳"这个问题回答"一直在深圳""为深圳本地人"，有20.5%的被访人员填写户籍所在地为"深圳"。可以看到，在对深圳市随机抽样的样本中，包含20.5%的常住人口，其中包含极少部分的户籍人口。在随机抽样的北京、上海、广州的样本中，分别包含24%、28%和12.5%的户籍人口。因此，可以认定，此次电话调查和互联网问卷调查的样本结果在一定程度上可以说明京、沪、穗、深流动人口基本公共卫生服务的可获得性及相关需求。

### 1. 流动人口基本就医医院选择情况比较

通过对北京、上海、广州和深圳四地样本进行分析，可以发现对于就医医院级别，绝大多数被访者会选择市区级医院就医，其次是区级医院和社区医院（社康中心）（如图4-3所示）。同时，被访者对市级和区级医院的医疗设备、卫生环境和医生技术水平等均有较高的满意度。横向比较来看，深圳市被调查人口中，除了选择市、区级医院，选择社康中心就医的比例也较大，同时在街道医院和私人医院就医的也有相当一部分。究其原因，主要是深圳市流动人口规模大，流动人口对市、区级医院医疗费用的承受程度偏低。结果显示，有38%的调查者认为目前医疗费用太高。费用是流动人口选择不同等级医院的最主要原因，这也是流动人口未能享受均等化公共卫生服务所造成的结果。所以，这部分人在就医时倾向于选择社康中心、街道医院和私人医院。而且，在调查访问中发现，深圳市流动人口对街道医院、私人医院的服务态度、医疗和药品的价格水平都比较满意。

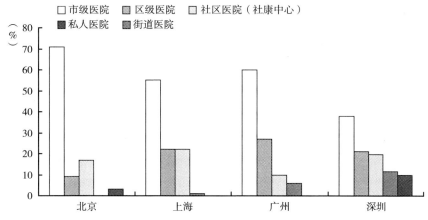

**图4-3　京、沪、穗、深四地人口就医医院级别分布**

### 2.流动人口参保和就医情况比较

通过图4-4可以直观地看出北、上、广、深被访者的医疗保险参保情况。四个城市参加医疗保险比例较高，但横向比较来看，城市间医疗保险参保情况差距较大。与其他三个城市比较，深圳市医疗保险参保率最低（为71.0%），广州参保率为87.5%，北京和上海分别高达91.0%和92.0%。

除了上文中提到的医疗费用原因，医疗保险参保和报销比例也是流动人口选择不同等级医疗机构的原因。通过图4-4可以看出，深圳市流动人口未参加医疗保险的比例是四个城市中最高的，未参加医疗保险的流动人口不能享受深圳市的医疗报销制度。即便是参加了深圳市综合医疗保险的流动人口，大多数被访者对医疗保险的报销比例

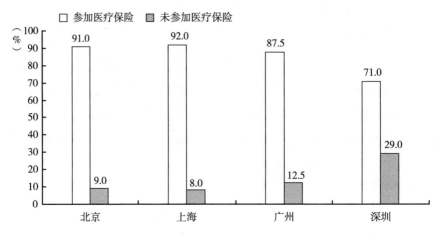

**图4-4　京、沪、穗、深四地医疗保险参保比例比较**

也不了解。调查数据显示，深圳市样本中，对医疗报销比例的了解情况方面，81.5%的被访者不知道或不关注自己参加的医疗保险的报销比例（其中选择"不太关注"的为49.0%），对于深圳市目前医疗保险的报销比例表示"很满意"和"基本满意"的被访者仅占总样本量的17.0%，远远低于北京、上海和广州三地被访者对医疗保险制度报销比例的满意度（如图4-5所示）。此外，通过图4-5可以看到，北京和上海的被访者在对医疗保险报销制度的评价中，"一般"和"基本满意"占总样本量的绝大多数，广州的被访者满意度较高，选择"很满意"的占到25.0%，而深圳市被访者中，选择最多的是"不太关注"（占49.0%），其次是"一般"（占34.0%）。通过横向比较，可以看出深圳市在流动人口基本医疗保险的报销及医疗费用支出水平方面仍然有供给的缺口，流动人口对深圳市目前医疗保险报销比例的满意程度较低，而且表示并不关注。这说明深圳市针对流动人口基本医疗卫生服务的宣传和推进工作均应加强。在流动人口规模不断增加的今天，加快实现流动人口基本公共卫生服务均等化的需求十分迫切。

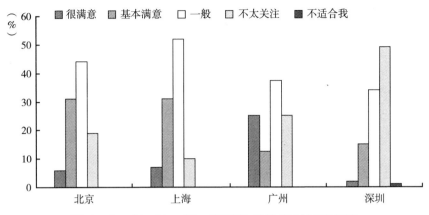

图4-5　京、沪、穗、深四地被访者对医疗保险
报销比例的满意度比较

此外，针对公众就医过程中存在问题的调查结果显示，这一过程中存在的主要问题集中体现在排队现象严重、收费太高、看病手续繁琐及效率不高四个方面。其中，排队现象严重所占比重在北、上、广、深均超过60.0%，收费太高所占比重在北京、上海、广州和深圳四地分别为62.0%、60.0%、62.5%和38.0%，这也是流动人口未能享受均等化公共卫生服务所造成的结果（如图4-6所示）。调查结果一方面反映了被访者对就诊医院医疗水平、设备等硬件设施的基本满意情况，另一方面也反映了北、上、广、深均面临着就医患者多而医院数量少的现象。

### 3. 流动人口基本公共卫生服务的可获得性比较

对于被调查人口，我们除了询问其接受医疗服务情况外，还就其享受的基本公共卫生服务情况进行了调查。可以看到，对于"您居住地附近是否有社区医院（社康中心）"这一问题，深圳市只有23%的被调查者表示居住地附近有社康中心。横向比较而言，深圳市提供基本公共卫生服务的社康中心密度要远低于其他三地，甚至只占北京市数据的1/2（如图4-7所示）。出现这样的结果一方面反映了深圳市流动人口的居住条件较差，导致附近基本公共卫生服务设施不够完

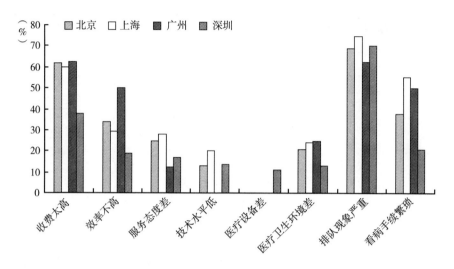

图 4 - 6　京、沪、穗、深四地居民就医过程中存在的问题比较

善；另一方面也说明深圳市基本公共卫生服务基层机构的密度较其他大城市低，且居民对社康中心的认可度和就诊度较低。

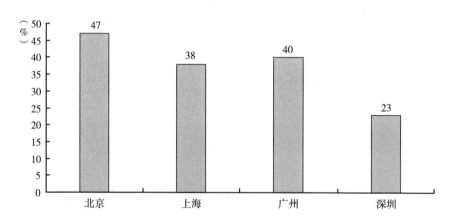

图 4 - 7　京、沪、穗、深四地居民附近街道设有社区诊所
（社康中心）情况比较

在根据《国家基本公共卫生服务规范》（2011 年版）中的八项基本公共卫生服务进行调查的过程中，我们发现，北京等四地的基本

公共卫生服务在享受范围和程度方面差异较大（如图 4 - 8 所示）。北京等四地对于儿童保健、免疫接种的享受程度最高，除深圳为36.5%外，其他三地均超过50%。老年人保健一项的享受程度最低，除上海达到16%外，其他三地均低于10%。横向比较来看，深圳市流动人口在各项基本公共卫生服务上的享受程度均明显低于其他三个城市，如建立居民健康档案、老年人保健、预防接种及传染病防治等基本公共卫生服务的可获得性方面，其他三地与深圳市呈倍数关系。

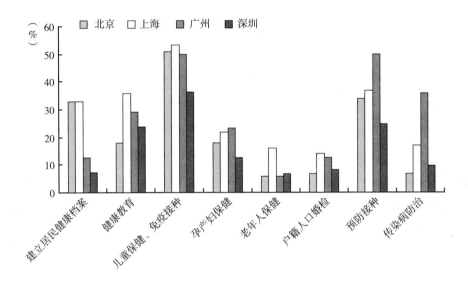

**图 4 - 8　京、沪、穗、深四地基本公共卫生服务可获得性比较**

从图 4 - 8 中可以看出，深圳市流动人口基本公共卫生服务的可及性较其他三个城市差，大多数深圳市被访者表示除了儿童保健、免疫接种和孕产妇保健，未接受过其他基本公共服务。当问及对深圳市未来基本公共卫生服务的期待时，有45%的被访者回答"无""没有"或者"不知道什么是基本公共卫生服务"，有7.5%的被访者回答的是增进就医方便性及降低医药费用，对基本公共卫生服务与医疗服务混淆不清。还有3.5%的被访者表示作为流动人口，很多基本公

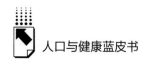

共卫生服务都无法享受，因此没有期待。只有不到40%的被访者回答了"定期体检""大病筛查""希望所有公共服务都越来越好"等答案。从调查反馈的结果可以看到，深圳市大多数流动人口对于基本公共卫生服务的概念和服务项目尚无清晰的认识，同时他们也感到城市对流动人口的融合不足。因此，这反映出深圳市对流动人口基本公共卫生服务的宣传和推广还有待进一步加强和完善。

## 五　深圳流动人口基本公共卫生服务 均等化财政负担能力分析

流动人口基本公共卫生服务的均等化，体现在深圳市对流动人口基本公共卫生服务在人力、物力、财力上的投入，其中财力投入是重要一环，因此要对深圳市流动人口基本公共卫生服务均等化的财政负担能力进行测算，对确定在当前和今后一段时间内，深圳市是否有足够的财政能力作为支撑实现流动人口基本公共卫生服务均等化有重要的意义。政府是推动流动人口基本公共卫生服务均等化的主导力量，本研究的公共卫生支出主要侧重于分析政府在卫生方面的财政支出责任，因此本研究所界定的公共卫生支出是指政府为发展本地区公共卫生事业，在卫生方面所发生的财政支出，它包括公共卫生支出和基本医疗支出。通过数据挖掘可以得出，2006年以前，深圳市医疗卫生支出将几乎所有资金投入卫生事业费中；2006年以后，医疗卫生支出中除了包含卫生事业费，又增加了其他基础设施建设方面的支出，但卫生事业费依然占财政医疗卫生支出的50%以上。这表明卫生事业费是财政医疗卫生支出投入的重点，也是和居民生活最直接相关的部分。从卫生事业费支出结构看，根据不同年份的划分依据，可以分为医疗卫生管理事务、医疗服务等类别。因此，我们对卫生事业费对深圳市财政基本公共卫生服务的负担能力进行测算。

## （一）深圳市财政一般预算收支情况

财政支出规模是一定财政年度内政府通过预算安排的财政支出额，是衡量政府在一定时期内支配资源的多少，满足公共需要能力高低的指标。自 2000 年以来，深圳市公共财政预算收入及支出均呈平稳增长态势。2013 年，深圳完成公共财政预算收入1731.26 亿元，比上年增长 16.8%；公共财政预算支出 1690.20亿元，增长 7.7%（详见表 4-10）。近些年深圳财政一般预算收入的不断增加，为改善民生、促进基本公共卫生服务发展奠定了坚实的财政基础。

**表 4-10　2000~2013 年深圳市公共财政预算收支及增速**

单位：亿元，%

| 年份 | 财政一般预算收入 | 增长速度 | 财政一般预算支出 | 增长速度 |
|---|---|---|---|---|
| 2000 | 221.92 | — | 225.04 | — |
| 2001 | 262.49 | 18.28 | 253.70 | 12.73 |
| 2002 | 265.93 | 1.31 | 307.78 | 21.31 |
| 2003 | 290.84 | 9.37 | 348.95 | 13.38 |
| 2004 | 321.47 | 10.53 | 377.57 | 8.20 |
| 2005 | 412.38 | 28.28 | 599.16 | 58.69 |
| 2006 | 500.88 | 21.46 | 571.42 | -4.63 |
| 2007 | 658.06 | 31.38 | 727.97 | 27.40 |
| 2008 | 800.36 | 21.63 | 889.86 | 22.24 |
| 2009 | 880.82 | 10.05 | 1000.84 | 12.47 |
| 2010 | 1106.82 | 25.66 | 1266.07 | 26.50 |
| 2011 | 1339.57 | 21.03 | 1590.56 | 25.63 |
| 2012 | 1482.08 | 10.64 | 1569.01 | -1.36 |
| 2013 | 1731.26 | 16.81 | 1690.20 | 7.72 |

资料来源：根据《深圳市统计年鉴（2014）》《深圳市卫生统计年鉴（2013）》中的数据整理得到。

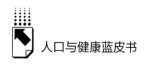

## （二）深圳市卫生事业费投入发展趋势

从整体来看，深圳市财政医疗卫生总支出中用于卫生事业费的支出不断增加，从1980年的0.02亿元增加到2013年的57.84亿元，按可比价格算，33年间深圳市卫生事业费投入扩大了8倍。人均卫生事业费也由1980年的5.89元增加到2013年的544.20元，按可比价格算，人均卫生事业费同样翻了8倍（详见表4-11）。由此说明政府对于公共卫生的投入不断加大，对公共卫生服务越来越重视。

表4-11　1980～2013年深圳市卫生事业费

| 年份 | 卫生事业费（亿元） | 卫生事业费占财政支出比重(%) | 人均卫生事业费(元) | 人均卫生事业费增长率(%) |
|---|---|---|---|---|
| 1980 | 0.02 | 4.76 | 5.89 | — |
| 1981 | 0.02 | 2.71 | 6.50 | 10.36 |
| 1982 | 0.03 | 2.94 | 6.35 | -2.31 |
| 1983 | 0.05 | 3.24 | 9.31 | 46.61 |
| 1984 | 0.10 | 3.63 | 15.18 | 63.05 |
| 1985 | 0.18 | 3.01 | 21.78 | 43.48 |
| 1986 | 0.20 | 2.92 | 21.91 | 0.60 |
| 1987 | 0.22 | 3.11 | 20.72 | -5.43 |
| 1988 | 0.32 | 2.85 | 23.56 | 13.71 |
| 1989 | 0.49 | 2.85 | 28.56 | 21.22 |
| 1990 | 0.46 | 2.32 | 23.43 | -17.96 |
| 1991 | 0.50 | 2.07 | 22.83 | -2.56 |
| 1992 | 0.98 | 3.52 | 39.27 | 72.01 |
| 1993 | 1.67 | 4.10 | 60.19 | 53.27 |
| 1994 | 3.09 | 5.97 | 91.98 | 52.82 |
| 1995 | 4.12 | 6.53 | 120.94 | 31.49 |
| 1996 | 6.01 | 7.03 | 170.70 | 41.14 |
| 1997 | 6.16 | 6.32 | 166.91 | -2.22 |

| 年份 | 卫生事业费<br>（亿元） | 卫生事业费占<br>财政支出比重(%) | 人均卫生<br>事业费(元) | 人均卫生事业费<br>增长率(%) |
|------|------|------|------|------|
| 1998 | 6.73 | 5.75 | 173.69 | 4.06 |
| 1999 | 7.45 | 5.36 | 186.15 | 7.17 |
| 2000 | 8.10 | 5.31 | 193.36 | 3.87 |
| 2001 | 9.49 | 4.80 | 210.57 | 8.90 |
| 2002 | 10.58 | 5.30 | 217.50 | 3.29 |
| 2003 | 12.70 | 5.04 | 239.27 | 10.01 |
| 2004 | 11.53 | 4.19 | 199.72 | -16.53 |
| 2005 | 13.78 | 2.86 | 169.29 | -15.24 |
| 2006 | 16.50 | 2.89 | 197.08 | 16.42 |
| 2007 | 22.37 | 3.07 | 263.35 | 33.63 |
| 2008 | 28.13 | 3.16 | 323.60 | 22.88 |
| 2009 | 30.63 | 3.06 | 343.63 | 6.19 |
| 2010 | 33.65 | 2.66 | 349.23 | 1.63 |
| 2011 | 38.95 | 2.45 | 372.13 | 6.56 |
| 2012 | 43.88 | 2.80 | 416.05 | 11.80 |
| 2013 | 57.84 | 3.46 | 544.20 | 30.80 |

资料来源：《深圳市卫生统计年鉴（2013）》。

近十多年来，深圳市卫生事业费投入规模在财政支出中所占的比例呈现下降趋势。表4-11显示，卫生事业费在财政支出中的比例由2003年的5.04%下降为2013年的3.46%，卫生事业费增长率慢于财政支出增长速度。此外，人均卫生事业费从长远看处于增长中，但在2004~2005年却出现了负增长现象，且2009~2013年增长幅度明显放缓。与人均卫生事业费增长情况相反，深圳市人均国内生产总值却保持着高速增长，由1980年的835元增长至2014年的149497元，且深圳市人均GDP的增长率大部分年份都保持在10%以上。总体来说，深圳市卫生事业费的投入不高，与经济发展速度不匹配。

从《2014年深圳市卫生和计划生育事业发展情况简报》的数据

可知，2014 年深圳市卫生事业费约 67.75 亿元，比 2013 年增长 17.1%①。卫生事业费中，医疗服务经费（含社区卫生服务）47.07 亿元，占 69.5%；疾病预防控制经费 5.00 亿元，占 7.4%；卫生监督经费 2.59 亿元，占 3.8%；妇幼保健经费（不含市妇幼保健院，其经费列入医疗服务）4.01 亿元，占 5.9%；其他（采供血、医学信息、急救、后勤服务、卫生行政管理等）卫生事业费 9.08 亿元，占 13.4%。2014 年，深圳卫生事业费占地方财政支出比例也超过 3%，较前几年有了较大幅度的提升，说明深圳市政府对卫生事业的重视，这也会为深圳卫生事业的改善带来更好的机遇。2014 年，深圳市政府在卫生事业上积极加强固定资产的投入，使得医疗卫生事业的基础设施建设更加完善，医疗卫生方面的技术有了跨越式的发展。深圳还健全了全民医疗保障体系，让每一位市民都能看得起病，完善了多元化办医格局，推动全市医疗卫生行业开放式发展。

此外，2014 年深圳市从财力投入、资源配置等方面，加大对民生事业的倾斜，市、区财政对九类民生支出达 1448 亿元，比 2013 年增长 30.9%，促成了 116 件年度民生实事基本完成，12 项重大民生工程全面启动。为了扎实推进基本公共服务均等化，深圳市进一步制订了基本公共服务均等化三年规划，在落实国家提出的 65 项基本公共服务项目的同时，自行增加 15 项。截至 2015 年 3 月，全市已实施基本公共服务项目总数达 80 项，覆盖实有人口的已有 38 项，初步形成较为完善的基本公共服务体系。

## （三）深圳市流动人口基本公共卫生服务均等化静态分析

改革开放以来，中国大部分地区始终用较少的投入取得了医疗卫生事业较大的成就，但随着经济社会的发展，需求与供给的矛盾越来

---

① 《2014 年深圳市卫生和计划生育事业发展情况简报》，http：//www.szhfpc.gov.cn：8080/wsj/news/30857.htm。

越突出，隐患也越来越大，长此以往将严重影响国民的健康素质。从表4-11中的数据可以看出，深圳市卫生事业费及其占地方财政支出的份额逐年增长，但与公共医疗卫生的需求依然存在差距。而且随着深圳市流动人口规模的逐年增加，流动人口与户籍人口之间在基本公共卫生服务上的差距也日益凸显，那么，深圳市每年投入的卫生事业费中，有多少用于流动人口我们不得而知。因此，本研究对卫生事业费之于流动人口基本公共卫生服务的投入水平进行估算。

由于很难对户籍人口和流动人口的基本公共卫生服务财政支出进行精确的分离测算，因此，我们构建模型进行估算。把时间前推至深圳刚刚成立特区的时候，分析深圳市人口发展情况（如表4-12所示）。

表4-12 1980～2013年深圳市人口发展情况

单位：万人

| 年份 | 常住人口 | 户籍人口 | 流动人口 | 年份 | 常住人口 | 户籍人口 | 流动人口 |
|------|---------|---------|---------|------|---------|---------|---------|
| 1980 | 9.41 | 8.41 | 1.00 | 1997 | 379.64 | 109.46 | 270.18 |
| 1981 | 13.13 | 9.83 | 3.30 | 1998 | 394.96 | 114.60 | 280.36 |
| 1982 | 19.86 | 12.86 | 7.00 | 1999 | 405.14 | 119.85 | 285.29 |
| 1983 | 28.50 | 16.50 | 12.00 | 2000 | 701.24 | 124.92 | 576.32 |
| 1984 | 33.75 | 19.14 | 14.61 | 2001 | 724.57 | 132.04 | 592.53 |
| 1985 | 46.98 | 23.19 | 23.79 | 2002 | 746.62 | 139.45 | 607.17 |
| 1986 | 48.87 | 25.74 | 23.13 | 2003 | 778.27 | 150.93 | 627.34 |
| 1987 | 59.96 | 28.69 | 31.27 | 2004 | 800.80 | 165.13 | 635.67 |
| 1988 | 78.40 | 32.19 | 46.21 | 2005 | 827.75 | 181.93 | 645.82 |
| 1989 | 102.69 | 36.20 | 66.49 | 2006 | 871.10 | 196.83 | 674.27 |
| 1990 | 100.98 | 39.53 | 61.45 | 2007 | 912.37 | 212.38 | 699.99 |
| 1991 | 119.80 | 43.21 | 76.59 | 2008 | 954.28 | 228.07 | 726.21 |
| 1992 | 122.01 | 47.28 | 74.73 | 2009 | 995.01 | 241.45 | 753.56 |
| 1993 | 118.94 | 52.14 | 66.80 | 2010 | 1037.20 | 251.03 | 786.17 |
| 1994 | 147.53 | 56.52 | 91.01 | 2011 | 1046.75 | 267.90 | 778.85 |
| 1995 | 151.18 | 59.96 | 91.22 | 2012 | 1054.75 | 287.62 | 767.13 |
| 1996 | 160.30 | 63.28 | 97.02 | 2013 | 1062.88 | 310.47 | 752.42 |

从表 4-12 可看出，深圳市流动人口占常住人口的比重非常高，至
1987 年，流动人口规模已经超过常住人口的 50%。同时，我们得到
深圳市自特区建成起卫生事业费支出情况（如图 4-9 所示）。

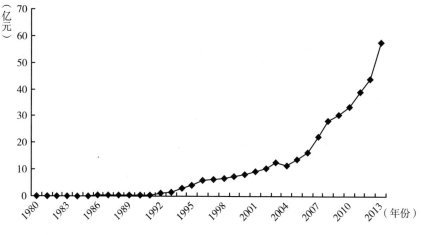

**图 4-9　1980~2013 年深圳市卫生事业费变动趋势**

从图 4-9 可以看出，深圳市卫生事业费支出在 1980~2005 年投
入甚少，增长缓慢。究其原因，一方面由于政策不到位，对基本公共
卫生的重视程度不高；另一方面由于仅有的政策均投入于户籍人口的
基本公共卫生服务中，而户籍人口相对占比较少。此外，还有一个原
因是流动人口自身的观念和意识薄弱，导致应该享受的基本公共卫生
服务权益流失。由于各种因素的影响，可以看出 1980 年以来深圳市
卫生事业费支出经历了以平稳的增速持续增长阶段和以较快的速度高
速增长阶段，大体符合"S"形函数模型。因此，我们运用"S"形
函数模型测算深圳市流动人口卫生事业费支出。具体做法是：由于制
度因素和流动人口自身观念因素，我们假设 2005 年以前，深圳市卫
生事业费支出全部用于户籍人口，因此，根据 1980~2005 年深圳市
户籍人口人均卫生事业费支出数据，构建人均卫生事业费支出与常住
人口人均 GDP 的关系模型，然后代入 2005~2014 年常住人口人均

GDP，即可求得2005~2014年户籍人口人均卫生事业费支出，再乘以户籍人口规模，即可得到2005~2014年户籍人口卫生事业费总支出。此后，用卫生事业费总支出减去户籍人口占用部分，即可得到流动人口卫生事业费支出部分，故而也可得到流动人口人均卫生事业费支出水平。

"S"形曲线的一般函数模型为：

$$Y = e^{b_0 + \frac{b_1}{x}}$$

其中，$Y$为待测指标，$x$为时间或自变量，$b_0$为常数项，$b_1$为系数。我们对"S"曲线进行变形，即：

$$Y = e^a e^{-b\ln x} \tag{1}$$

依据这个函数模型，建立深圳市1980~2005年户籍人口人均卫生事业费支出的增长模型，即：

$$F_h = Ax^{-b} \tag{2}$$

其中，$F_h$为户籍人口人均卫生事业费支出，$A = e^a$，对（2）式两边同取对数，得到：

$$\ln F_h = A - b\ln x \tag{3}$$

利用SPSS分析软件，进行包含常数项的回归分析，得到拟合图4-10。

得到回归方程为：

$$F_h = 113.168x^{1.059} \tag{4}$$

$$\begin{pmatrix} -8.101 \\ 0.000 \end{pmatrix} \begin{pmatrix} -17.674 \\ 0.000 \end{pmatrix}$$

其中，$R^2 = 0.929$，$F = 312.382$，$\text{sig} = 0.000$。对应方程变量下面的括号中，第一行为该变量参数t检验值，第二行为检验水平。

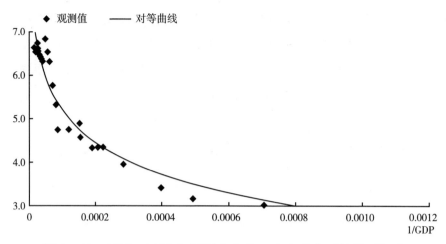

图4-10　1980～2005年深圳市人均卫生事业费对数模型拟合

由于 $F_h$ 为1980～2005年深圳市户籍人口人均卫生事业费支出，代入2005～2014年深圳市常住人口人均GDP，即可求得2005～2014年深圳市户籍人口卫生事业费总支出，用卫生事业费总支出减去户籍人口部分，即得到流动人口部分（如表4-13所示）。根据表中测算的数据，我们得到2005～2014年深圳市流动人口人均卫生事业费支出水平。根据2005～2014年10年来深圳市流动人口人均卫生事业费的平均增速，预测2015年，若深圳市实现基本公共卫生服务均等化，流动人口人均卫生事业费投入大约达到1046.82元。

表4-13　2005～2014年深圳市流动人口卫生事业费

| 年份 | 户籍人口卫生事业费总支出(亿元) | 卫生事业费总支出(亿元) | 流动人口卫生事业费总支出(亿元) | 流动人口人均卫生事业费支出(元) |
|---|---|---|---|---|
| 2005 | 1.75 | 13.78 | 12.03 | 186.30 |
| 2006 | 1.89 | 16.50 | 14.61 | 216.65 |
| 2007 | 2.04 | 22.37 | 20.33 | 290.42 |

| 年份 | 户籍人口卫生事业费总支出(亿元) | 卫生事业费总支出(亿元) | 流动人口卫生事业费总支出(亿元) | 流动人口人均卫生事业费支出(元) |
|---|---|---|---|---|
| 2008 | 2.19 | 28.13 | 25.94 | 357.17 |
| 2009 | 2.32 | 30.63 | 28.31 | 375.68 |
| 2010 | 2.41 | 33.65 | 31.24 | 397.34 |
| 2011 | 2.57 | 38.95 | 36.38 | 467.04 |
| 2012 | 2.76 | 43.88 | 41.12 | 535.97 |
| 2013 | 2.98 | 57.84 | 54.86 | 729.06 |
| 2014 | 3.19 | 67.75 | 64.56 | 865.75 |
| 2015 | — | — | — | 1046.82* |

注：* 此数据是根据平均增速测算的预测值，存在一定误差。

## （四）深圳市流动人口基本公共卫生服务均等化长期趋势分析

目前，深圳市户籍人口和持有居住证的深圳市常住人口，能够享受到包括预防接种、孕产妇保健等在内的9项公共卫生服务项目的财政补贴。另外，包括持有居住证在内的常住居民均可以享受每人每年40元的区级财政补贴。同时，对于参加医疗保险的人口，财政也有相应的补贴。2014年，深圳市城镇居民参加医疗保险的财政补助标准为每人每年324元。2013年度，对于符合深圳市计划生育政策参保少儿与大学生医疗保险，财政每人每年补贴282元。从目前的政策中不难发现，深圳市对于流动人口基本公共卫生服务的财政补贴仍有欠缺。已有政策全部倾向于户籍人口及持有居住证的常住人口，对于未获得居住证的流动人口，基本公共卫生服务项目财政未补贴；对于无法参加城镇居民医疗保险的流动人口，财政未补贴；而且流动人口子女虽可以参加少儿及大学生医疗保险，但是不享受财政补贴。由于深圳是一个户籍人口和流动人口规模"倒挂"的城市，在未来实现基本公共卫生服务均等化的过程中，深圳市需要对其人口的发展趋势

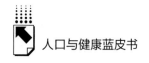

进行把握。我们对深圳市 2014～2020 年户籍人口和流动人口的规模
进行了预测，同时，对 2020 年以前深圳市财政一般预算收入进行了
预测，由此可以看出在未来一段时间内，深圳市在落实基本公共卫生
服务均等化的过程中的财政支持能力。

### 1. 未来深圳市人口发展趋势预测

要分析深圳市流动人口基本公共卫生服务均等化的情况，首先要
准确把握深圳市人口发展趋势，预测未来人口数量。在此基础上，制
定与深圳市经济社会发展相适应的基本公共卫生服务的政策。大量的
流动人口为深圳市经济社会发展带来了各方面的影响，对基本公共卫
生服务均等化的影响更是十分明显的。因此，我们预测了 2015～
2020 年深圳市流动人口的规模。这一预测是建立在已有的研究基础
之上的。例如，朱宇对福州外来人口居留倾向的调查研究显示，在福
州的外来人口有 35% 左右的人打算终生居留[1]；张建武对京津沪穗外
来人口留城意愿的调查显示，外来人口中北京的 25.7%、天津的
26.9%、上海的 11.8%、广州的 35.6% 打算长期居留在本城市[2]；刘
传江等对武汉两代外来人口定居武汉意愿的调查研究显示，第二代外
来人口中有 31.2% 想定居武汉，而且有 57.9% 的人有市民化偏好倾
向[3]。根据已有数据可以看到，深圳市人口发展呈现出以下几个特
点：一是户籍人口与非户籍人口比例倒挂。巨量的流动人口，使深圳
成为全国最"挤"的城市。2014 年深圳市统计年鉴数据显示，深圳
市常住人口规模达到 1062.89 万人，户籍人口仅 310.47 万人，户籍

---

[1] Zhu Yu, The Diversification of the Migration Flow of China's Floating Population and Their Settlement Intention in the Cities: Trends, Determinants, and Policy Implications, The Big City in China International Symposium on the Transfer of Rural Labor, Tianjin: Nankai University, 2009.

[2] 张建武：《迁移劳动力留城与返乡意愿影响因素分析——基于京、津、沪、穗的调查》，中国大城市中的农村转移劳动力国际研讨会论文，南开大学，2009。

[3] 刘传江：《乡城人口流动、城市就业与和谐社会建设笔谈》，《中国地质大学学报》（社会科学版）2007 年第 5 期。

人口与流动人口比例达1:2.4。二是人口分布不均，深圳市人口的总体增长速度主要体现在流动人口的增长上。三是人口年龄结构呈现出"两头小中间大"的枣核型结构。其中，15~59岁劳动适龄人口占88.5%。我们根据康秋匦运用Logistic模型的预测①，预测至2020年深圳市流动人口和户籍人口的发展情况（如图4-11所示）。

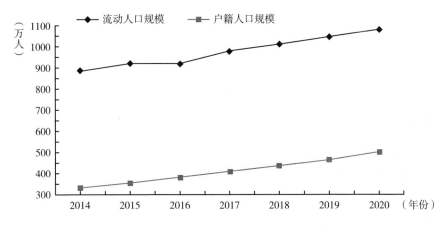

**图4-11 2014~2020年深圳市人口规模预测**

### 2. 未来深圳市财政一般预算收入预测

长期以来，国内外研究经验表明，只有在雄厚的财政实力支持下，流动人口基本公共卫生服务均等化才能够得以实现。因此，本研究预测深圳市至2020年财政一般预算收入状况，即对基本公共卫生服务均等化的财政支持能力进行测算。根据1990~2013年深圳市财政一般预算收入的数据，在不考虑价格及其他经济因素的情况下，取时间序号$t$为自变量（1990年，$t=1$），运用SPSS 19.0做包含常数项的二次项拟合，得到拟合曲线（如图4-12所示）。

因此，可以得到深圳市财政一般预算收入随着时间推移的变化趋势为：

---

① 康秋匦：《深圳市人口数量的预测研究》，《城市地理》2014年第8期。

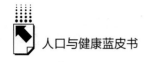

$$Y = 4.767t^2 - 55.756t + 189.441$$

其中，$Y$ 为财政一般预算收入，$t$ 为时间序号。模型中，$R^2$ = 0.974，$F$ = 401.149，sig = 0.000。依照该关系式，可以得到 2014 ~ 2020 年深圳市财政一般预算收入的预测值（如表 4 – 14 所示）。

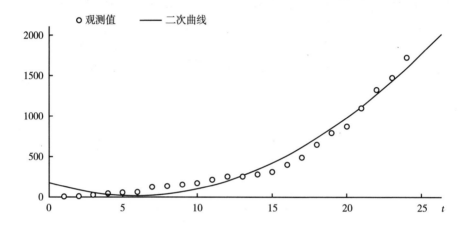

图 4 – 12　深圳市财政一般预算收入与时间序列拟合图

表 4 – 14　2014 ~ 2020 年深圳市财政一般预算收入预测

| 年份 | 时间序号 $t$ | 财政一般预算收入（亿元） | 增长率（%） |
| --- | --- | --- | --- |
| 2014 | 25 | 1774.916 | — |
| 2015 | 26 | 1962.277 | 10.56 |
| 2016 | 27 | 2159.172 | 10.03 |
| 2017 | 28 | 2365.601 | 9.56 |
| 2018 | 29 | 2581.564 | 9.13 |
| 2019 | 30 | 2807.061 | 8.73 |
| 2020 | 31 | 3042.092 | 8.37 |

　　从表 4 – 14 数据可以看到，深圳市财政一般预算收入在未来 10 年内一直处于上升的状态，但是增长速度呈明显下降的趋势。影响财政收入的因素主要包括经济发展水平、生产技术水平、经济结果以及分配政策等，其中经济发展水平是根本因素。目前深圳市仍处于经济

高速发展时期，但这种持续高速增长的态势不可能一直保持。有学者经过研究发现：从中国整体 GDP 中长期潜在增长率的自身发展趋势看，未来中国经济的中长期潜在增长率将呈下降趋势[1]，因此，从长期来看，深圳市财政一般预算收入的增长速度呈下降的趋势是合理的。

在这样的财政一般预算收入增长和流动人口规模增加的情况下，按照上文测算的流动人口人均卫生事业费支出，可以大体估算出未来深圳市落实流动人口基本公共卫生服务均等化所需的财政支持。若以 2015 年深圳市流动人口人均卫生事业费测算值作为深圳市未来 10 年每年流动人口基本公共卫生服务费用，乘以预测的未来深圳市流动人口规模，可以大体估算出 2014～2020 年深圳市流动人口卫生事业费支出（如表 4-15 所示）。深圳市只需拿出财政一般预算收入的 4% 左右就可以逐步提高流动人口基本公共卫生服务均等化水平。

**表 4-15　2014～2020 年深圳市财政对流动人口**
**卫生事业费负担情况预测**

单位：亿元，%

| 年份 | 流动人口卫生事业费支出 | 财政一般预算收入 | 流动人口卫生事业费占财政收入比例 |
|---|---|---|---|
| 2014 | 92.69 | 1774.92 | 5.22 |
| 2015 | 95.78 | 1962.28 | 4.88 |
| 2016 | 95.82 | 2159.17 | 4.44 |
| 2017 | 102.26 | 2365.60 | 4.32 |
| 2018 | 105.66 | 2581.56 | 4.09 |
| 2019 | 109.18 | 2807.06 | 3.89 |
| 2020 | 112.81 | 3042.09 | 3.71 |

[1]　李建伟：《我国经济增长的内在趋势及其周期性波动特征》，《调查研究报告》2006 年第 17 期。

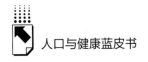

通过以上预测和测算，可以得出流动人口所需的卫生事业费占财政一般预算收入的比重较低，平均为 4.36%，说明深圳市实施流动人口基本公共卫生服务均等化后，完全有能力负担流动人口卫生事业费。测算结果显示，流动人口卫生事业费支出占财政一般预算收入的比重在未来呈现逐年降低的发展趋势。出现这样趋势的原因可能有三个：第一，未来中长期中国及各个地区潜在经济发展的增速放缓，财政一般预算收入的增长速度也处于下降的趋势。因此，流动人口卫生事业费支出占比呈下降趋势。第二，人口增速放缓。根据表 4 - 12 的数据，1980～2010 年，深圳市流动人口年平均增长速度为 32.89%，根据预测的到 2020 年的数据，2010～2020 年深圳市流动人口的年平均增长速度在 3.43% 左右。与财政一般预算收入的增长速度（8% 以上）相比，深圳市流动人口的增速慢于财政一般预算收入的增速，且差距较为明显，从而流动人口卫生事业费支出占比减少。第三，计算误差所致。表 4 - 15 中预测的到 2020 年流动人口卫生事业费支出是基于 2015 年流动人口人均卫生事业费支出的数值测算得到的，因而未包含流动人口人均卫生事业费的增幅，测算结果存在一定误差。

## （五）"十三五"期间深圳市流动人口基本公共卫生服务均等化推进方向

通过对深圳市流动人口卫生事业费的测算以及对"十二五"期间深圳市流动人口基本公共卫生服务的回望，可以明确"十三五"期间推进深圳市流动人口基本公共卫生服务均等化过程中的重点和难点，进而明确推进的方向。

第一，统筹推进，建立流动人口基本公共卫生服务工作机制。集中公安、民政、人社、住房保障等相关部门，共同建立和推进流动人口基本公共卫生服务均等化。明确各部门的职能，同时，加大投入，落实与户籍人口同等的流动人口基本公共卫生服务项目经费，并建立逐年增长机制。其中，对于人口计生方面的财政补贴可以适当创新，采用"以奖代补"的方式，对符合要求的流动人口进行相应奖励，以提高其享受基本公共卫生服务的积极性，从而增加流动人口基本公共卫生服务的可及性。

第二，服务并轨，健全流动人口基本公共卫生服务网络体系。深圳市流动人口规模大，流动速度快，因此应建立专业化基本公共卫生服务网络信息平台，以及时更新流动人口相关信息，及时为流动人口提供相应的基本公共卫生服务。一是可以构建"15分钟社区卫生服务圈"，加强深圳市社康中心卫生服务体系建设。二是改善基础就诊机构服务环境与服务品质，从保障业务用房、改善就医环境、配齐医疗设备、实现信息化服务、创新体制机制和提升服务水平等方面不断完善。三是完善流动人口基本公共卫生服务网络，加强社区流动人口服务管理站建设。

第三，信息整合，为推进流动人口基本公共卫生服务均等化提供支撑。一方面，建立相关部门流动人口信息通报机制。公安、教育、工商、房地、建管、人社、交通等部门通过办证、办事环节加强对流动人口的监管和服务，登记流动人口主要信息，并将登记和查验信息向同级人口与计生部门通报。另一方面，建立基本公共卫生信息与计生信息共享互补机制。以常住人口信息库中的流动人口个案信息为本底，依托常住人口信息系统和各个基本公共卫生服务信息系统，定期开展流动人口个案信息比对工作，不断补充和完善流动人口基础信息。此外，探索建立基本公共卫生服务信息共享平台。积极推进流动人口健康信息平台建设，链接常住人口信息库和基本公共卫生服务各个信息系统，实现流动人口基本信息在常住人口信息库和各基本公共卫生服务信息库中共享，提高信息化工作水平。

# 六 对策建议

通过分析深圳市基本公共卫生服务现状，将深圳市流动人口基本公共卫生服务与北京、上海、广州等地进行比较，我们发现，在推进深圳市流动人口基本公共卫生服务均等化的过程中，尚存在不足之处，具体表现为：政府对流动人口基本公共卫生服务的责任存在低效率；公共卫生服务财政投入体系不健全；尚未建立针对流动人口基本公共卫生服务提供者的激励机制；尚未建立基本公共卫生服务均等化政策效果评估体系；流动人口基本公共卫生技术水平不全面；未针对流动人口的各项特点提供各项基本公共卫生服务；等等。因此，应该从以下几个方面着手优化和完善。

## （一）推进以政府为主导的基本公共卫生服务社会化

推进深圳市流动人口基本公共卫生服务均等化，首先要明确基本公共卫生服务均等化的目标，对全体公民设定统一的均等化服务标准，根据国家的新形势建立新型的基本公共卫生服务体系，强调政府在提供公共服务中的责任，强化公共服务型政府建设。政府是基本公共服务的提供者和领导者，更承担着整个社会公共服务的规划与管理任务。实现政府职能的转变，科学规范政府组织机构及人员的编制，有利于更好地实现政府管理方式的规范有序、公开透明，进一步提高其在提供公共服务方面的积极性与能力效率。政府在公共服务供给方面发挥着制定公共服务政策、直接生产或提供某些公共服务、引导社会资本有序和规范地进入公共服务领域等职能，并通过投资来实现基本公共产品的供应，进而实现公共服务的均等化。政府应深化行政管理体制，做到权责对等，强化行政问责制，改革审批制度，彻底清理、减少、规范行政审批项目，在公共服务体制建设的整体框架下调整政府机构，发挥政府在公共服务方面的社会功能，促进城乡间、区域间的公共卫生资源合理分布，通过将城市现有卫生资源向周边地区转移和辐射，逐步实现卫生资源的城乡共享。同时政府还应完善和改革公共服务领域的投资体制，在加强对社会组织管理的同时，积极引导、创造条件鼓励社会组织在公共服务提供等方面的广泛参与。在政府主导的前提下，将社区服务、就业培训、科普教育等服务转移给社会组织去做，形成政府购买社会组织服务的形式，推进以政府为主导的基本公共卫生服务社会化，是实现基本公共卫生服务均等化的体制基础。

## （二）完善财政基本公共卫生服务投入体系

政府为流动人口提供基本公共卫生服务必须依靠财政的大力支持。建立完善的公共财政投入体系是实现基本公共卫生服务均等化的财政基础。通过改革财政管理体制，规范公共财政制度，调整财政支出的结构，加大对基本公共卫生服务脆弱领域的投入，建立公共服务投入的稳步增长机制，优化公共财政资源配置，着重在基础教育、基本医疗、基本社会保障等方面进行投入；完善均等化转移支付制度，在涉及流动人口基本公共卫生服务的方面加大财政的转移支付力度，试行纵向转移和横向转移相结合的方式，并配合相关的税收和财政补助政策，提高基本公共卫生服务能力；健全财税体制，按照财力与事权相匹配的原则，界定各级政府基本公共卫生服务的支出责任，依法规范各级政府收入划分，并设定相对合理的分配公式，使之制度化、透明化，为实现流动人口基本公共卫生服务的均等化提供财政保障。正如 WHO 所指出的那样：经济发展与卫生工作的开展相辅相成，经济发展的水平影响和推动着卫生事业的发展，卫生工作同样也对社会和经济的发展起着能动作用。根据国际上的经验，基本公共卫生服务均等化的基础和基本实现手段是财政能力的均等化[1]。我们可以借鉴国际经验完善基本公共卫生服务

---

[1] 王伟、任苒：《基本公共卫生服务均等化的内涵与实施策略》，《医学与哲学》（人文社会医学版）2010 年第 6 期。

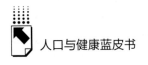

的财政支付体系，变革卫生支出的投放方向，有效地分配卫生资源，增加流动人口基本公共卫生服务的可及性，做到根据医疗卫生服务需求和利用状况来确定资源需要量。

### （三）优化正向激励基本公共卫生服务提供者的机制

流动人口作为基本公共卫生服务的对象，通常对基本公共卫生服务的利用及利用的主动性较差，通常不会主动利用服务，且部分人群的依从性较差，需要服务提供方主动提供。这就导致了基本公共卫生服务的效果取决于提供者提供服务的动力以及是否按照政府要求和规定提供服务，所以对于提供方的有效激励和约束就变得十分重要。因此实现流动人口基本公共卫生服务均等化目标的关键之一是调动基层卫生机构的积极性，促进基层卫生机构工作人员主动地按照政府要求规范提供相关服务，切实落实好政策的实施，保证工作顺利开展。通过建立合理的考核指标体系，同时加大对相关部门的监管和考核力度，使资金严格遵循绩效考核结果进行分配，配以合理支付方式，实现资金最优配置。

### （四）加强基本公共卫生服务均等化政策效果的评估

流动人口基本公共卫生服务均等化指标体系是测量基本公共卫生服务是否达到均等化的基础工具。在推进流动人口基本公共卫生服务均等化的过程中，深圳市必须尽快探索出一个科学的评估体系，并且加强对其效果的评估。因为现阶段深圳市在一定意义上还缺乏从均等化方面进行考核、评估流动人口基本公共卫生服务指标体系，无法对流动人口基本公共卫生服务均等化的程度进行准确评估。在操作层面上，要将流动人口基本公共卫生服务筹资方式、机构设置、人员配置、基础设施等条件纳入均等化考核范围，且最好以人均水平作为评价标准进行量化。同时，各个层级的基本公共卫生服务包含的内容应该设立指标，提高指标评估效果的科学性和可操作性。此外，对评估考核效果设定激励机制，以便及时推广先进经验，为流动人口基本公共卫生服务均等化提供更明确的方向。

### （五）提升基本公共卫生服务中全科医学服务的专业品质

转变管理理念，在规划公共服务布局、确定财政支出、提供公共服务等方面，要充分考虑到流动人口的利益，考虑其需求，为流动人口更好地融入城市提供更有利的条件，建立和完善流动人口的领导协调机制。深圳市及各级政府应加强流动人口的综合管理，设立专门的工作管理机构和服务网络，健全部门间的协调机制。深圳市政府应制定流动人口总量调控的合理目标，建立信息化、网络化的人口信息系统，对流动人口采用现代化管理手段，促进流动人口在城市的稳定生活与就业，转化流动人口的增长压力，使基本公共卫生服务、医疗保险充分覆盖到流动人口。同时，继续推进流动人口医疗保险管理服务的规范化与专业化，妥善解决流动人口基本医疗保险关系的转移接续，建立起覆盖流动人口的社会保障体系，对流动人口的工伤和医疗保险制度的建设更加侧重，在一些流动人口聚集地区推行单独设计的社会保险模式，建立可携带的个人账户，为流动人口的生活带来更多的便利与保障。

### （六）创新流动人口基本公共卫生服务内容和方式

由于制度上的限制和排斥，如以户籍制度为依托的流动人口管理制度，以及一系列与户口紧密相关的社会福利制度，严重制约着流动人口的社会融合度。应改变城市的体系构建来完善流动人口的相关福利，缓解目前其所处的薄弱现状。可以构筑流动人口与政府之间的"对话"平台，为流动人口提供灵活性与多样性的利益表达渠道和途径，在基本公共卫生服务领域真正做到共享和共发展。一方面，整合

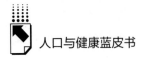

基本公共卫生服务项目，将相关健康检查、随访服务与宣传教育相结合。另一方面，整合服务团队，以全科医生核心团队为基础，深入流动人口聚集的四大新区，开展相关基本公共卫生服务，提高流动人口获得基本公共卫生服务的可及性。此外，拓展服务内容，在规定的基本公共卫生服务均等化基础上，不断拓展服务范围，使流动人口在更多的基本公共卫生服务方面与户籍人口享受均等化待遇。

# 深圳市惠民型计划生育体系研究

焦桂花　汤健　傅崇辉

本部分要点：

1. 深圳育龄妇女及其生育具有明显的地区特征，呈现出管理难度较大、服务需求旺盛的特点，故需在满足计划生育管理要求的前提下，简化管理流程，提高群众的便利性，不断向群众提供高质量的计划生育相关服务。

2. "十二五"期间，深圳计划生育服务和计划生育管理工作都取得了较好的成绩，尤其在计生协建设方面。但其发展依然存在计生服务供需不相称、政府职能转变不充分、保障机制不完善、管理效率低下、制度创新空间不足、计划生育信息应用不足等问题。

3. 新形势下的深圳惠民型计划生育体系应与深圳社会经济发展阶段相适应，并建成相对完善的管理体系和服务体系，形成高效的配套机制和措施，应从三方面进行改革发展：①以改革创新为手段，建立高效精简的计划生育管理体系；②以惠及全民为导向，优化计划生育服务体系；③构建惠民型计划生育体系的保障机制。

## 一　引言

2013年，十二届全国人大通过的《国务院机构改革和职能转变

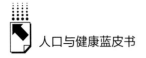

方案》，将卫生部与人口和计划生育委员会整合组建国家卫生和计划生育委员会。作为新组成的卫计部门的重要职责之一，计划生育工作正式进入一个新的发展阶段，计划生育政策调整、人口发展趋势变化等新形势，对计划生育服务管理提出了更高、更新的要求。

党的十八届三中全会审议通过了《中共中央关于全面深化改革若干重大问题的决定》，全面深化改革进入新常态。2015年，政府工作报告指出要推进计划生育服务管理改革，计划生育的服务角色将进一步巩固，计划生育管理的改革力度将进一步加强。

当前，计划生育工作的社会、经济、人口和政治环境都发生着深刻的变化。卫生和计生部门的合并，本身就意味着原有的计划生育工作的方式、方法已经不适应人口和经济社会发展的需要，做出合适的调整与改革是唯一的选择。人口发展趋势也从人口数量增长的压力转向人口结构性压力，人口老龄化、出生人口性别比、人口城镇化等现实问题将长期存在。"全面建成小康社会、全面深化改革、全面依法治国、全面从严治党"的战略布局，以及政府职能转变的要求，将深刻影响政府在计划工作中的角色定位。生育政策的调整、人民群众计划生育福利诉求的增加等，都需要我们认真总结、及时调整工作思路和方法，以适应变化着的环境。

深圳作为中国改革开放的前沿城市，肩负先行先试的使命，处在全面深化改革的风口浪尖。市委、市政府紧扣党的十八届三、四中全会精神，深入贯彻落实中央对深圳改革发展的指示要求。在中央提出的"四个全面"战略布局中，深圳市第六届党代会从五个维度做了具体细化，提出了"建成现代化国际化创新型城市"的宏伟目标：努力建成更具改革开放引领作用的经济特区、努力建成更高水平的国家自主创新示范区、努力建成更具辐射力带动力的全国经济中心城市、努力建成更具竞争力影响力的国际化城市、努力建成更高质量的民生幸福城市，这一目标也被概括为"二区三市"。在目标的实现路径方面，深圳从全面深化改革、建设一流法治城市、全面从严治党三个方面规划了19项具体工作。

30多年来，深圳的计划生育事业在风雨中走过一段光辉而艰辛的历程，其间经历过多次改革与转型，从"突击治理"向"三为主"转变，从"计划生育综合改革"向"构建计划生育公共服务体系"转型，率先实行了卫生和计生合并，实现了人口再生产类型的历史性转变，创造了有利于社会经济发展的人口环境，创造了计划生育综合改革、计划生育公共服务等方面的诸多经验。如今，面对新的形势，深圳的计划生育工作如何适应全面深化改革的需要，服务于深圳"二区三市"建设的大局，是计划生育事业发展的新任务和新要求，也是本研究要回答的主要问题。因此，本研究的目的包括：一是着眼于政府职能转变的宏观背景，全面分析深圳计划生育服务管理的现状、体制和机制；二是总结和梳理近年来深圳服务管理的实践经验与做法，查找存在的突出问题，以及可能遇到的发展障碍；三是着眼于全面深化改革和深圳社会经济发展的现实要求，提出深圳惠民型计划生育服务管理体系的政策路径和制度框架，旨在为深化计划生育服务管理改革提供政策分析的参考。

计划生育服务管理是社会治理体系中的基层环节，涉及与人民群众密切相关的民生事务，承担了大量的社会公共服务，对深圳计划生育服务管理改革的研究具有明显的理论和现实意义。

本研究的理论意义在于：从理论层面梳理计划生育服务管理的机制及实践路径，探索适应新的社会、经济、人口环境的计划生育服务管理体系的理论基础，对于丰富和完善中国的计划生育相关理论和方法有着一定的积极意义。作为改革开放前沿的深圳，在全面深化改革方面具有先行先试的责任和义务，在计划生育服务管理方面也不例外。对深圳惠民型计划生育服务管理体系进行研究的现实意义在于：一是深圳的计划生育事业经过30多年的发展，无论取得多么显著成

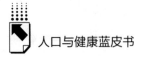

效，都必须根据新的形势发展进行制度改革和创新，迫切需要在政策设计方面打破路径依赖；二是以生育政策调整为代表的制度环境变化，对原有的计划生育工作体系构成或大或小的冲击，全国各地都在积极探索新的计划生育工作体系，深圳的经验和做法无疑对其他地区具有借鉴和启示意义；三是计划生育政策的顶层设计进入密集改革时期，要保证快速、准确的政策对接，需要积极开展新一轮的计划生育政策设计，做好相应的政策储备。

## 二 深圳计划生育的基本状态

深圳计划生育工作体系是在国家、省计划生育政策环境，以及深圳人口和生育水平的基础上形成的。因此，了解深圳的人口状态和生育水平、现行的计划生育服务管理状态，是下一步计划生育服务管理改革、构建惠民型计划生育体系的基础条件。

### （一）深圳人口状况

深圳是一个典型的移民城市，其人口状态很大程度上受人口流入的影响，因此也表现出与其他城市不同的人口发展状态。

首先，人口数量持续增长，但增速有放缓的趋势。根据深圳市统计年鉴，深圳常住人口从 2000 年的 701.24 万人，上升到 2013 年的 1062.89 万人，年均增长率为 3.25%。受深圳产业转型升级的影响，流动人口的增长态势从 2010 年开始发生逆转，首次出现负增长，从而导致深圳常住人口增长明显放缓（如图 5 - 1 所示）。

深圳是典型的流动驱动型人口城市，自然增长对人口增长的贡献率远远小于人口流入的影响。2000～2010 年，自然增长对人口增长的贡献率处于 2.16%～8.96%；2010 年流动人口负增长之后，自然增长的贡献率才有所提高。深圳的人口数量压力主要来自人口流入，

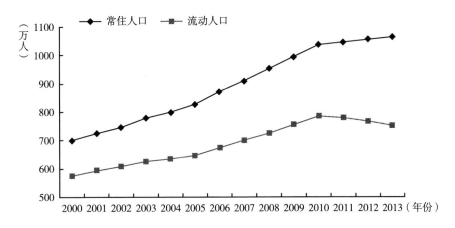

**图 5-1 深圳人口数量变化趋势 (2000~2013 年)**

且流动人口数量已经进入相对稳定的状态，有利于深圳人口调控目标的实现，也为计划生育服务管理改革创造了有利的时间和空间。

其次，人口年龄结构偏轻，育龄人群的比重偏高。深圳人口是典型的年轻型人口。第六次人口普查资料显示：深圳市常住人口中，0~14 岁人口为 101.88 万人，占总人口的比例为 9.84%；15~64 岁人口为 915.64 万人，占比为 88.40%；65 岁及以上人口为 18.28 万人，占比为 1.76%。按照 65 岁及以上人口占总人口的比例达到 7% 以上即老年社会的标准，深圳离进入老龄化社会还较远。

据统计测算，全市人口平均年龄为 30 岁左右，深圳还处于旺盛的"人口红利"期。15~64 岁人口占总人口的 88.40%，比广东省的 76.36% 高出 12.04 个百分点，比上海市的 81.25% 高出 7.15 个百分点，比北京市的 82.70% 高出 5.7 个百分点。较高比例的劳动年龄人口在为深圳带来人口红利的同时，也不可避免地增加了全社会育龄人口的计划生育、生殖健康和优生优育的服务需求。

最后，户籍人口城市化已经完成，但人口城乡结构依然存在。

2004 年，随着宝安和龙岗两区城市化的完成，深圳成为全国首个完成农村城市化的城市。同时，深圳第一产业占 GDP 的比重 2004 年时不到 1%，至 2013 年农业产业则基本消失。但从计划生育服务管理的角度看，深圳依然有为数众多的持"农业人口"户籍的流动人口。根据第六次人口普查数据，深圳常住人口中的农业人口为 662.73 万人，占比达到 63.98%。这部分"农业人口"虽然从事的是非农业经济活动，生活方式和思想观念也或多或少融入深圳的城市生活，但他们依然受其户籍地计划生育政策的约束。全国各种类型的计划生育政策都在深圳的流动人口中有所体现，计划生育服务属地化管理与计划生育政策户籍地管理之间形成了明显的制度差别。从这种意义上说，在全国计划生育政策实现城乡一体化之前，深圳计划生育服务管理的城市化还远远没有完成，计划生育服务管理的复杂性较为突出。

### （二）深圳育龄妇女生育状况

在现行的制度安排下，生育以及与生育相关的服务和管理虽然不是计划生育工作的全部，但是计划生育服务管理的主要内容。育龄妇女的人口学特征是制定计划生育工作的基础信息之一。鉴于生育分析对数据的要求，本部分所用数据主要来自历次人口普查的汇总数据。

#### 1. 育龄妇女总量

育龄妇女（15~49 岁）是生育行为的主体，其数量和结构对一个地区的生育状况有重要影响。由于深圳市有大量非本地户籍的外来流动人口，而流动人口的年龄结构与育龄妇女的生育旺盛期（20~29 岁）有一定的重合，因此，深圳市育龄妇女的总量和结构很大程度上受外来流动人口数量的影响，进而决定了深圳人口的生育水平，但其变动趋势与全国其他城市有着显著不同的特点。

从表5-1可以看出，深圳市育龄妇女总量由2000年的315.24万人增加到2010年的392.64万人，10年间增长了24.55%。该增长率远高于全国8.60%的水平，但低于全国城市地区的平均增长率（38.14%）。

表5-1　深圳市与全国育龄妇女总量及其变化趋势

单位：万人，%

|  | 全国 | 全国城市 | 深圳市 |
|---|---|---|---|
| 2000 年 | 34970.09 | 9224.86 | 315.24 |
| 2010 年 | 37977.97 | 12743.15 | 392.64 |
| 增长率 | 8.60 | 38.14 | 24.55 |

数据来源：根据第五次和第六次全国人口普查资料计算。

从育龄妇女的户籍构成看，2010年深圳市392.64万名育龄妇女中，本地户籍（含人户分离）育龄妇女65.91万人，仅占深圳市全部育龄妇女的16.8%，而来自广东省内和省外的流动育龄妇女分别为90.41万人和236.32万人，分别占全部育龄妇女的23.03%和60.19%。总的来看，深圳市育龄妇女总量未来保持小幅增长的可能性相对较大。一方面，考虑到当前中国正处于快速的人口城市化时期，未来深圳市育龄妇女总量仍将有一定幅度增长空间。另一方面，由于深圳市流动人口规模远超过其他城市，已经出现饱和的趋势，其增长速度可能会低于其他城市。

### 2. 育龄妇女婚姻状况

从表5-2给出的数据可以看出，深圳市育龄妇女中未婚人口比例高达39.59%，远高于全国平均水平的27.01%和全国城市平均水平的31.49%。同样由于年龄结构的原因，深圳市育龄妇女离婚和丧偶的比例也比全国水平低得多。

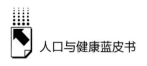

表5-2　深圳市与全国育龄妇女婚姻状况

单位：%

|  | 未婚 | 有配偶 | 离婚 | 丧偶 |
|---|---|---|---|---|
| 全国 | 27.01 | 70.83 | 1.33 | 0.83 |
| 全国城市 | 31.49 | 65.76 | 2.19 | 0.56 |
| 深圳市 | 39.59 | 59.37 | 0.90 | 0.14 |

　　数据来源：根据《深圳市 2010 年人口普查资料》《中国 2010 年人口普查资料》中的数据整理。

　　图 5-2 给出了深圳市、全国和全国城市分年龄未婚人口比例。深圳市分年龄未婚人口比例不仅远高于全国平均水平，而且与全国城市地区相比，25 岁及以上年龄组未婚人口比例也显著偏高。从年龄角度看，在 25~29 岁生育高峰年龄组，深圳市每个年龄的未婚人口比例比全国城市平均水平高出大约 5 个百分点。这意味着即使深圳市已婚生育水平与其他城市相同，其总和生育率也会低于全国城市的平均水平。从队列角度看，深圳市分年龄未婚人口比例显著高于全国城市平均水平，反映出深圳市育龄妇女平均初婚年龄要高于全国平均水平。这也在一个方面反映出深圳市育龄妇女初婚年龄的上升幅度比全国平均水平更快。由于初婚与初育紧密相连，初婚年龄的变化也会造成初育年龄的相应变化，平均生育年龄的小幅上升会导致该时期生育水平与生育数出现较大幅度的下降[1][2]。

### 3. 年龄别生育率和孩次别生育率

　　从图 5-3 可以看出，深圳市育龄妇女年龄别生育率和生育模式与全国平均水平较为类似，但 25 岁前后的育龄妇女生育率比全国城市的平均水平低，但是 30 岁以上育龄妇女生育率显著高于全

---

① 曾毅：《提高平均生育年龄对我国人口发展的影响》，《人口与经济》1991 年第 2 期。

② J. Bongaarts，"Fertility and Reproductive Preferences in Post-transitional Societies"，*Population and Development Review*，27，Supplement：Global Fertility Transition，2001.

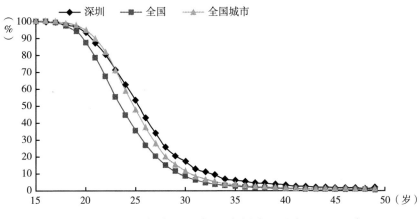

**图 5 - 2　深圳市与全国分年龄未婚人口比例（2010 年）**

数据来源：根据《深圳市 2010 年人口普查资料》《中国 2010 年人口普查资料》中的数据整理。

国平均水平。这也从生育水平的角度反映出深圳育龄妇女"晚育"的现实。

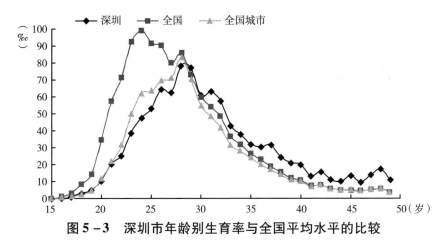

**图 5 - 3　深圳市年龄别生育率与全国平均水平的比较**

数据来源：根据《深圳市 2010 年人口普查资料》《中国 2010 年人口普查资料》中的数据整理。

从图 5 - 4 可以看出，深圳市育龄妇女一孩年龄别生育率与全国城市地区相类似，具有典型的中国城市一孩生育特征。

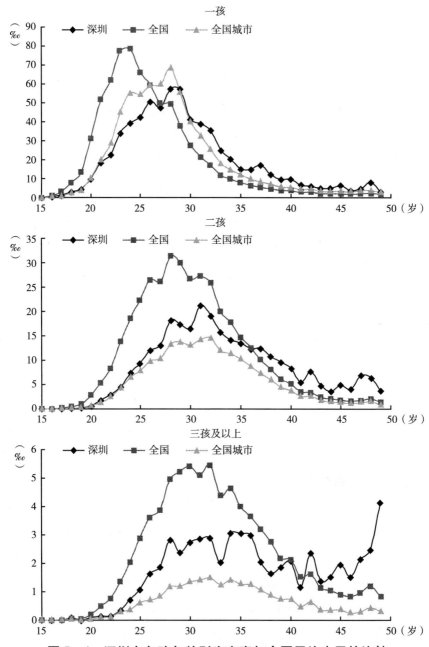

图 5 -4　深圳市各孩年龄别生育率与全国平均水平的比较

数据来源：根据《深圳市 2010 年人口普查资料》《中国 2010 年人口普查资料》中的数据整理。

二孩和三孩及以上年龄别生育率则显著高于全国城市地区平均水平。这一现象在很大程度上是由流动育龄妇女造成的。虽然深圳育龄妇女的二孩和多孩生育水平低于全国平均水平，但深圳流动育龄妇女的二孩和多孩生育水平明显高于全国平均水平。

尽管深圳市流动育龄妇女以 20～24 岁为主，但是由于其总量庞大，在 35 岁及以上育龄妇女中仍占有相当比重（45～49 岁育龄妇女中流动人口占 70%），因此，深圳较高年龄组的高生育水平在很大程度上也是由流动人口造成的。由于普查数据的生育部分没有给出育龄妇女的户籍信息，因此本研究无法对此进行深入分析。但总的来看，分年龄生育率所反映出的深圳市高龄、多胎次生育水平偏高的现象主要受流动因素的影响。这就给深圳的计划生育服务和管理提出了更高的要求。

### 4. 总和生育率

根据前面分年龄生育率数据，深圳市 2010 年总和生育率为 1.03，明显低于全国平均水平的 1.18，但是高于全国城市地区的平均水平 0.89。事实上，从前面的分年龄生育率中，也可发现深圳市的生育水平大致居于全国平均水平和全国城市平均水平之间。

从分孩次的总和生育率来看，深圳市 2010 年一孩总和生育率为 0.68，而全国和全国城市地区的一孩总和生育率分别为 0.73 和 0.67。可见深圳市一孩总和生育率大致与全国城市地区平均水平相当，其与全国城市地区平均水平的差异主要体现在二孩及以上总和生育率方面。从全国总体来看，0.73 的一孩总和生育率意味着超过 1/4 的女性不会生育一孩。这在一定程度上是受"进度效应"的影响，即由于育龄妇女不断推迟生育，任意一个年龄组的妇女中都有一定比例会将其生育事件推迟到普查时点之后，从而导致观测到的孩次别生育率偏低。但是对于深圳而言，"分母效应"可能起到更大的作用，大量未婚的低龄流动育龄妇女作为分母，拉低了深圳市的一孩生育水

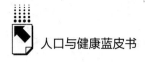

平。相对来说，未婚比例对二孩及以上的生育率影响较小，因此深圳市的二孩和三孩及以上生育水平（0.29 和 0.06）均显著高于全国城市地区的平均水平（0.19 和 0.02）。

### 5. 出生缺陷率

深圳市出生缺陷监测表明，2003～2010 年围产期的出生缺陷率呈缓慢上升趋势，由 2003 年的 14.27‰上升为 2010 年的 16.09‰[①]。2010 年，排前五位的出生缺陷为先心、多指、唇腭裂、马蹄内翻足、尿道下裂，且先心和多指的发生率呈上升趋势。与全国比较，深圳市 2003～2010 年出生缺陷围产期总发生率历年来均高于全国，但严重缺陷儿的围产期发生率低于全国平均水平。深圳市的出生缺陷率长期高于全国的平均水平，比起发达国家的水平就更加处于劣势，离医学上可能的出生缺陷率下限还有一定的距离。这与深圳市的社会经济发展状态不相匹配。

免费孕前优生健康检查的最终目标是有效地降低出生缺陷发生率。2012～2014 年，深圳出生缺陷发生率保持上升的趋势，从 2012 年的 16.74‰上升到 2013 年的 17.96‰，再到 2014 年的 19.37‰[②]。影响出生缺陷发生率的因素非常复杂，既有监测时限变化的影响，也有监测技术变化的作用。免费孕前优生健康检查项目是从 2013 年开始推广的，很难在短期内显现出有统计意义的效果。但如果项目执行确实有效，最终应该在出生缺陷发生率上得到体现，这是我们应该密切关注的方面。

### 6. 单独二孩生育

根据深圳市卫生和人口计划生育委员会的统计，深圳符合"单

---

① 赵光临、王晨虹、李胜利、谢建生：《2003～2010 年深圳市出生缺陷变化趋势分析》，《中国妇幼保健》2013 年第 28 期。
② 数据引自深圳市卫计委《关于出生缺陷发生率情况报告》。

独二孩"条件①的家庭为 30513 户。自 2014 年 3 月开始实施"单独二孩"政策以来,深圳共受理"单独"家庭再生育申请 13672 份,办理再生育登记 12468 份,占符合申请政策家庭的 40.86%。截至 2014 年 12 月 31 日,已有 2260 名"单独二孩"出生,占办理再生育登记的 18.13%。"单独二孩"生育申请也从高峰期的 2600 多份逐月减少,目前每月申请量保持在 1000 份左右。

总体上看,深圳"单独二孩"政策运行平稳,申请数量和再生育数量处于预期范围内,没有出现过度的生育挤压现象,医疗机构产科、儿科服务有序,社会效果良好。根据这种趋势判断,未来深圳"单独二孩"再生育将会趋于常态,逐渐完成平稳状态的过渡。

综上所述,深圳育龄妇女及其生育具有明显的地区特征,反映到计划生育工作方面可以归纳为管理难度较大、服务需求旺盛的特点。首先,深圳是全国唯一流动人口总量超过户籍人口的大城市,且育龄妇女占总人口的比例较大,生育水平在很大程度上受流动人口的影响。因为流动人口与流入地之间缺乏行政约束关系,计划生育居住地管理原则的贯彻很大程度上还取决于户籍地的约束能力。受流出地与流入地之间信息沟通不畅的限制,在政府减政放权的大趋势下,计划生育管理的行政约束力正在减弱,计划生育管理难度加大,原有的计划生育管理模式发展受到一定的冲击。其次,尽管深圳育龄妇女的生育水平远低于更替水平,但庞大的人口基数使得深圳每年有近 20 万的出生人口,对比 2014 年深圳约 7 万人的孕前优生健康检查规模,还有不小的优生优育服务需求没有满足。另外,数量庞大的常住人口还加大了计划生育相关的全生命周期服务需求的强度。因此,建设惠民型计划生育体系就是要在满足管理要求的前提下,简化管理流程,提高群众的便利性,不断向群众提供高质量的计划生育相关服务。

---

① 已婚已生育一孩的单独家庭。

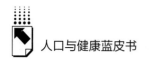

# 三　深圳计划生育服务管理现状

深圳计划生育服务管理方面工作是在国家和广东省计划生育工作的框架下开展的。就其服务管理的内涵来说，与其他国内城市没有原则性的区别。但深圳作为经济特区具有立法权，可以通过制定地方性计划生育条例对具体的服务管理措施进行差别化的设定，从而使得计划生育服务管理具有一定的深圳特色。

## （一）计划生育服务

计划生育服务是以满足群众计划生育需求为导向，以稳定低生育水平、提高出生人口素质、提高群众满意程度为目标，紧紧围绕满足育龄群众生殖健康、避孕节育、优生优育，以及计划生育家庭的生产、生活需求而开展的服务。它包括宣传教育、科学技术、利益导向、社会保障、权益维护等各个方面，是一个全方位、系列化的服务体系。

### 1. 建立基本完备的计划生育公共服务体系

深圳在人口计生公共服务体系建设过程中，扩展服务内容，创新服务方式，健全服务设施，完善服务机制，在全市 500 多个社区建设了社区生育文化中心，形成了具有计划生育宣传教育、优生优育咨询服务、避孕药具发放以及学习培训、休闲娱乐等多种功能的标准化计划生育公共服务阵地。卫生和计生合并后，深圳又向社区生育文化中心注入健康教育咨询的内涵，进一步扩展了其功能性作用。社区生育文化中心的建设遵循了五个标准——服务设施标准化、服务内容综合化、服务方式便利化、服务对象全员化、服务保障机制化，使得其模式可以短期内在全市复制推广。最近，社区生育文化中心的模式已经成功地复制到郑州和成都。只要根据计划生育工作发展形势，适时注入新的内涵，创新运作模式，社区生育文化中心作为计划生育公共服务体系的基层平台，便能够在新时期发挥其自身的效用。

### 2. 面向家庭提供生殖健康服务

通过生殖健康进家庭活动，向全市育龄家庭提供优质的计生技术服务，增强育龄群众的生殖健康意识及自我保健能力，确保他们享有基本的生殖保健服务，全面提高生殖健康水平。主要措施包括：各级技术服务机构向育龄群众普及科普知识，包括避孕节育、优生优育、生殖健康等，推广先进适用的避孕节育技术，让育龄群众采用安全、适宜的避孕措施；开办市区两级人口计生网站，构建科技知识传播平台，使生殖健康知识走进育龄群众，并提供个性化、面对面的宣传、咨询和指导；开展生殖道感染防治行动，降低育龄妇女生殖道感染发生率。

### 3. 开展面向全人口的优生优育工程

深圳市在前期出生缺陷干预工程的基础上，于2012年正式启动国家免费孕前优生健康检查项目，除统一开展国家规定的项目外，还有广东省增加的地中海贫血筛查、G-6PD缺乏症检测项目，以及深圳市增加的胸透、抗HIV检测、男性血常规、静脉抽血项目。目前10个区已全面开展孕前优生健康检查项目工作。2014年度，深圳市共有69563人参加免费孕前优生健康检查，其中男性有31845人，女性有37718人。2014年，深圳市投入免费孕前优生健康检查项目的经费总额上限为2218万元，其中投入男性服务对象的经费为503万元，投入女性服务对象的经费为1715万元。免费孕前优生健康检查项目的直接产出为发现遗传风险、生殖风险、慢病风险、母婴传播疾病风险、行为环境风险等可能对出生人口素质产生不利影响的风险因素。但是，2014年的出生缺陷率还没有明显下降的趋势，其最终效果还有待进一步观察。目前开展的免费孕前优生健康检查项目超越了计划生育技术服务以育龄妇女为主要对象的传统服务模式，扩展到男

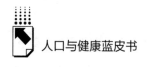
性的生殖健康服务领域，可谓是服务理念的进步，为下一步将计划生育服务拓展到全人口、全生命周期提供了宝贵的经验。

#### 4. 实施多方位的计划生育利益导向政策

创新利益导向机制，建立奖励、优惠、扶持、救助、保障"五位一体"的计划生育利益导向机制。对深圳户籍人口中独生子女死亡或伤病残后未再生育、收养子女家庭实行补助。设立独生子女困难家庭补助、独生子女成才奖励等项目。政府优先为计划生育困难家庭成员提供就业岗位，发动企业事业单位对计划生育困难家庭开展一对一帮扶。针对流动人口占比大的特点，深圳将社会福利政策拓展到计划生育的流动人口家庭：流动人口在深圳除免费享受国家规定的基本项目外，在实施计划生育手术时还可享受金额不等的奖励或补助；符合计划生育政策的非深户少儿也可参加财政补助的少儿医保；生育保险的保障范围从户籍人口扩大到符合计划生育的流动人口；义务教育也将"双免"对象扩大到所有实行计划生育的流动人口子女。

### （二）计划生育管理

计划生育管理是指行政部门或有关组织机构按照计划生育的法律法规，对居民的生育行为依法进行约束和调节的行政行为和过程，以保障生育目标的实现。主要内容包括以社会抚养为主的经济约束和以计划生育证明为主的行政约束两种手段，并在此基础上衍生出形式多样的配套措施。

#### 1. 计划生育依法行政

深圳于 2012 年出台了新的《深圳经济特区人口与计划生育条例》，在维护群众合法的计划生育权益的同时，也强化了计划生育管理的手段。比如，在行政约束方面，规定境外生二胎也算超生，统一了全市的社会抚养费征收标准，明确了物业服务企业的计划生育服务管理责任。在利益导向方面，增加晚婚晚育产假时间，加大对生育失独家庭、伤残家庭的政策扶助力度，明确了施行避孕节育手术的财政补助额度等。该条例在当时的情况下较好地弥补了计划生育工作过程中的一些法律空白，为依法行政提供了法律依据。但由于条例出台时的政策环境已经发生了很大的变化，生育政策、计划生育服务证管理等方面的规定已经明显不适应现实情况，深圳实行"单独二胎"就是以《广东省计划生育条例》为政策依据。为了防止损害群众利益的不正之风，深圳还出台了《人口和计划生育群众工作纪律》《人口和计划生育检查考评工作纪律》等文件，以提高计划生育执法质量，杜绝因不当执法或者违法行政导致重大案件的发生。

## 2. 计划生育综合治理

深圳推进计划生育综合治理法制建设，加大综合治理力度，明确发改、财政、公安、卫生、民政、人力资源和社会保障、教育、文化、规划和国土、住房和建设、出租屋租赁管理等有关部门的计划生育管理职责，并纳入计划生育的目标管理考核，保障了综合治理的力度。计划生育综合治理的主要措施将计划生育作为职能部门相关行政审批业务的前置条件，在入户、入学、孕检生产等环节进行重点把关，特别是重点解决民办学校查验计划生育证明等工作难点，做到既方便群众又减轻基层压力，使综合治理工作更显成效。

## 3. 流动人口计划生育管理

深圳是流动人口大市，有关流动人口的计划生育政策呈多样化特征，计划生育管理难度也大。为此，深圳建立流动人口计划生育管理的区域协作机制，推动流动人口计生双向管理，加强与外省驻深流动人口计生工作站的工作配合和信息反馈，累计与61个市（县）建立区域协作关系，外地在深建立流动人口计划生育联络点129个，为流动人口发放计生证件，组织查环查孕，落实长效避孕节育措施和补救措施，协助跨区域查处"两非"案件。区域协作机制的建立，改善了流动人口计划生育信息的双向互通条件，为解决流动人口长效避孕节育措施落实难、政策外怀孕补救措施落实难和社会抚养费征收难等"三难问题"提供了制度条件。深圳流动人口计生服务管理工作经验受到中国计生协会的肯定和推广，成为全国流动人口计划生育服务管理8个试点城市之一。

### 4. 综合治理出生人口性别比

深圳是最早实现卫生和计生合并的城市，也给理顺综合治理出生人口性别比执法主体的合法性提供了条件，将针对医疗机构非法从事"两非"行为的执法交由卫生监督部门负责，从而解决了原计生部门执法主体资格不健全、处罚措施无法落实的问题；同时把打击"两非"纳入医疗行业质量评估体系，明确了医疗保健机构、计生技术服务机构的工作职责和法律责任，对"两非"行为的监管力度明显加强，且使"两非"行为在源头上得到遏制。2014年，深圳开展了集中整治"两非"行动，没收违法所得3.7万元，罚款44.3万元，协助跨区域查处"两非"案件78宗。

### 5. 计划生育居民自治

计划生育居民自治主要是通过各级计划生育协会开展计划生育组织发动、宣传引导、项目推进，推动居民计划生育自我教育、自我管理、自我服务。计划生育协会主导的居民自治有别于计划生育行政管理，围绕为群众办好事、解难事，在计划生育群众宣传、计生基层群众自治、流动人口服务管理、生育关怀行动等工作中与行政管理形成了有机互补，赢得了群众的信任，产生了较好的社会效益，走出了一条行政管理与群众工作相结合的计划生育工作新路子。目前，深圳共有各类基层计生协1802个，其中企业和流动人口计生协1049个；个人会员40多万人，其中流动人口会员24万多人。正是由于具有广泛的群众基础和会员资源，计划生育协会在项目推广方面具有得天独厚的优势。"甜苹果"创建幸福家庭、青春健康进高校、孕妈咪驿站关爱怀孕女工等项目已经成为深圳计划生育协会的品牌项目，通过诸多形式的宣传与活动，普及性与生殖健康、预防疾病等科学知识，对育龄适龄人群进行生育服务，有效地填补了行政主导的计划生育服务管理的空白。深圳首创的企业（富士康）计划生育协会模式得到基层群众的普遍认可与接受，探索出计划生育协会参与流动人口计划生育服务管理的有效手段，其模式已经输出到四川、河南等地。

### （三）计划生育服务管理的主要问题

伴随着特区的成长和发展，深圳计划生育工作从无到有，初步形成了相对健全的计划生育服务管理体系，在深圳的社会经济发展过程中起到了应有的作用。但也应该看到，与其他社会管理和服务领域相比，计划生育领域的改革不论是广度还是深度都明显滞后，在制度层面保留了较强的路径依赖色彩，也就使得计划生育服务管理存在这样或那样的问题。就深圳而言，主要有以下几个方面的问题。

#### 1. 计划生育公共服务的供给与实际需求不一致

在全面建成小康社会的新阶段，社会建设的重点是强化政府的公共服务职能，以促进经济社会全面协调发展。但是，整个社会的公共服务还没有真正成为主流理念，公共服务的管理体制、考核机制还没有与社会需求完全匹配。从计划生育的角度看，真正符合社会需求的计划生育公共服务还仅仅局限于某些具体项目或活动方面，政府部门的计划生育工作重心还停留在管理方面，已经制度化的传统计划生育服务内容，诸如查环、查孕等，本质上是为了满足管理需要，不能算是真正意义上的服务。而符合群众需求和社会发展规律的优生优育、全生命周期服务等的供给，在计划生育公共服务体系中的占比明显偏低。

#### 2. 计划生育服务管理的政府职能转变不充分

随着深圳创新型城市的推进，新的生产生活方式、新的组织形式等将层出不穷，都将对政府的计划生育服务管理能力形成挑战。社会治理理论强调治理主体的多元化，引导全社会达成利益共识，建立一个适合多元主体参与的治理框架和社会机制，共同参与社会治理，共同分享发展成果。而目前计划生育服务管理过程还是政府主导的模式，社会组织和利益相关者的参与程度和影响力都十分有限，计划生育服务管理相关的非政府组织发育严重不良。就计划生育服务而言，项目设定、计划执行、监督考核、绩效评估等服务全过程都是由政府职能部门或其下属机构参与，内部缺乏竞争机制，服务质量和效果很难得到保证。服务提供方的动力主要来自完成上级部门下达的任务，而不是社会对高质量服务的需求。比如，在开展免费孕前优生健康检查项目时，就出现了为完成目标人数，而将非目标人群纳入服务的现象。就计划生育管理而言，政策制定和管理措施都是围绕实现管理目标，过度偏重强制力量，忽视了管理对象的成本和诉求。比如，在入户、就学、务工等民生领域，计划生育审批作为前置条件，不但增加了政府的管理成本，也损失了绝大多数符合计划生育政策人群的时间和经济成本。因此，政府职能转变滞后制约了计划生育服务管理体系的发展，缺乏计划生育服务管理的长远规划，是制约计划生育服务管理水平提高的首要因素。

### 3. 计划生育公共服务的保障机制不完善

向社会提供高效、符合需求的计划生育公共服务，离不开法律、人员和经费等方面的保障。长期以来计划生育工作重在管理，导致计划生育公共服务中许多服务内容和要求，还没有上升到法律法规的层面，公共服务的法制保障机制不健全，优生优育等服务内容都只能通过项目的形式开展，缺乏长效的保障。此外，长期以来，计划生育技术服务所涉及的专业领域很窄，计划生育技术服务人员专业知识应用较少，专业水平难以提升，技术服务人员职称晋升途径比较狭窄，形成了计划生育技术服务人员的逆淘汰机制，制约了计划生育公共服务向高水平方向发展。

### 4. 计划生育管理效率低下

为了防止违反计划生育政策的生育发生，围绕办证、查环查孕、查验证等，出现了手续复杂、查环查孕次数多、重复提供资料等问题。由于现有计划生育信息互联互通还不健全，户籍地与现居住地无法有效共享信息，跨省流动人口办证难的问题突出。事实上，在信息沟通不畅的情况下，计划生育证件的真实性无法保证，查环查孕的实际效果也十分有限，却要消耗大量的人力物力资源，无形中增加了政府的行政成本和群众的时间成本。比如，统计公布的 2010 年深圳户籍人口的计划生育率为 98.47%，而在广东省取消对计划生育率指标的考核后，2012 年深圳户籍人口的计划生育率则降为 87.06%。取消对计划生育率的考核并没有简化计划生育管理的环节，只能说明现行的管理手段没有发挥想象中的效果，反而催生了计划生育工作的虚假繁荣。这些曾经有效的做法，因为适用环境发生了变化，已经越来越不适应社会管理的政府职能要求，成为计划生育管理效率低下的根源。

### 5. 计划生育服务管理的制度创新空间严重不足

长期以来，由于计划生育目标责任考核和"一票否决"制度的存在，基层计划生育职能部门只能根据国家和省的工作要求开展规定内容的服务管理。其间虽然也经过多次计划生育综合改革，但本质上并没有突破原有的政策框架。经过 30 多年的发展，现有制度的红利正在逐渐消失，只能在局部具体措施方面进行修补式改革，显然无法适应全面深化改革的现实要求。

### 6. 计划生育信息应用不充分

虽然原国家人口计生委开设了人口和计划生育信息交换平台，使得在全国范围内查询人口的计划生育情况成为可能，但是全国各地信息水平参差不齐，信息的准确率也有待完善，限制了计划生育信息系统的应用。深圳是全国开展计划生育信息系统建设最

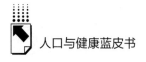

早的几个城市之一，同样受到计划生育信息系统的通用性和准确性不高的限制，应用范围受到很大的限制。部门之间办理政策审批事项涉及计划生育的信息，依然需要当事人往返于多个政府部门办理计划生育证明。部门内计划生育信息共享同样不容乐观，一年多次的计划生育情况调查函，需要提供的多为重复信息，计划生育信息系统的便利性没有得到充分发挥。另外，深圳大量流动人口的存在，也使得流动人口的个案信息和综合信息难以掌握，已经掌握的信息更新也比较困难，导致计划生育信息系统的服务管理功能大打折扣。

## 四　惠民型计划生育体系的政策框架

当前，计划生育工作正处于由管理向服务转变的改革期，计划生育工作要本着以人为本、方便群众、服务群众、依法依规、简化程序的原则，积极打造惠民型计划生育体系，探索新形势下计划生育事业发展的新模式。

### （一）总体框架

实现深圳建设民生幸福城市的社会发展目标，计划生育事业起着举足轻重的作用，实现计划生育服务管理跨越式发展的关键是实现"六大转变"：计划生育工作理念由少生优生向按政策生育转变，计划生育政策由补缺型惠民向普惠型惠民转变，计划生育管理由管控型向治理型转变，计划生育服务由育龄妇女个体为主向家庭发展转变，计划生育工作方式由管理便利型向群众便利型转变，计划生育工作主体由政府主导型向政府、社会组织、利益相关方共同参与型转变。为了实现上述"六大转变"，必须从战略、政策、对策等方面制定惠民型计划生育体系的总体框架。

深圳建立惠民型计划生育体系的总体思路是：以面向全体市民的普惠型政策为立足点，以提高计划生育服务管理效率为切入点，以制度创新为动力，努力实现落实计划生育政策和服务社会经济发展大局两大目标，高度关注流动人口、失独伤残家庭、家庭发展环境三大重点，加速推进计划生育管理流程、计划生育服务供给、计划生育依法行政三大优化，促进家庭和谐发展、高效管理与惠及全民互补、社会经济健康发展。

**1. 贯彻普惠型计划生育的工作理念**

摒弃只重视计划生育管理、轻视计划生育服务的观念，以计划生育优质服务助推管理实效为终极目标，将惠民优先作为决策和制定政策的出发点，把群众对计划生育工作的满意度作为检验计划生育监督考核的重要依据。

**2. 建立计划生育的社会治理机制**

在国家治理体系中，社会治理体制占有重要位置。创新社会治理体制已成为推进国家治理体系和治理能力现代化的重要内容。要实现打造惠民型计划生育服务体系的目标，就要通过计划生育治理体系建设推动政府职能转变，变硬约束为软引导，变强制服从为服务感化，变事前卡堵为事后监管，尽可能减少政府对微观领域的直接干预和介入，合理引导社会舆论，适时干预社会情绪，化解各种社会矛盾和风险。

**3. 提升计划生育家庭发展能力**

计划生育家庭特别是独生子女家庭面临一定的风险，家庭保障能力也相对较低，需要在政策层面为计划生育家庭提供保障，提升计划生育家庭优生优育能力、健康发展能力、家庭养老能力、社会保障能力和教育发展能力。

**4. 以群众需求为导向简化计划生育办事程序**

针对群众办理的计划生育事项，不仅要增加其服务内容的含金

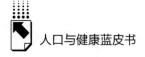

量，而且要切实简化各项办事流程，打通计划生育服务管理"最后一公里"的问题，通过信息化在政府部门间互通寻找突破口，不把管理服务的难点推向群众，最终实现把好事办好的目标。

### 5. 培育计划生育非政府组织的力量

计划生育服务管理最后都要落实到千家万户，大量计生专干和协管员承担主动接触群众的计划生育工作，政府主导的管理模式缺乏激励机制，直接影响到计划生育工作的效率。按照社会组织特点，明确其承接政府转移的宣传倡导、公共服务和群众工作的内容、范围及方式，形成做好新时期计划生育工作的合力，弥补政府部门在具体事务上的效率不足。利用短效机制，剥离计划生育协会的准行政功能，培育其计划生育服务和发动群众的能力，迅速解决政府职能转移出的计划生育职能的承接问题；利用长效机制，培育计划生育细分领域的非政府组织，从根本上解决计划生育非政府组织人力资源积累和发展后劲不足的问题，创造计划生育非政府组织的多元生存环境，形成项目竞争机制，促进计划生育服务管理效率的提高。

## （二）基本原则

### 1. 民生导向

坚持把最大限度使群众得实惠、获便利作为惠民型计划生育体系建设的出发点和落脚点，提升群众对计划生育工作的感受，努力形成计划生育优质服务与依法行政的良性互动，让计划生育改革的制度红利惠及全体市民。

### 2. 创新驱动

坚持把改革创新作为惠民型计划生育体系建设的内在动力，向制度要效率、提水平，以改革破瓶颈，以制度提效率，在惠民型计划生育体系建设中形成一批制度成果，为国家和广东省计划生育改革提供经验。

### 3. 法制保障

坚持依法行政、严格执法、阳光计生，提高依法管理计划生育事务的能力，清理没有法律依据或实际效果不明显的计划生育行政管理事项，提高全社会共同遵守计划生育法律法规的素养，使法制成为惠民型计划生育服务体系的重要保障。

### 4. 有限服务

坚持有所为、有所不为，寻找群众需要且其他部门没有覆盖的领域作为计划生育优质服务的突破口，做强做精细分领域的计划生育服务项目，逐步培育计划生育服务的品牌影响力，避免与其他部门产生业务重叠和冲突，形成部门间优势互补、互通有无的局面。

## （三）目标定位

以科学发展观统揽全局，以体制创新为动力，以"三区二市"建设为契机，以市场化为基础，全面实现计划生育服务管理创新发展。惠民型计划生育体系的工作定位是服务于民生幸福城市建设、服务于卫生计生职能转变大局、服务于全体市民的计划生育需求。为此，提出深圳惠民型计划生育体系的工作目标：

近期，在计划生育服务管理领域选取若干与群众生活密切相关的工作事项，重点推进，综合施策，方便群众计划生育证件的办理，减轻查环查孕的负担，优化计划生育服务的提供方式，为全面深化计划生育服务管理改革积累经验。到"十三五"末，建立与深圳社会经济发展阶段相适应的计划生育服务管理体系，建成相对完善的管理体系和服务体系，形成高效的配套机制和措施，使政策生育水平明显提高，出生人口素质达到先进水平，计划生育家庭发展能力得到保障，计划生育事前管理事项大幅度减少，事后监管依法行政水平大幅度提高。

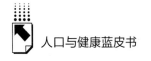

## （四）优先发展领域

当前正值全面深化改革的时期，计划生育服务管理体系改革也不例外。根据深圳的实际情况，以及国家、广东省计划生育的政策、要求，应该明确在服务和管理两个方面构建惠民型计划生育体系的优先发展领域。

在计划生育管理领域，优先清理审批事项，精简审批材料，缩短审批时限，简化管理程序，总结前期的经验，吸收其他地区的经验做法，将简化计划生育管理的各种应急措施上升到制度层面，使便民化计划生育管理常态化，而不是特事特办的临时办法。简化计划生育管理的核心是转变管理理念，坚持简政放权，不能因为少数人可能投机取巧而层层设卡。比如，"婚育情况难以取得相关证明，核查确有困难的情况下，可依据当事人的承诺办理计划生育证明"的做法，就是便民管理理念的很好体现。其实，简化管理本身也有利于计划生育工作，计划生育证明与出生入户脱钩虽然可能削弱计划生育政策的事前威慑作用，但也为计划生育违法取证提供了便利。简化计划生育管理应该坚持依法行政，完善教育、公安、民政、人力资源和社会保障等相关部门的信息通报共享机制，使政府部门内部已经掌握的信息、数据一律不需要群众重复提供。简化计划生育管理还应该做好前期政策储备，科学评估政策调整的社会影响。目前正值生育政策松动期，一项生育政策的调整必然引起多项配套政策的改变，因此要有充分的前期政策研究才能及时跟进，既不盲目地观望等待，又要确保不动摇计划生育基本国策的基础。

在计划生育服务领域，应根据深圳的人口特点和计划生育服务需求结构，突出重点人群，分类满足不同人群的需求。首先，流动人口计划生育服务要突出方便和免费的特点。深圳拥有全国比例最高的流动人口，计划生育服务对象的主体是流动人口。同时流动人口又主要是经济活动人口。时间成本也是制约计划生育服务的一个方面，因此"方便和免费"就显得尤为重要。深圳在富士康提供的计划生育服务深受群众欢迎就是很好的例子。其次，为有生育计划的育龄群众提供免费孕前优生检查和指导。生育服务是计划生育服务的"主业"，应将前期全面推广免费孕前优生检查项目转变到优先提高免费孕前优生检查的质量和实效上来，力争出生缺陷发生率明确下降。最后，提高对计划生育特殊家庭的服务保障水平。深入了解计划生育失独、伤残家庭所面临的困难和需求，协助政府落实政策；探索和完善对这类家庭开展生活帮扶、心理疏导、精神慰藉和养老关怀等常态化、规范化的帮扶模式；探索建立社区计划生育特殊家庭综合帮扶信息管理平台，将社会工作者和志愿者纳入帮扶体系，并对有关交流沟通技能和专门知识进行培训。

# 五　对策建议

为了建设惠民型计划生育体系，应促进计划生育工作的"六大转变"，加速将惠民计生从理念转变为行动，落实计划生育发展的战略定位，制定相应的政策及保障措施，确保工作目标顺利实现。

## （一）以改革创新为手段，建立高效精简的计划生育管理体系

经过30多年的发展，原有计划生育管理体制的政策潜力已经接近极限，再加上相应的政策环境正在发生剧烈的变化，需要以改革勇气进行制度创新，为计划生育事业发展创造制度红利。

### 1. 改革现行的生育管理制度，构建惠民型计划生育管理体系

计划生育工作的一项重要内容就是约束和引导群众按政策进行生育。对生育行为的适度管理在任何时候都是计划生育存在的基础，但

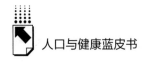
是具体的管理方式和手段却不是一成不变的。如前所述,深圳的生育水平远远低于正常的更替水平,出生人数对常住人口数量的影响十分有限。从"单独二孩"政策的实施效果看,深圳生育二孩的意愿也不是十分强烈。据此,我们判断进行生育管理的改革不会对深圳的人口生育形成冲击。

第一,逐步使计划生育证明在民生事务审批中为前置条件的做法,转变为事后监管。计划生育证明作为前置条件的做法受到群众诟病时来已久,还曾出现居民起诉相关行政管理部门的法律事件。如果不及时进行改革,类似的案件将无法杜绝,群众对计划生育工作的满意度也很难有明显的提高。计划生育方面设置的种种行政障碍,其政策目标是防止计划外生育的发生,而事实上百分之十几的计划外生育依然存在。为了少数想堵却没有堵住的计划外生育而牺牲大多数人的利益,不符合行政管理的公平和效率原则。2015年7月,广东省公安厅、省卫计委联合印发了《关于进一步加强出生小孩户口登记管理工作的通知》,要求全省各级公安机关在办理落户时,应积极协助卫生计生部门,查验计划生育证明或证件。发现政策外生育又未经计生部门处理的,应在办理小孩户口登记后及时通知当地卫计部门,但不得将持有计划生育证明或结扎证明等,作为办理出生入户的前置条件。上述政策的实施,预示着开启了废除计划生育证明作为前置条件的序幕。事实上,深圳已经取消了户籍人口义务教育入学提供计划生育证明的规定,计划生育政策生育率也没因此而出现明显的上升。但是,依然保留了流动人口义务教育入学事前提供计划生育证明的规定。在流动人口计划生育服务管理同等化的大趋势下,继续保留这种差别化的管理方式已经显得不合时宜。我们建议,利用广东省新生入户计划生育证明改革的契机,全面梳理现行的计划生育证明作为前置条件的行政审批事项,变被动执行为主动清理,全面简化计划生育办事流程,提高群众的便利性。

第二，逐步取消强制查环查孕，转变为自愿检查。国家实行避孕节育知情选择措施由来已久，长效避孕措施已经没有强制实行的法律基础。查环查孕对计划外生育的约束力可以轻易规避，继续实施强制查环查孕措施已经没有实际效果的支撑。通过取消强制查环查孕，既可以节约群众的时间成本和办事成本，也可将节约下来的行政成本投入群众需要的计划生育服务领域。继续保留自愿检查也为市民保留了在外地办理计划生育事项的政策可行性。

第三，改变社会抚养费征收方式，转变为依法征收。深圳现行的计划生育条例对社会抚养费的征收标准和征收办法的规定，与国务院法制办公室公布的《社会抚养费征收管理条例（送审稿）》有明显的出入。现行按深圳当地人均可支配收入计算的征收标准将大大增加征收对象的经济成本，固然会对计划外生育起到一定的震慑作用，但对于执行差异化异地生育政策的流动人口，却要执行深圳的征收标准显然有失公允。当然，社会抚养费征收制度的改革对利益的冲击较大，还涉及法律条文的修改，需要谨慎处理。但深圳可以利用享有特区立法权的优势，积极做好前期的政策研究、评估和论证，提前与法制部门沟通衔接，以便及时推出。同时，随着计划生育证明前置条件逐渐取消，通过行政手段征收社会抚养费的效率将受到影响，今后的重点应该转移到依法取证和法院执行上。

## 2. 优化管理机制，完善惠民型计划生育管理体系

开展计划生育管理改革并不是将已有管理机制推倒重建，而是将其中不再适应现实环境变化的部分进行修改，巩固和完善成功的经验和做法，以适应形势发展的需要。

第一，在工作职能定位上，明确市、区、街道、社区四个层级计划生育工作的不同职责，理顺各层级之间的互动关系。市级计划生育部门主要负责贯彻落实国家、省计划生育政策，制定和调整全市计划生育服务管理政策，指导基层开展计划生育服务管理工作。区级计划

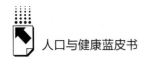

生育部门主要负责执行国家、省、市计划生育政策，制定本级计划生育服务管理实施措施。街道层级主要负责完成市、区计划生育服务管理任务，组织社区开展计划生育服务管理工作。社区层级主要负责将各项计划生育措施落实到人到户，并将工作过程中发现的问题及时反馈给上级部门。

第二，巩固和优化社区计划生育工作网络。计划生育简政放权，并不是直接放弃计划生育管理，而是将政府行政不擅长的微观管理事务转移出去，交由基层组织和部门来高效完成。这就势必造成行政审批事项减少而社会管理事务增加，作为基层组织的社区层面的计划生育管理任务增强。因此，巩固和优化现有的社区计划生育工作网络，是保证计划生育管理体制改革取得预期效果的基础。

第三，优化计划生育管理人员配置。根据工作量划分专职、兼职和协管人员的工作内容，实行计划生育管理按岗定员制度，根据绩效考核成绩拉开报酬档次，并注入具有人文关怀精神的引导机制。

第四，探索依托社会组织落实计生服务管理工作的机制。尝试将部分计划生育信息采集、分析、整理，宣传教育，咨询服务等非行政执法类计划生育管理工作交由社会组织承担。政府通过竞价购买服务，提供指导和监督，逐步培育一批具有计划生育专业技能和执行能力的社会组织，造就计划生育管理的社会力量。

## （二）以惠及全民为导向，优化计划生育服务体系

长期以来，中国的计划生育服务更多的是生育服务，而非包括个人生命周期的人口服务。当人口数量问题已成过去，养老、优生优育、生殖保健、失独等新的人口计生问题却不断涌现。因此，计划生育服务体系不能简单地局限于生育服务，而是要回到计划生育家庭的本位，探索如何转型建立惠民型计划生育服务体系。

## 1. 统筹资源，提升计划生育服务质量，降低计划生育服务门槛

在推进惠民型计划生育服务体系建设过程中，要重点做好现存的行政、技术和人力资源整合。计划生育简政放权改革后，释放出大量的行政管理资源，可以整合为计划生育优质服务所用；卫生和计划生育合并后，计划生育服务体系可以整合卫生技术服务资源，引导社康中心、公立医院等医疗卫生机构开展计划生育技术服务，将居民计划生育服务纳入社会公共卫生服务项目内，将计划生育服务整合为一项新的健康促进事业，从而提高计划生育服务的技术质量；计划生育服务管理转型后，部分基层计生干部需要接受专业培训，由行政事务转向服务业务，不能转岗的要换岗。转型后的计划生育服务应降低服务门槛，进一步拓展服务人群，把服务内容扩展到生命全过程。只要满足基本条件，计划生育部门就应该向广大群众提供其真正需要的计划生育服务。计划生育服务向需求化转变是今后做好计划生育工作的基本要求。

## 2. 加强计划生育协会等非政府组织在计划生育服务体系的作用

在加强与完善基层群众自治的大环境下，需要开展的社会性和事务性工作大量增加。政府简政放权后，更多事务性工作从行政工作中剥离出来，需要由社会组织去完成。计划生育工作转型后，计划生育服务更多地转向优质服务、生殖健康、优生优育、家庭发展等方面，需要发挥专业化的非政府组织、群众组织、基层自治组织和志愿者队伍的作用，以弥补和替代政府简政放权后不宜直接参与的服务空白。政府通过购买服务、项目合作、专项委托等方式，引入社会化和市场化机制，承接政府转移出来的一些直接面向群众的服务性工作，发挥社会专业性组织和基层群众自治组织等非政府组织在计划生育的知识理念教育、引导人们理性和负责任生育、提升计划生育困难家庭发展能力等方面的作用。

当前，生育政策正值调整和松绑时期，现存的计划生育与家庭服

务模式受到严峻的挑战，传统的服务与管理格局将有可能发生改变，计划生育相关的服务领域将开启一个崭新的发展时期。计划生育协会既有新的发展机遇，同时也面临了新挑战。计划生育协会组织和人员采取的"参公入序"体制，表面上看，保障了协会的生存能力，使协会工作没有后顾之忧，但也使协会进一步丧失了作为非政府组织的独立性、创新精神、工作进取性。同时，在当前形势下，政府也不可能扩大计划生育协会"参公入序"的覆盖范围，十分有限的人员和资金很难实现协会应该承担的职能。随着其他非政府组织的发展壮大，计划生育协会面临的竞争压力将越来越大，计划生育协会的改革也就成为必然要求。

首先，要适应新的社会治理模式和计划生育工作转型要求，按照"群众所需、协会所能"的原则，明确组织定位、组织使命和组织性质，满足群众计划生育、优生优育和生殖健康需求，尊重和维护群众生育权利，增进家庭福利和促进社会进步；发挥基层群众自治的作用，协助群众开展计划生育方面的维权和监督政府行政行为。

其次，开发计划生育协会内部资源，培育各级专业分会。计划生育协会虽然会员众多，但活跃会员较少。如何调动广大会员的积极性，是计划生育协会拓展生存空间的关键。应通过项目开发、特色服务争取各类社会资源的支持，发展一批具有社会影响力和自我生存能力的专业分会，摆脱完全依靠政府的局面。即使是相同的需要，不同人群也有不同的满足方式，而计划生育协会会员的广泛性正好可以满足这方面的要求。应加强对计划生育协会工作者和志愿者的交流沟通技能和专门知识的培训，向专业化、标准化、规模化的服务方式转变，不断提高计划生育协会服务群众的能力和水平。

最后，长远规划，稳步推进。随着社会环境的变化，计划生育协会的优势服务项目也可能逐渐失去存在必要性，如何以新的方式满足新生的需求，就需要计划生育协会进行长远规划。比如，深圳富士康计划生育协会受到广大育龄群众的欢迎，很大程度上是由于协助提供的查环查孕、计划生育证明查验等管理性便民服务。但是如果这些管理措施逐步取消，计划生育协会的工作走向何方现在还不得而知，但可以肯定的是不变革则消亡。但是，计划生育协会的改革也不能盲目地拓展工作职能和服务领域，始终要围绕计划生育这个"主业"做精、做深，而不是超越计划生育边界做大、做广。

### 3. 开展计划生育家庭发展能力建设

计划生育家庭规模小型化、家庭结构核心化已经成为中国家庭转变的显著特征，导致传统家庭功能弱化、抵御风险的能力下降，但家庭发展的社会政策和公共服务不足，已经成为影响民生改善的重要因素。就计划生育领域的家庭发展能力建设而言，首先要区分计划生育与民政、社会保障、群团组织等部门的职能边界，研究论证计划生育家庭发展政策，推动政府出台促进家庭发展的社会管理与公共服务政策。其次要建立和完善计划生育家庭利益导向机制和计划生育困难家庭扶帮制度，转移计划生育家庭的内在风险。通过政府主导、计生牵头、社会参与的方式，扩大政府出资和募集社会资金的渠道，增加对计划生育特殊家庭关爱和帮扶的力度，最终达到促进计划生育家庭发展的目的。家庭发展能力建设对于计划生育部门来说，是一项新的职能，目前还没有形成成熟的制度模式，各地都是通过项目推进的形式进行试点。利用全面深化改革的时机，加强家庭发展方面的制度顶层设计，站在本地区社会经济发展全局的高度，设计促进计划生育家庭发展的政策制度，使各级促进家庭发展能力建设有章可循。

## （三）惠民型计划生育体系的保障机制

建设惠民型计划生育体系，是对现有计划生育服务管理体系的全面重构，应在理念、机制、方式方法等方面进行重大改革，配套保障

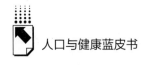

机制也必须做相应的调整，以跟上计划生育改革创新的步伐。

### 1. 建立科学有效的评估机制

计划生育目标考核责任制是计划生育工作的重要指挥棒，在推动计划生育工作发展的过程中起到过重要的作用，但其制度弊端也在不断积累。主要表现为：不计成本的投入导致效率低下，甚至资源浪费的现象；只重视考核规定的工作内容，缺乏因地制宜的工作创新动力；为了达到考核标准不惜弄虚作假、投机取巧，导致信息失真、贻误决策，严重损害了计划生育的社会形象。比如，政策生育率指标在考核期内普遍为90%多，而取消考核后回落到80%多，就是生动的例子。北京市、广东省等地先后撤销人口和计划生育领导小组，释放出改革现有计划生育目标考核责任制的积极信号。应积极研究替代制度，弱化原有的硬性指标，推行成本效率核算为中心的绩效评估机制，把基层计划生育工作人员从繁重的应付考核中解脱出来，激活基层的工作创新活力。

### 2. 建立依法行政的法律保障机制

我国《宪法》和国家层面的《人口与计划生育法》并未对计划生育的具体措施做出明确规定，而是授权各省（区、市）人大通过"人口和计划生育条例"进行具体规定。在强调依法治国、建设法制社会的新形势下，计划生育服务管理体系的改革必须借助修改法律法规才能实现。它是实现计划生育工作转型的前提条件。深圳现行的计划生育条例规定中，单独二孩、新生入户的计划生育规定都与目前的做法有所冲突，可以预期的普遍二孩政策、社会抚养费征收等条款也有修改的可能。因此，推动修改计划生育条例是下一步惠民型计划生育体系建设的关键。

### 3. 抓紧做好新一轮计划生育政策研究和评估

计划生育政策改革将对社会生活产生广泛而深远的影响，政策效果需要较长时间才能显现。因此，涉及生育政策、管理体制变革的重大政策调整，应该提前谋划，系统论证，审慎评估，并及时向社会公布研究结论，引导全社会做好应对措施。比如，"单独二孩"政策的实施效果评估、"普遍二孩"政策对人口生育行为产生的影响、二孩生育对优生优育服务需求强度的影响、现行计划生育管理措施实施效果的评估等，都需要进行科学的研究，为下一步决策提供依据。

### 4. 建立适应现代社会生态的宣传教育机制

宣传教育在传统计划生育体系中占有重要的地位，也发挥了重要的作用。形成阵地丰富、队伍完整的计划生育宣传教育基础，也是惠民型计划生育体系的宝贵财产。然而，当今社会已经进入微互动时代，信息社会的迅猛发展给计划生育服务管理带来巨大挑战的同时，也要求我们选择宣传教育方式方法时，必须面向信息化手段转型，不断创新信息化服务管理手段，打破计划生育宣传教育的封闭模式，建立宣传教育与服务管理相互融合的信息平台，充分利用手机客户端、微博、微信等新型社交媒体，为群众提供一对一、一对多、即问即答、预约服务等周到高效快捷的服务。

### 5. 提高信息化应用水平

计划生育是较早开展信息化建设的领域，但受到信息互联互通不畅、信息准确率不高的影响，信息应用水平一直处于初级阶段，计划生育系统内部的互联互通刚刚起步，部门间的信息共享还没有真正发挥实效。随着计划生育管理便利化改革的推进，原有的管理手段将逐渐失效。如果没有强大的信息应用作为事后监管的技术保障，计划生育管理将面临困难的局面。因此，今后面临的主要任务是实现计划生育系统内部跨区信息实时查询、政府部门间人口和计划生育信息交流共享，通过大数据挖掘等信息处理技术提高服务管理效率。如今，信息应用技术已经趋于成熟，难点是如何通过政策协调以破除各部门间的信息壁垒。

# B.6
# 社会治理视域下医患关系治理的
# 比较研究

田丰 李成龙 顾旭光

**本部分要点：**

1. 深圳市近年来经济社会持续稳定发展，但社会建设滞后的情况比较突出，在医疗卫生服务领域内的表现就是医患关系隐患日益突出，成为影响社会和谐的不稳定因素，迫切需要在社会治理机制上有所创新，突破既有医患关系社会治理框架的不足和局限，以解决社会建设滞后于经济发展带来的诸多问题。国家层面上对医患关系的社会治理仍然延续着传统行政管理的思路，过于倚重传统社会管理的强制、硬性的治理路径。治理主体单一、缺乏多元化的社会参与以及对社会组织等社会力量长期忽视，导致医患关系社会治理顶层与经济社会发展难以契合。

2. 针对当前医患关系社会治理机制中，政府单一主体治理，治理结构存有偏倚，缺少第三方独立机构等问题，必须打破既有医患关系社会治理框架和治理路径，以整体性思路重新设计医患关系的治理新机制，按照党的十八大以来社会治理布局，倡导从政府"独斗"到多元共治，提倡多元主体的平等参与；从管控治理到依法治理，发挥社会规范的柔性治理；从行政管理到社会自治，构建自我管理的社会组织治理思路，在现有人力、物力和财力保障支持的基础上，针对医患关系努力建设社会治理新机制。

3. "十三五"期间，深圳市一方面要持续加大医疗卫生事业投入，健全医疗卫生社会保障体系，另一方面要实现医患关系

202

社会治理机制创新，吸纳社会组织、公民个人、私营部门等社会力量的加入，应当重点加强医患关系治理的风险评估机制、预警机制、公共参与机制和反思机制建设，形成有利于构建和谐医患关系的多元共治格局。

深圳市近年来努力加快推进智慧医疗、健康深圳建设，大力实施医疗卫生"三名工程"，引进高层次医学团队，加快国家和省级医学重点学科建设，努力打造一个现代化城市所具备的国际化医疗中心；同时加快远程诊疗、网络医院、基因检测等领域的发展和创新速度，积极推动家庭医生服务扩大试点范围，不断加强基本的公共卫生服务，取得了巨大的成绩。

在辉煌的成绩背后，还存在一些隐忧。2015年以来，深圳市屡有暴力伤医事件发生，引发了社会的广泛关注。有媒体报道，仅6月3日到7月3日一个月内，就发生了4起医护人员被打的暴力案件。6月3日下午，港大深圳医院发生一起病人家属殴打护士事件，警方已经依法对当事人处以10天行政拘留的处罚。6月17日下午，疑因就诊者不愿意再次排队候诊，深圳市妇幼保健院福强院区一名女护士被现场砸晕。6月20日上午，港大深圳医院急诊科一名护士被患儿家长踢伤。7月3日凌晨，罗湖医院一急诊医生被患者及其同伴共同殴打，经诊断确诊为脑震荡、左侧耳郭裂伤。多起暴力伤医事件的背后凸显深圳市医患关系处于较为紧张的状态，客观上反映出由于医疗卫生资源分配不公平导致医患关系紧张，社会戾气引发的医患关系冲突较为严重。最关键的是，在医患关系紧张局面下，缓解和化解医患冲突的社会治理机制与当前经济社会发展不相适应的状况尤为凸显。

事实上，医患关系紧张不是深圳市一个地方的问题，而是全国各大城市中普遍存在的社会问题，反映的是社会变迁中不同社会群体和

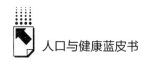

社会阶层之间张力增加。中国告别了平均主义和贫困的时代，但由于财富积累的不公平导致两极分化加速，却严重缺乏公平的医疗卫生保障制度，从而容易诱发社会群体之间的冲突和矛盾。这种冲突和矛盾也是中国以往发展路径选择时过于强调经济发展，忽略整个社会发展和社会建设导致的。而社会发展和社会建设强调的是经济与社会的高度和谐发展，社会建设能够为经济运行所必需的市场机制发挥作用创造条件，能够引导资源由单一的经济领域向全社会领域公平配置，从而提高社会产品分配的公平性和合理性，进而提高整个社会资源的利用效率。因此，破解深圳市医患关系问题的关键不在于医患本身，而在于如何通过社会治理机制创新，建立与深圳市经济社会发展相适应的政府部门、社会组织、基层社区和公民个人等多方参与医疗卫生公共服务的社会治理新机制。

# 一 医患关系社会治理的现实背景

深圳市作为全国改革开放的最前沿，最近 30 多年来一直是中国内地经济最为活跃的区域之一，也是未来中国深化改革开放的先行地和探索科学发展的试验区，其经济增长是全国领先的。但在社会建设方面，尤其是在医疗卫生事业发展财政支持明显滞后于经济发展的步伐，医疗投入长期偏低，人才队伍瓶颈效应突出，难以满足持续快速增长的医疗保健需求等现实背景下，深圳市出现了与率先实现小康社会和率先完成社会主义现代化的要求不相符合的情况。

## （一）医疗卫生财政支持不足，和谐医患关系建设亟待加大投入

从全国范围来看，深圳市经济增长的速度始终处于前列，而社会发展却相对滞后，这在医疗卫生方面体现得尤为明显。深圳市医疗卫

生服务相对滞后的原因主要有两点：一是与其他大城市相比，改革开放之前的深圳医疗卫生服务发展整体基础相对薄弱，直到 20 世纪 90 年代后期，受人口规模急剧膨胀带来的医疗卫生服务需求快速增加的影响，才开始从全国各地引进大量的医疗卫生服务技术人才和管理人才。这在一定程度上缓解了当时医疗卫生服务供给和需求之间的矛盾，但并没有从根本上改变医疗卫生服务基础相对薄弱的局面。时至今日，虽然经过多年的努力，但深圳市的三甲医院数量只有 10 家，而北京、上海和广州的三甲医院数量分别是：53 家、33 家和 35 家。如果仅仅只比较三甲医院数量的话，深圳市甚至不如武汉、长沙、西安等国内二三线城市。这充分反映出深圳市社会建设严重滞后，同时也意味着深圳市医疗卫生事业想在短期内缓解供给和需求之间的矛盾、构建和谐医患关系面临着很大的挑战。

深圳市社会建设领域和医疗卫生事业发展相对滞后最为重要的原因并不是基础薄弱，而是社会领域内医疗卫生投入长期偏低的结果。从公布的统计数据来看，从 1979 年到 2013 年，深圳市医疗卫生事业投入占 GDP 的比重长期保持在 0.4% 以下，最高的时候也不过 0.7%，最低的时候只有 0.2% 强一点（如图 6 - 1 所示）。在 20 世纪 90 年代中后期，医疗卫生事业投入占 GDP 的比重出现了一个较长时期峰值，最高年份接近 0.6%，但之后就迅速下降，跌落到 0.4% 以下。从医疗卫生事业的投入规模和增长速度来看，与 GDP 相比也是明显滞后的（如图 6 - 2 所示）。根据最新发布数据，2015 年深圳市政府财政预算中医疗卫生支出超过 75 亿元，但占政府财政总支出比重不足 4%，远低于去年全国 6% 的平均水平。这些都说明深圳市经济高速增长带来的收益并没有充分转化为能够提高人口生命生活质量的社会建设领域投资，对医疗卫生事业的长期低投入导致医疗卫生事业发展与经济增长和人口发展相脱节，由此引发了医患关系紧张甚至爆发医患纠纷和医患冲突的情况。

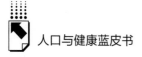

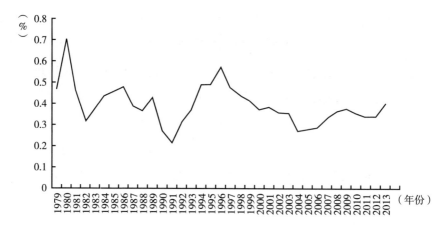

**图6-1　深圳市医疗卫生事业投入占GDP百分比**

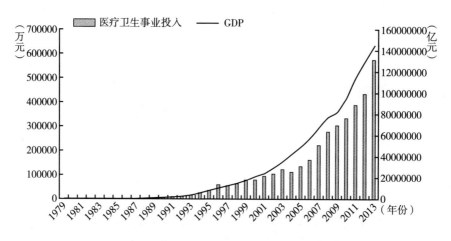

**图6-2　深圳市医疗卫生事业投入和GDP变动趋势**

## （二）人才队伍瓶颈效应突出，医疗卫生服务短板埋伏医患关系隐患

深圳市医疗卫生事业投入不足还突出体现在医疗卫生队伍人才建设方面。众所周知，提升医疗卫生服务能力和服务水平的关键是医疗卫生人才队伍的建设，特别是在经济得到大幅度发展之后，医

疗卫生资源的硬件设施配置已经相当充裕的发达地区，加强医疗卫生人才队伍的建设是实现医疗卫生体系改革的关键突破口。因此，从长远来看，建立健全医疗卫生事业的人才培养长效机制，在人才引进和培养、财政投入、资源配置等方面综合改革，才能确保医疗卫生服务能力和服务水平与经济发展同步。从统计数据来看，从1979 年改革开放以来，深圳市医疗技术人员数量增加了 60 多倍，与全国其他一般地区相比，不可谓没有大幅度的增加；但与深圳市GDP 增长幅度相比，则是明显滞后了。以执业医师为例，1979～2013 年，深圳市 GDP 的增长幅度是 7000 多倍，比较而言，深圳市执业医师数量增长的幅度尚不足经济增长幅度的 1%。医疗卫生技术人员数量相对很低的增长幅度，显然无法满足深圳市日益增长的医疗卫生服务需求量（如图 6 - 3 所示）。

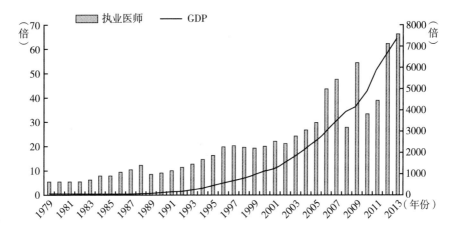

**图 6 - 3   深圳市执业医师数量和 GDP 增长趋势**

经济增长必然会带来资源、人口等诸多生产和生活要素的聚集，人口等要素的聚集势必会反过来要求医疗卫生事业快速发展。然而从数据分析的结果不难看出，医疗卫生事业的发展中，医疗卫生人才队伍的增长速度远远滞后于经济增长速度，这也就客观上给深圳市医患关系造成了一定的负面作用。简单说，医疗卫生人才队伍增长不足，导致医疗卫生服务的供需失衡，医生的工作负担过于沉重，进而引发医患矛盾，增加医患纠纷风险。从一组公开的数据来看，深圳医生日均担负门诊量为 17.29 人，而广州是 12.99 人，北京是 9.5 人，上海是 10.32 人，全国是 6.5 人。深圳医生日均门诊量是全国的 2.66 倍。可以说，从深圳市的实际情况来看，医疗卫生队伍人手紧缺，以及基层医疗卫生诊治水平不高、综合服务能力不强等问题突出，尤其是高端医疗卫生人才匮乏，已经成为制约深圳市医疗卫生事业长足发展的瓶颈，在未来也有可能严重阻碍新医改目标的实现。而解决这一问题的关键是要逐步收窄 GDP 增幅和医疗卫生技术人员增幅之间的差距。以执业医师为例，从统计数据来看，2000 年之后 GDP 增幅和执业医师增幅之间的差距开始收窄，但仍有相当差距（如图 6 - 4 所示）。因此，构建和谐医患关系需要深圳市进一步加大医疗卫生事业人才队伍的建设，不断引进高端人才队伍，方能满足患方持续增长的医疗卫生需求。

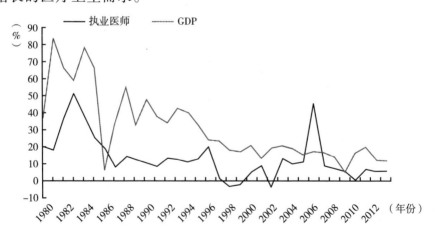

图 6 - 4　深圳市执业医师数量和 GDP 增长速度比较

## （三）人口就诊需求持续增长，医患关系治理需重视需求升级

深圳市在短短的 30 多年从南海边陲的小城镇发展为人口超千万的国际化大都市，经济腾飞的背后是外来人口的不断迁入和聚集。长期以来，以低端农村劳动力为主的外来人口快速流入是影响深圳市医疗卫生服务的关键性变量，外来人口的急速膨胀带来的医疗卫生服务需求不断加大医疗卫生服务体系的供给压力。从常住人口的变动和卫生床位数的变动趋势来看，在相当长的一段时间内，卫生床位数的增长数量和幅度始终滞后于常住人口增长数量和幅度。1979~1999 年的 20 年间，深圳市常住人口数量从 31.41 万人增加到 632.56 万人，增长 20 倍；同期，卫生床位数从 597 张增加到 9332 张，增长 14.6 倍，始终滞后于人口数量的增长。直到 2005 年前后，卫生床位数的增长幅度才与常住人口增长幅度基本一致（如图 6-5 所示）。随后，深圳市进入经济结构转型升级、产业结构"腾笼换鸟"、人口文化结构不断提高的发展新阶段。这一阶段的突出特点是人口数量的增长被人口质量的提高所取代，医疗卫生床位数的增长幅度大于常住人口数量的增长幅度。

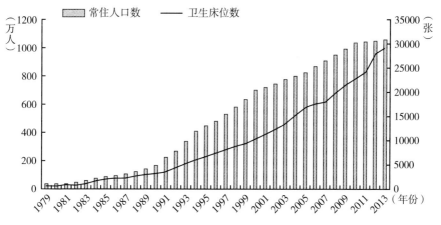

图 6-5 深圳市常住人口数量和卫生床位数的变动比较

　　尽管深圳市 2005 年之后以卫生床位数为代表的医疗卫生服务设施的增长幅度大于常住人口的增长幅度，但并不意味着深圳市人口的医疗卫生服务需求得到充分的满足。在经济结构转型升级、产业结构"腾笼换鸟"、人口文化结构不断提高之前，深圳市医疗卫生服务的主要对象是低端的、来自农村的流动人口。这部分人口对医疗卫生服务的需求相对较弱。一方面，他们本身处于青壮年时期，身体机能相对较好；另一方面，他们缺乏足够的健康保健意识，对一些疾病往往也不太在意。加之，这部分人口本身收入不高，不愿意承担相对高昂的医疗卫生费用，因此，他们对医疗卫生服务的需求在很大程度上是被压缩的。而在经济结构转型之后，深圳市人口增长主要来自具有较高文化素质、较高收入和较强健康保健意识的人群。他们对医疗卫生服务的需求与之前的人群相比无论是在数量上还是质量上都有明显的不同，特别是对医疗服务质量的要求存在明显的升级。从统计数据中可以看到，2007 年之后，尽管人口增长趋缓，但深圳市的总诊疗人次增幅比较大（如图 6 - 6 所示）。因此，在经济发展的"新常态"下，伴随着人口数量增幅趋缓和人口文化结构升级双重需求的新情况，深圳市医疗卫生服务体系必须加以重视，否则可能引发与以往不同的医患关系紧张状态。

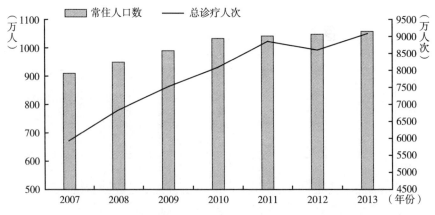

图 6 - 6　2007 年以来深圳市常住人口数量和总诊疗人次的变动比较

## （四）小结

中国经济社会发展的历史过程已经证明，经济增长本身并不能够解决所有的社会问题，尤其是在经济增长的同时社会建设与社会保障发展严重滞后的情况下，构建和谐医患关系的难度自然就会很大。深圳市构建和谐医患关系的关键，是加大医疗卫生事业的投入，不断提高医疗卫生服务的数量和质量，以满足日益增长和升级的深圳市人民的医疗卫生服务需求。但需要注意的是，传统的以政府为主导单一主体的治理机制已经不再适应经济发展新常态和社会发展新形势。如何建立医患关系社会治理的新机制，是当前深圳市医疗卫生事业发展和构建和谐医患关系必须考虑的。

面对深圳市经济持续高速增长、常住人口增速趋缓、医疗卫生投入不断加大的现实，我们认为当前的经济社会发展态势和人口变动趋势已经提供了通过制度化方式构建和谐医患关系的经济社会资源和人口环境。更为重要的是，在当前社会发展进程中，随着人们生活水平的不断提高，政府和民众也越加认识到构建和谐医患关系的重要性，这一共识是建立医患关系社会治理新机制的重要基础。

# 二 医患关系现有社会治理框架和路径

医患关系的紧张与近年来中国社会利益格局日益多元化，各种社会矛盾和利益冲突进入高发期，普通民众的利益诉求更加明确、表达更为迫切有直接关系。尤其是医疗卫生体制改革长期无法达到民众的预期，导致民众对医疗卫生体制充满诸多不满。而医疗卫生体制本身并没有直接暴露在民众面前，民众所能接触到的就是医院和医生，其怨气和不满往往在与医院和医生接触过程中表达出来。从某种意义上讲，是医院和医生承担了医疗卫生体制改革带来的系统性风险。当

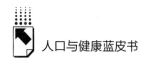
前，中央政府提出要推动全面深化改革进入攻坚阶段，医疗卫生体制改革破冰势在必行，医患关系也必然将进入新一轮的调整期。必须剖析当前医患关系的社会治理路径和框架，方能做出进一步的改革。

## （一）当前医患关系的主要治理框架

医患关系从宏观上看是医疗卫生服务体系与人民群众日益增长的医疗卫生服务需求之间的互动关系。自医疗卫生领域的市场化改革以来，一方面经济发展带来的医疗卫生服务设施和服务能力不断提高，另一方面人民群众医疗卫生支出的不断增加。在医疗卫生条件不断改善和人民群众看病难、看病贵的问题始终没有得到根本性解决的矛盾之下，医患关系愈加紧张，辱医伤医事件层出不穷。根据国家卫生和计划生育委员会公布的数据，2013年全国医疗机构门诊接待数量为73亿人次，发生医疗纠纷为7万件左右。尽管发生医疗纠纷的比例不高，但其绝对数量和对社会的影响却不容忽视。这说明医疗卫生领域存在着诸多风险隐患，当前医疗卫生领域的社会治理框架亟待调整。

### 1. 当前医患关系治理的顶层设计

长期以来，国家卫生部门始终没有出台以医患关系为主体的相关政策、法律和规定。对于医患关系的处理，早期主要体现在医疗事故管理方面。早在1987年，国务院为了帮助各级医疗机构正确处理医疗事故，保障病员和医务人员的合法权益，维护医疗单位的工作秩序，制定了《医疗事故处理办法》，将医疗事故界定为在诊疗护理工作中，医务人员因诊疗护理过失，直接造成病员死亡、残废、组织器官损伤从而导致功能障碍。该办法还从医疗事故认定、赔偿、处罚等不同方面对医疗事故处理进行了相应的规定和约束。《医疗事故处理办法》包含了计划经济时代的行政管理思维，规定医疗事故的认定由各级卫生行政管理部门来执行。因而在医疗纠纷处理的过程中，在知识和能力上处于不对等状态的病患者往往无法应对医疗卫生管理部门和医疗机构之间的处理。可以说，《医疗事故处理办法》在制定之初就埋藏了极大的隐患。一方面是该办法把医疗卫生管理部门直接纳入医疗事故的处理过程中，致使本应负责医疗机构管理的监管部门既是运动员，又是裁判员，其公信力大打折扣，并丧失了作为监管第三方的独立资格。另一方面是信息不对称导致病患者在遇到医疗事故时面临高成本，以患者一人之力对抗整个医疗卫生系统，导致病患对整个医疗卫生体系的不信任程度大大增加。虽然《医疗事故处理办法》在实施之初就存有很大的隐患，却一直到医疗卫生体制改革难以为继，医患关系进入极为紧张的阶段也没有修改。

直到 2002 年，国务院把《医疗事故处理办法》上升为《医疗事故处理条例》，成为国家政策法律体系的一部分。《医疗事故处理条例》其中最为关键的变动是对医疗事故的认定方进行了修改，把医疗卫生行政主管部门更换为各级社会学术团体医学会，从而在形式上实现了所谓的第三方认定。同时，《医疗事故处理条例》对医疗事故进行了重新界定：医疗事故是指医疗机构及其医务人员在医疗活动中，违反医疗卫生管理法律、行政法规、部门规章和诊疗护理规范、常规，过失造成患者人身损害的事故。

尽管卫生部门改变了传统的行政管理思路，更改了医疗事故处理办法，增加了第三方的责任认定机构，且官方认为使用《医疗事故处理条例》解决了大量的医疗事故纠纷，但这一变革并不能从根本上解决医患关系紧张的问题。原因在于医患关系紧张已经积累到了相当程度，一边是医疗卫生社会保障体系不健全，特别是在市场化改革过程中，大量人口都没有被社会性医疗保障所覆盖，导致他们看病诊疗的成本剧增，"看病难看病贵"成为最普遍的社会问题之一；另一边是医生工资收入长期偏低，收红包拿提成不仅成为社会普遍现象，而且成为医生维持生存和医院获取利润的主要手段。

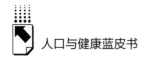

在这种情况下，所谓的"第三方"认定很难得到社会的普遍认同，尤其无论是中华医学会还是各级医学会，都和各级医疗卫生机构一样，隶属于相应的医疗卫生行政管理部门，与各级医疗卫生机构属于一奶同胞，且各级医学会的成员几乎全部来自各类医疗卫生机构，相互之间存在千丝万缕的联系。加之，中华医学会本身存在大量的问题，比如国家审计署曾点名指出国家卫计委直属的中华医学会，依托行政资源在2012～2013年收取医药企业赞助费8.2亿元；未经批准违规收取资格考试复训费1965.04万元，将618个继续教育培训项目收入1.14亿元存放账外。指望医学会这样的第三方来做医疗事故鉴定，显然与人民群众的预期不符。事实上，尽管医疗卫生部门还有相应的《医疗机构管理条例》《信访工作条例》《卫生信访工作办法》等作为调整医患关系的依据，但医患关系并没有得到根本性的缓和，医疗卫生领域的社会治理仍然沿用之前的治理框架。

最为重要的是，卫生部门始终没有搞明白，医患关系不是医疗事故过程中医生与患者之间的短期互动关系，而是医生和患者之间、医院和患者家庭之间、医疗卫生服务体系和人民群众之间的长期互动关系。因此，仅仅局限在医疗事故的处理办法和条例是不能够覆盖医患关系的全部内容，自然也不可能根本上解决医患关系紧张局面。医患关系治理从某一医疗事故向更高层次延伸是必然趋势。

2009年，为加强医院投诉管理，规范投诉处理程序，维护正常医疗秩序，保障医患双方合法权益，根据《医疗机构管理条例》《医疗事故处理条例》《信访工作条例》《卫生信访工作办法》等法规、规章，卫生部、国家中医药管理局组织制定了《医院投诉管理办法（试行）》。《医院投诉管理办法（试行）》的出台终于从界定范围非常狭窄的医疗事故扩大到了医疗投诉。所谓的医疗投诉主要是指患者及其家属等有关人员对医院提供的医疗、护理服务及环境设施等不满意，以来信、来电、来访等方式向医院反映问题，提出意见和要求的行为。从《医院投诉管理办法（试行）》的界定来看，对医患关系的社会治理形成了新的框架。其中，最为关键的转变是，对医患关系的处理从医生与患者之间最狭义的关系界定扩展到以医院为代表的医疗机构和患者及其家属的中观层次，这种治理框架的变化无疑是一种巨大的进步。同时，从医患关系调节的内容来看，也从最狭隘的医疗事故扩大到医疗、护理服务及环境设施。这其实在某种程度上验证了卫生医疗不足对医患关系的影响，不仅是在简单的医生和患者互动关系层面，还需要从更高的层级加以协调。

《医院投诉管理办法（试行）》与之前的《医疗事故处理条例》相比，在社会治理框架的设计上无疑是一个巨大的进步，但是还没有达到正视医疗卫生服务体系与人民群众之间关系的程度。最为重要的是，相关部门制定的"理想的"医患关系治理框架，都严重忽视了患方参与，单方面强调对医生、医院和医疗卫生管理机构的管理。从根本上说，医患关系的社会治理框架并没有长期的自上而下的行政管理思路。这一点在《医院投诉管理办法（试行）》中体现得非常明显。《医院投诉管理办法（试行）》理清了医疗卫生行政管理部门、医院及其他医疗机构、医院各科室和医生，甚至是投诉接待人员在遇到投诉时的处理程序和处理方法，甚至规定了对于涉及医疗质量安全和可能危及患者健康的投诉、涉及收费价格等能够当场核查处理的投诉、涉及多个科室的投诉等不同投诉的处理方法和时间限定，几乎是事无巨细地覆盖了医疗卫生服务体系的各个方面。从中也不难看到，如果依据《医院投诉管理办法（试行）》来治理医患关系的话，整个框架只设定了医方（包括医疗卫生行政管理部门、医院及其他医疗机构、医院各科室和医生）的行为规范和处理原则，对医患关系的另一方——患者及其家属、人民群众基本上没有任何治理框架和内容，甚至对患方如何参与医患关系治理也没有任何的表述。这既说明当前医患关系的社会治理框架是按照之前的自上而下行政管理思路设

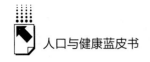

计的，虽然在内容上和层次上与之前相比有所进步和改善，但其根本的治理思路几乎没有原则性的变化。这也说明在制定医患关系社会治理框架时，制定者对医患关系的实质缺乏清楚的认识，仍然把医患关系局限在医疗相关的投诉和医疗事故相对较低的层次，也缺乏对社会治理多元参与和多中心化发展趋势的认识。

在传统行政管理主导的医患关系治理框架下，和谐医患关系的构建缺乏一些最为重要的因素，自上而下和单方面的治理努力，其结果不可能从根本上缓解医患关系紧张的态势。尽管2015年，卫计委把构建和谐医患关系、推动城乡基本公共卫生服务均等化等四项工作作为深化医疗体制改革的重要工作，试图在既有的医患关系治理框架下，通过完善"三调解一保险"制度体系构建和谐医患关系，但其结果也是可想而知的。

### 2. 广东省医患关系治理框架

医疗卫生服务和管理体系是一个全国性、自上而下的行政管理体制产物，尽管经历了市场化改革，但各级医疗卫生服务和管理体系仍然处于全国同一化的类似管理格局中。因此，广东省医患关系治理框架的主要方面与国家基本保持一致。与全国其他地区的医患关系治理框架相比，2013年出台的《广东省医疗纠纷预防与处理办法》并没有特别的突出之处。甚至可以说，《广东省医疗纠纷预防与处理办法》在某种程度上是混合了《医疗事故处理条例》和《医院投诉管理办法（试行）》两个治理框架，却更强调医疗事故处理框架，从治理的层次和内容来看出现了医患关系治理内容的减少和层次的下降。

《广东省医疗纠纷预防与处理办法》提出，为了预防与处理医疗纠纷，保护医患双方当事人的合法权益，维护医疗秩序，根据《中华人民共和国侵权责任法》《中华人民共和国人民调解法》《医疗事故处理条例》等有关法律法规，结合广东省实际制定的相应治理框架。从《广东省医疗纠纷预防与处理办法》提出的依据来看，表面上法制化的特点非常明显，但实际上相对局限在《医疗事故处理条例》框架内。根据《广东省医疗纠纷预防与处理办法》，广东省医患关系治理框架中一方面把医患关系从处理提前到预防，另一方面又把医患关系收缩在医疗纠纷的界定范围内。所谓的医患纠纷是指医患双方当事人之间因医疗机构及其医务人员在医疗过程中实施的医疗、预防、保健等执业行为而引发的争议。这里可以看出治理框架的矛盾，既想把医患关系从处理环节提前到预防环节，是对医患关系发生顺序的前置治理思路，力图扩大医患关系的治理范围，又想把医患关系界定在相对狭窄的范围内，避免扩大医患关系治理内容的扩大和层次的上升。这一矛盾凸显当前广东医患关系社会治理面临的困境。

与国家医患关系治理框架相比，广东省医患关系治理框架有几个突出特点。

一是明确强调医疗纠纷调解委员会在构建和谐医患关系中的地位和作用。在《广东省医疗纠纷预防与处理办法》出台的两年前，即2011年，广东就成立了和谐医患纠纷人民调解委员会，并迅速在全省范围内铺开。截至2013年，共建立和谐医患纠纷人民调解组织21个（其中，省级1个，地级市医调委11个，县级工作站10个），正逐步形成覆盖全省的第三方专业医患纠纷人民调解网络，以及时处理医疗纠纷，构建和谐医患关系。根据相关部门的统计，从2011年和谐医患纠纷人民调解委员会成立到2013年8月底，广东和谐医患纠纷人民调解委员会共接到医患纠纷案件报案2788件，其中符合立案受理2380件，已结案1776件，成功调解1667件。已结案医患纠纷的调解成功率为93.9%，涉及赔偿金额64543万余元，实际赔付7558万余元，节约诉讼费1123万余元。应当说，从官方公布的口径来看，和谐医患纠纷人民调解委员会及各级医患纠纷人民调解组织在构建和谐医患关系的治理框架上发挥了积极性作用。

二是《广东省医疗纠纷预防与处理办法》中的法制化意识明显

增强。在之前国家提出的医患关系治理，无论是对医疗纠纷还是医疗投诉的处理，依法治理的提法都不是很充分，更多的是体现行政管理的特点。即便是提出相应的法律依据，也没有把依法调整医患关系作为处理医疗纠纷和医疗投诉的主要解决手段。《广东省医疗纠纷预防与处理办法》突出了依法治理医患纠纷的表述，充分表达了法治化意识。这一点是广东省医患关系治理框架的重要突破。

三是《广东省医疗纠纷预防与处理办法》出现了医患双方治理相结合的做法，特别是提出了部分涉及患方治理的内容。在《广东省医疗纠纷预防与处理办法》明确表述患者及其亲属应当遵守尊重医务人员、配合医务人员、支付医疗费用、配合医疗机构安排等规定。对患方的规定和约束是医患关系治理框架的一个重要突破，也是对构建和谐医患关系的必要补充。

四是《广东省医疗纠纷预防与处理办法》提出了控制社会环境的思路。媒体是激化医患冲突、凸显医患关系紧张的重要推手。对媒体和互联网传媒进行适当约束，消除不科学、不准确的媒体报道，是避免激化医患冲突、缓和医患紧张关系的前提条件。从构建和谐医患关系的角度来看，媒体客观、科学、准确的报道必然会有所帮助，但不足的是，该办法没有对有利于缓和医患关系的宣传工作提出更为明确的导向性意见，对医患关系治理框架的有用性不够。

五是《广东省医疗纠纷预防与处理办法》融合了市场化方法解决医患纠纷的手段，要求公立医疗机构按照国家和省的有关规定参加医疗责任保险，鼓励非公立医疗机构自愿参加医疗责任保险，并规定参加医疗责任保险的医疗机构，其医疗责任保险保费支出，从医疗机构业务费中列支，按照规定计入医疗成本；按照收入支出两条线管理的医疗机构，保险费用由财政列支。在医患关系治理框架中增加了市场化的内容，显然是一个非常重要的进步，但医疗责任保险的机制和作用还有待进一步观察。

纵观广东省医患关系治理框架，总的来讲是从单一的行政管理转向多元化综合社会治理。尽管在医患关系治理框架中的内容覆盖面相对狭窄，治理层级较低，但其社会治理框架搭建的方向无疑是正确的，且对各级医疗卫生管理部门和医疗卫生服务机构调整医患关系有很大的帮助。

### 3. 深圳市医患关系治理框架

由于医疗卫生管理和服务体系具有自上而下的连贯性，深圳市医患关系治理框架与全国和广东省的建构思路和模式是基本一致的，即围绕狭义的医患关系层面上发生的医患纠纷进行调解。另外，进行调解的方法和机构设置与《广东省医患纠纷处理办法》的设置也是一致的。从时间表上来看，2010年2月，《深圳市医患纠纷处理暂行办法》出台并施行。2010年5月，《人民调解参与医患纠纷调解工作的实施意见》制定，决定在市人民医院等12家医疗机构建立医调室试点。2010年10月，深圳医患纠纷仲裁院在深圳仲裁委员会挂牌成立。2011年3月，全部调解员进驻12个医调室试点。2012年2月，市司法局组建医患纠纷人民调解法学、医学专家库，新增市妇幼保健医院和第三人民医院2个医调室。2012年5月，市属第三方调解医学专家库成立。至此，医患纠纷人民调解工作两个市级专家库都已成立。2012年9月，市妇幼保健医院与第三人民医院医调室相继挂牌。至此，全市共有医调室14个，8个设在区属医院，6个在市属医院，聘请专职调解员共34名。经过一年半试点，从2012年起，区属医院医调室经费由区财政负责，市属的由市财政负责。2014年9月，医调室在二级以上医院陆续成立并达到44家。此后，公立医院医调室开始调整，成立区级医调委，政府派驻调解员从公立医院撤出，集中进驻区医调委。

### 4. 以人民调解为核心的医患关系框架的弊端

尽管人民调解在历史上发挥过重要作用，且在一定范围内可以对

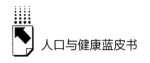

维持医疗卫生服务市场秩序、调整医患关系、缓解医患冲突产生正面影响，但作为一种已经难以适应现代化社会需求的制度设计，人民调解本身存在固有的缺陷。尤其是人民调解本身与法律存在明显的不适应性，与当前中国政府依法治国的总体思路有所冲突，其造成的后果和隐患也较为普遍地存在。

从全国来看，医患关系的构建从医患纠纷人民调解机制建立开始。由于医患纠纷调解本身的原因，社会各界对其认可度并不高，特别是在处理医患纠纷过程中，医患纠纷人民调解委员会与医疗卫生管理和服务部门有着千丝万缕的联系，加之其成立的根本目的就是保护医疗卫生服务机构和医疗卫生服务人员，因此其对医疗卫生服务机构和医疗卫生服务人员的倾向性几乎不可避免，患者一方对医患纠纷调解委员会的信赖程度并不高。从全国有关的数据来看，医患纠纷人民调解机制的建立并没有缓解医患关系紧张的局面，反而是医患纠纷逐年递增，医患矛盾愈演愈烈。来自卫生部的统计数字表明，全国由医疗纠纷引发的冲击医院、辱医伤医等医疗纠纷事件，2002 年有 5000多起，2004 年有 8000 多起，2013 年国家卫计委统计全国发生医疗纠纷超过 12 万起，达到一个峰值。直到 2014 年，先是公安部出台《公安机关维护医疗机构治安秩序六条措施》，要求坚决依法打击暴力伤医违法犯罪。紧接着，国家卫计委等五部门联合出台《关于依法惩处涉医违法犯罪维护正常医疗秩序的意见》，规定对 6 类涉医违法犯罪行为予以严惩。2014 年，在各地加强警医联动，全国 80%的二级以上医院设立警务室等措施下，全国发生医疗纠纷 11.5 万起，较 2013 年下降 8.7%，发生在医院的侵犯公民人身权利案件同比下降10%。

尽管与 2014 年全国医疗卫生机构总诊疗量达 78 亿人次相比，11.5 万起医疗纠纷几乎微不足道，而且从深圳的实际情况来看，近几年通过医患纠纷调解委员会和各级医患纠纷调解机构解决的医患纠纷数量也是比较稳定的,但每年都会发生在全国范围内影响较大的医患事件。这也说明就深圳本地而言,当前构建和谐医患关系的社会治理框架的缺陷是显而易见的。如果把所有可能引发医患冲突的医疗纠纷都纳入社会治安管理的范畴,那么政府相关部门的工作压力必然会极大地增加。这一解决框架可以在极端的情况下控制医患关系持续恶化的局面,却不可能根除医患关系紧张的根源。故而,构建新的医患关系治理框架势在必行,以避免通过社会治安的治理渠道解决医患关系问题。

### (二)当前医患关系社会治理的主要路径

受制于医患关系治理框架,医患关系的治理路径主要是延续了计划经济时代的管理思路。尽管在具体做法上有了巨大的进步,如在处理医患纠纷的具体手段上出现了多元化的特点,但这种多元化的背后实际上是为了管控和转移医患纠纷带来的社会风险,不可能从根本上改变医患关系治理格局和路径。

从医患关系治理框架中可以看到,在层次和内容上主要局限于医生和患者之间的关系,以及两者之间出现的医疗纠纷。在此框架下,能够体现出医患关系社会治理路径的就是对医疗纠纷的处理。根据广东省和深圳市的相关规定,在出现医疗纠纷时,主要有五种处理方法:①自行协商解决;②向医疗纠纷人民调解委员会或者医患纠纷人民调解委员会申请调解;③向卫生行政部门申请行政处理;④向人民法院提起诉讼;⑤法律、法规、规章规定的其他途径。这五种处理方法中,第一条自行协商解决显然在大部分能够激发医患冲突的医疗纠纷中已经不再适用,因为既然出现比较剧烈的医患冲突,两者之间自行解决矛盾的可能性就已经很低。第五条法律、法规、规章固定的其他途径表述并不明确,事实上也只是对相关条文起到补充作用。真正发挥作用的是第二、第三和第四这三条主要路径。这三条路径简

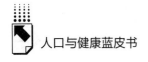

单说就是人民调解、行政仲裁和法律诉讼，其中人民调解是当前医疗卫生管理部门大力推行的、最主要的缓解医患关系紧张局面的治理路径。

### 1. 人民调解

人民调解指的是以国家法律、法规、规章和社会公德为依据，在平等、自愿的前提下，由人民调解委员会及其相应各级机构对出现纠纷的双方进行调解，使之相互谅解，并达成和解协议。与诉讼调解不同，人民调解本身并不具有法律效力，一旦调解成功后出现争议，仍然需要通过法律程序，向法院提起诉讼。调解不成功，当事人可以依法通过行政仲裁、司法诉讼等手段来解决问题。只有在调解成功的前提下，且双方当事人同意共同向人民法院申请司法确认的情况下，人民调解所达成的协议才具有法律效力。因此，从协调医患关系的路径来看，人民调解本身能够发挥积极的作用，但不是一个终极的解决方案。

在国家的大力推动下，人民调解在全国各地快速兴起，由于其弹性较大，且没有成形的惯例，出现了不同的模式。总结起来，根据医患纠纷调解委员会的隶属关系和主要职能不同，可以分为宁波模式、北京模式、天津模式和山西模式等几个主要模式。

（1）宁波模式。宁波模式的最大特点是医疗纠纷化解是在人民调解委员会的主持下进行的。宁波在成立医疗纠纷人民调解委员会的同时，由四家保险公司成立联合保险机构设立医疗责任保险，并成立了医疗纠纷理赔处理中心。在遇到医疗纠纷赔付金额超过1万元的情况下，医疗机构向医疗纠纷处理中心报案，相应的调查取证、评估鉴定和诉讼理赔工作由医疗纠纷处理中心聘请专业的医务人员和法律人员完成。由于医疗纠纷人民调解中心不属于医疗卫生管理和服务部门管辖，且在行政上没有直接的联系，独立于医疗卫生系统之外，按照隶属关系归司法部门管辖，因此其社会公正性和社会公信力均比较高。

（2）北京模式。北京模式是要求所有非营利的医疗卫生服务机构统一购买医疗责任保险，然后由指定的保险公司和指定的专业机构设立专业医疗纠纷调解机构，对出现的医疗纠纷进行调解。实际上形成了一个在医疗卫生管理部门管辖范围内的、有指定机构和指定保险公司"合作"的专业医疗纠纷调解机构。这种指定的调解机构并非是完全独立的第三方。由于其所处的"被指定"地位，决定了北京医疗纠纷调解机构或多或少地会受到医疗卫生管理部门的影响，其专业性和公正性受到较多质疑。北京模式的另外一个不足之处是表面上看是由所有非营利的医疗机构统一购买保险，但羊毛出在羊身上。在实际操作过程中，医疗机构会把购买保险的成本转嫁到患者身上，从而提高了患者的医疗成本。

（3）天津模式。天津模式最大的特点是把医疗纠纷调解机构挂靠在天津仲裁委员会之下，成立了天津仲裁委员会医疗纠纷调解中心。天津模式最大优点是由于在仲裁委员会下成立调解中心，其调解结果具有一定的司法效力，或者称为"准司法性"。在仲裁机构出具裁决书和调解书能够申请法院强制执行，而无论是宁波模式还是北京模式，其医患纠纷的第三方调解都不具有法律强制力的保障。但天津模式具有"准司法性"，其适用范围较窄，且在仲裁过程中要收取相应的费用，反而不能够充分发挥作用，目前已经开始向宁波模式转换。

（4）山西模式。山西模式最大特点是市场化运作。医疗机构购买医疗责任保险后，保险公司将一部分保费支付给保险经纪公司，再由保险经纪公司在人民调解委员会下由保险公司委派相应的调解人员进行鉴定和调解。通过市场运作方式，山西模式使得医疗纠纷人民调解委员会能够维持自身的运转，实现独立第三方的职责。

（5）深圳模式。目前，深圳在构建医疗纠纷调解中心的过程中，进展比较明显，主要的方式是政府购买服务。深圳医患纠纷调解室由市区两级财政投资，采用政府购买服务的方式，与律师事务所签订协议，由律师事务所派律师进驻医院，独立于医院和患者之外，起到提供调解和第三方见证服务的作用。深圳模式引入市场化的手段，把医疗责任保险制度作为处理医患纠纷社会管理体系中的重要环节，通过市场保险引入保险公司参与医患纠纷的调查、评估、协商、赔付等过程，增强独立第三方的公正性。

综合上述，医患纠纷各种人民调解模式，其设计的基本思路都较为一致地按照社会管理思路下的解决医患关系紧张的路径。最主要的特点是以政府主导的模式来构建医患关系治理框架。虽然一些模式吸取了市场化的治理手段，却都把社会组织和患者排除在医患关系社会治理框架之外。因此，人民调解作为医患关系的一个主要治理路径却和人民的关系不太密切，更多的是为了解决医疗卫生管理部门和医疗卫生服务机构的问题而设立的解决方案，其效果也难以解决现实中医患关系紧张和患者对医疗卫生机构不信任的问题。

### 2. 行政仲裁

根据深圳相关规定，如果医患双方中的任何一方对调解结果不满，可以向卫生和计划生育部门申请行政处理，也就是申请医疗卫生机构的行政主管单位进行行政仲裁。行政仲裁也是当前医患关系社会治理的一条主要路径。从国际经验来看，使用仲裁的方法来缓解医患关系紧张局面、解决医患纠纷对医患双方都是有利的事情，也是未来使用非诉讼程序来解决医患关系紧张问题的主要动向之一。

2010年出台的《深圳市医患纠纷处理暂行办法》，确定了在仲裁委员会设立医患纠纷仲裁机构，在全国首次以地方性行政法规的方式将仲裁机制引入处理医患纠纷中，并在深圳仲裁委员会成立了医患纠纷仲裁院。

深圳医患纠纷仲裁院为深圳仲裁委员会下设的专责处理医患纠纷的职能机构。患方认为医疗机构及其医务人员在医疗过程中实施的医疗、预防、保健等执业行为损害其合法权益的，可以依据仲裁条款向医患纠纷仲裁院申请仲裁。医患纠纷仲裁院办理案件以中立的角度依法独立办理案件，不受任何机关、团体或个人的干涉。案件实行"一裁终局"制，任何一方当事人不履行生效的仲裁裁决或调解的，对方均可向人民法院申请强制执行。深圳医患纠纷仲裁院的成立，为处理医患纠纷工作创建了一个新的平台，增加了一个解决医患纠纷的快速通道。

但是医疗纠纷行政仲裁最主要的问题是裁决机构本身就是管理机构，无论采用何种组织架构方式，其自身的公正性和公信力都不可能完全实现，也不可能摆脱民众对其公正性和公信力的质疑。如深圳市引入看似中立的医学会，但医学会毕竟与医疗卫生系统血脉相连，且医学会的正常运转很大程度上取决于医疗卫生系统的支持力度，因此医学会并非完全独立于医疗卫生系统之外。加之，医患纠纷鉴定委员会与医疗机构之间、专家组成员与医生群体之间的密切联系，在兼有复杂性和专业性的医疗纠纷案件中，完全可能借助其专业知识的优势和信息不对称来实现对医方的偏护。此外，这里还存在着一个悖论。如果发生严重的医患冲突，以及伤医辱医事件，找政府来不及、不管用，卫生部门也处理不了。如果没有发生严重的医患冲突，以及伤医辱医事件，找政府没必要，不是政府职能管辖范围内的事情。所以，行政仲裁的治理路径在现实调整医患关系过程中发挥的作用是相对有限的。

### 3. 法院诉讼

法律诉讼作为现代社会解决争端和纠纷的最主要路径之一，在国外处理医患关系中有着广泛的运用，且从中国未来长远的依法治国发展趋势来看，运用法律手段成为缓解医患关系紧张局面、构建和谐医

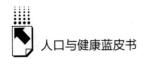

患关系的主要路径。但现实情况却是法院诉讼很少成为解决医患关系的第一选择，往往是医患双方在出现争端、纠纷之后，没有其他的解决方案时，才会选择这一路径。

从法律角度来看，中国当前既没有全面维护患者利益，也没有全方位保护医生和医疗机构权利的法律条文。在常规的医患关系中，患者由于在信息掌握、技术掌控等方面不足而成为事实上的弱者。一旦爆发医患冲突，医生往往成为事实上的受害者。当前的法律建设，不仅没有明确界定和保护医患双方权利和利益的法律条文，也没有明确医患双方自身权益受到损害之后如何帮扶、救济和处理的法律规定。

具体来讲，与医患关系有关的法律条文和规定在《侵权责任法》《医疗机构管理条例》《执业医师法》《医疗事故处理条例》等法律法规中有所规定，对医患双方的权利、义务、行为准则和处置方法均有所涉及，但在双方的义务责任究竟如何界定，权利如何保护，出现问题如何帮扶、救济等方面存在许多模糊、笼统的地方，可谓是失之过简。与医疗纠纷相关的问题同时还适用于《民法通则》《合同法》等广而适之的法律，在一些基本的法律原则上与相关的医疗纠纷还存在诸多的冲突。

与医患关系相关的法律制度、法规规定不健全，特别是不同法律规定和专门条例之间在医患关系方面的界定不清晰、不准确导致的法律适用上的不一致和矛盾，最终导致法律适用混乱、涉及医疗问题的案件处理结果差异较大，赔偿不合理，进而，对事实上在专业知识和能力上处于弱势的患者造成更大损害。由于对涉及医疗卫生服务的案件没有统一的法律准则、标准和界定，反而出现能够闹腾的患方会获得更多的赔偿，进而增加了医患纠纷发生的频率，也导致医患关系进一步恶化。

可见，涉及医疗卫生服务的法律诉讼本可以作为治理医患关系紧张局面的一个有效路径，但由于法律制度的不成熟和医疗卫生服务自身的复杂性，法律诉讼并没有发挥应有的定纷止争的作用。

此外，还有一个不可忽视的因素是，如果把法院诉讼作为解决医患纠纷最主要的路径，其诉讼成本，无论是对医方还是对患方都是一个沉重的负担，对整个社会而言也是非常大的资源浪费和损失。按照相关数据，2010 年前后，深圳市每年法院系统受理的与医疗纠纷相关的法律案件超过 2000 宗。由于医患纠纷的专业性和复杂性，处理一宗医患纠纷案件可能比处理十宗其他案件还要费时费力。对政法系统而言，使用法院诉讼的方式治理医患关系将带来巨大的工作量，势必会造成法院系统不堪重负，从而造成整个社会资源的浪费。

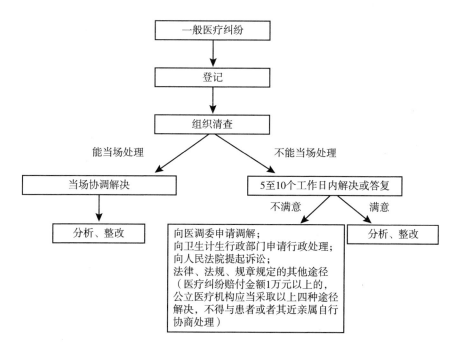

**图 6 - 7　医疗机构一般医疗纠纷处理流程**

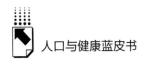

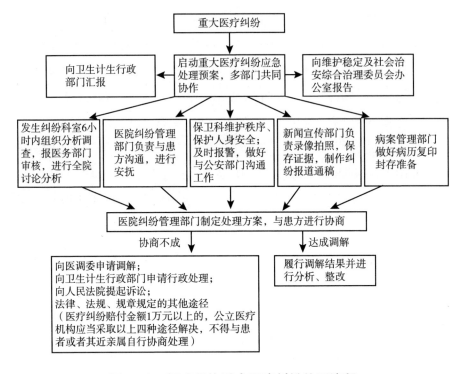

图 6-8  医疗机构重大医疗纠纷处理流程

# 三 医患关系社会治理存在的问题

2010年，深圳市在全国率先由市委维稳办牵头，建立了一套集人民调解、法律援助、司法鉴定、仲裁、诉讼、保险为一体的医疗纠纷解决机制。这套独特的处理机制就像一张"标准流程图"，原本希望能够借此及时高效地化解医患纠纷，实际效果却不甚理想。现有医患关系治理框架主要是基于如何管理社会、控制社会的考量，其治理框架依然延续维护社会稳定的行动逻辑。政府在事实上把普通民众和社会组织排除在医患关系社会治理的参与主体之外，并视之为社会管理和社会控制的对象。在民众利益诉求和表达方式日益激进的情况下，政府不得不利用组织和资源优势来应对，形成了社会管理和社会控制逻辑下的路径依赖。在缺乏民众和社会参与情况下，单一政府主体的治理格局不可能真正构建和谐的医患关系，也导致政府治理医患关系的成本日益高昂，效果却不明显。从实际情况来看，当前医患关系社会治理存在以下几个主要问题。

## （一）政府单一主体治理机制，导致的医患关系治理投入失衡

人民群众的医疗卫生服务作为公共物品与公共服务，是国家理应承担的基本职能之一，但作为公共物品的医疗卫生服务最终的质量、水平和效果并非由政府部门单方面决定，而是既由政府部门公共投入和供给水平所决定，也会受到服务对象的影响，在医患关系治理过程中表现得尤为明显。医患关系的和谐与否可以说是医生和患者两方面协同和互动的结果。如果只依靠政府部门作为单一主体，对医患关系进行治理，那么自然很难构建出和谐的医患关系，甚至会出现医患关系治理失灵的局面。为了维护和构建和谐的医患关系，政府对医疗纠纷等有碍于构建和谐医患关系的活动进行各种规范和控制，但政府的规范和控制反而有可能增加医患纠纷出现的可能性。因为在政府的规范和控制之下，医患纠纷中患者一方因为闹事可能获得"回报"和"利益"，反而加大了出现医患纠纷的风险，不利于构建和谐的医患关系。

造成医患关系紧张的原因是多方面，但究其根本原因，是人们日益增长和多元化的医疗卫生服务需求没有得到满足，或者说当前的医疗卫生服务体系不适应经济增长和社会结构变动带来的变化。这并不意味着政府部门没有投入，而是政府部门的投入失衡和医疗卫生资源的配置不均。以深圳市为例，随着经济增长和人口数量增加，医疗卫生服务投入也逐年加大。从某些重要的衡量卫生资源配置和投入指标

来看，深圳市近年来医疗卫生投入和配置有了长足的进步，但这些并没有改变医患关系紧张的状况。其原因在于大部分医疗卫生资源，尤其是优质医疗资源都集中在少数大医院里，客观上导致了患者随着医疗资源的集中而聚集在少数大医院就诊，从而导致医生工作压力大、服务差，患者就医体验不好等容易引发医患关系紧张的问题。如果从患者方来考虑，便捷、优质的医疗卫生服务是最理想的医患关系调和剂，便捷、优质的医疗卫生服务必须建立在基层医院能够提供相应服务的基础上。但从政府部门医疗卫生服务资源配置角度来看，大医院更有可能获得更好的医疗卫生服务资源，而基层的小医院则难以获得很多的资源，也就难以提供便捷、优质的医疗卫生服务。

因此，从社会治理的角度来看，当前医患关系紧张的局面很大程度上是政府单一主体治理机制形成的自上而下的医疗卫生资源配置模式造成的。只要是政府作为单一的医疗卫生服务资源管理主体和医患关系治理主体，实施封闭的和自上而下单向度的治理模式，还将会持续以往的医疗卫生资源向大医院集中配置的格局，必然会导致医患关系治理资源投入失衡。因此，可以看到，本来可以通过加大医疗卫生投入，优化医疗卫生服务资源配置，缓解医患关系紧张局面，但由于社会治理模式的原因，政府医疗对卫生服务的投入失衡，进而引发医患关系更加紧张的局面。

## （二）医患关系传统治理结构跑偏，引发社会治理的产出失重

在传统的行政管理体制下，命令性的管理方式是政府运用权力对社会事务进行管理、部署、控制和调解的主要方式。从深圳市医患关系治理的格局和路径来看，其行政管理的特点也是非常明显的，出台的相关规定和条例也都没有跑出传统行政管理的逻辑。在传统的行政管理体制下，很多"管不了"或者"管不好"的事情往往被纳入管

理的系统中，却无法得到真正的落实，这一特点在医患关系治理上体现得尤为明显。医患关系中，提供医疗卫生服务的医生、医院和其他医疗机构属于政府能够直接管辖或者能够间接控制的，也是政府在传统的行政管理体制下管得着的领域。而医患关系的另一方——患者方，由于其流动性和不确定性大，是传统行政管理体制"管不了"或者"管不好"的，传统的行政管理体系显然无法实现对患者的有效管理。因此，从相关制度、规章的设置上来看，就会呈现出"跑偏"的现象，医患关系的治理内容上以医患纠纷为主，治理对象上以医生、医院为主。

在治理内容上以医患纠纷为主，用一个形象的比喻就是当前医疗体系普遍存在重治疗、轻预防的体现。从医患关系治理的角度来看，医患纠纷就像是医疗卫生服务体系中的某一种疾病，当前对这种疾病的治疗原则就是当疾病出现时再予以治疗，而不是在没有暴发的时候通过各种手段加以预防。因此，造成的后果是医患纠纷越治理，其产生的风险就越大，呈现出层出不穷的状况。整个医患关系的治理体系都在忙着"治已病"，很少有精力来"治未病"，重视解决已经爆发出来的、呈现在表面上的医患纠纷，忽视医患关系的其他环节，没有从根本上和源头上解决医患关系紧张的问题。治标不治本必然会导致政府治理医患关系总体上处于被动地位，难以扭转的局面。

医患关系是医患双方互动的关系，而在当前的治理框架中，过于强调对医方，也就是医生、医院和医疗卫生服务机构的管理。当然从行政管理的角度来看，医生、医院和医疗卫生服务机构是比较容易管理的一方，但从构建和谐医患关系的角度来看，这一管理思路显然有失偏颇。且最近爆发的医患冲突，特别是伤医辱医事件中，往往引发事端的并不是工作在第一线的医生的行为。可见，在医患关系治理中，只强调某一方是无法缓解问题的，反而导致整个医患关系治理的框架和内容出现方向性的偏差，相应的规章、制度在执行和落实过程

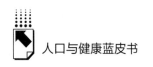

中呈现出头痛医头、脚痛医脚的局面。医患关系治理中可能存在的各方参与者，以及医患关系治理过程中可能的各个治理环节，缺乏相互之间的作用力，也没有明确正确解决方案的向心力，整体上呈现出失重状态。

### （三）缺乏多元共治机制，政府治理效能失却

从深圳市医患关系社会治理的框架和路径来看，政府作为单一治理主体的格局并没有改变，治理路径依然依赖组织和资源的投入，民众和社会组织的参与度不高，导致未能形成多元共治的社会治理机制，影响了医患关系社会治理的效果。社会治理强调多元主体形成多边合作共治网络，由公共部门、社会组织、私人部门、民营机构、基层社区和公民个人管理共同事物的多种方式的综合。社会治理本身就是让不同利益主体，甚至是相互冲突的利益主体得以调和并采取联合行动的持续过程，进而通过合作实现政府治理效能的提升。

深圳市在医患关系社会治理过程中，对激发社会组织活动、发挥社会组织桥梁作用的重视不够，在治理框架和治理路径中，几乎没有真正的代表患方利益的社会组织参与；在医患关系社会治理框架中缺乏政府与社会、社会组织与社会组织、社会组织与公民个人之间的一种广泛、平等的合作关系，而是单方面政府对医疗卫生服务机构和医疗卫生服务人员、社会组织、公民个人、患者及家属的约束和规制，这样就形成了政府与社会组织、公民个人和患者及家属之间的对立格局。在这样一个封闭的医患关系社会治理格局和路径下，很难形成构建和谐医患关系所必需的良性社会生态，也无法吸纳代表多方利益的社会组织和公民个人参与，难以围绕医患关系形成开放型的现代国家社会治理生态系统。所以，从以往深圳市出现的引发社会广泛关注的医患纠纷事件中，我们常能看到，一旦医患双方出现由于不信任或者不理解产生的矛盾，患者难以找到合理有效的诉求途径和参与方式，

只能够通过一些非常规的方法来解决问题。而非常规解决问题的方法对整个社会产生了巨大的负面影响，这些负面影响无法通过通畅的政府与社会组织、公民个人之间的互动沟通渠道表达。政府和医疗卫生服务机构单方面的表述反而会引起更强烈的对立情绪，导致患者在后续的就诊中对医疗卫生服务机构和专业技术人员更加不信任、不理解，从而形成了一个不断反复的恶性循环。

在当前缺乏多元共治机制的情况下，社会治理单一主体格局难以得到优化。在封闭的社会治理系统中单纯重视政府管理和控制，不能充分发挥多元社会主体应有的作用，无法形成多元主体的良性互动和整体合力。尽管医疗卫生管理和服务部门可以通过加强医患矛盾各种调解机制之间的衔接，在政府内部的各部门之间形成良好的协作模式，对出现的突发事件和常规纠纷实现综合治理，但一方面政府内部各部门之间的协作和综合治理难以取得良好的预期效果，只能是一定程度上化解已经出现的矛盾，无法预防未知事件的发生，也无法从根本上缓解医患关系紧张的局面；另一方面，政府内部各部门之间的协作和综合治理耗费了大量的组织资源、人力物力、财政投入，造成政府治理效能失却的状况，与当前政府行政体制改革的思路背道而驰。

## （四）法院诉讼成本高效率低，对患者的基本意愿失察

在协调医患关系过程中，尤其是在出现医患纠纷时，法院诉讼往往是解决问题的终极方案，其具有法律效力和公信力。根据广东省和谐医患纠纷人民调解委员会发布的数据，2013年全省通过法院诉讼途径解决医患纠纷的数量仅有500～600件，占所有医患纠纷的2%左右。那么，既然法院诉讼作为具有法律效力和公信力的解决方案，为什么不能作为协调医患纠纷的主要手段呢？其原因在于，无论是对医院和医疗卫生服务管理机构，还是对患者及其家属而言，使用法院

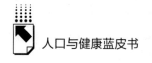

诉讼的方法解决问题都是一件成本高、效率低的事情。

与法院诉讼成本相比，通过非诉讼解决医患纠纷机制可以节约70%以上的相关费用，还不牵涉到医患双方为此所付出的时间和精力成本。在医患纠纷的专业性和复杂性面前，走司法程序耗时长、成本高、效果差。与其通过司法手段解决，不如通过闹事等非法律手段来快速迫使医疗卫生机构让步，从而获得应得的利益。对于医疗机构而言，走司法程序不仅意味着要花费人力、物力和财力，还可能引发社会各界的关注和新闻媒体的炒作，会对医疗卫生服务机构自身的声誉造成负面影响，因而他们也不希望通过司法程序来解决问题。这样就造成法院诉讼虽然是一个调整医患关系、解决医患纠纷的终极手段，但医患双方都不希望采用司法程序来解决问题。

按道理说，在医患双方都不愿意走司法程序、更倾向于走非诉讼程序的情况下，完全可以按照医患双方的利益诉求进行调和。但现实状况是医患关系越来越紧张，其原因就在于当前深圳市乃至全国的医患关系治理框架和治理路径中，几乎看不到能够体现患者意愿的内容。在医患关系的社会治理框架中，包括在整个的医疗卫生管理和服务体系中，患者往往是一个"物化"的客体，而不是一个带有情绪、会表达自身意愿和需求的人。这一点其实在医患关系的各个层面均有所体现。而医患关系社会治理的框架中，对患者多层次、多样化就医意愿和就医需求的忽视，往往是引发医患关系紧张的原因之一。

法院诉讼作为协调医患关系、解决医患纠纷的终极手段不可能顾及患者的意愿和需求。患者多层次、多样化的就医意愿和就医需求应该由提供医疗卫生服务的管理部门长期监测，也应当作为改善医患关系、预防医疗纠纷的重要手段。通过对患者最基本的就医意愿和就医需求的考察和监测，医疗卫生管理部门和医疗卫生服务机构应当及时做出相应的调整，尽可能满足患者的意愿和需求。但现实是，患者既没有相应的利益表达渠道，也没有相应的医疗卫生管理部门和医疗卫生服务部门来考虑他们的意愿和需求。患者基本意愿的失察是当前医患关系治理框架和治理路径失灵的重要原因。

### （五）缺少真正的第三方机构，致使医患关系治理失信

近年来，深圳市对医患纠纷调解机构不断进行调整，就是为了建立调解医患关系的独立第三方机构。虽然目前深圳市的医患调解委员会和相应的各级调解机构已经从医疗卫生服务机构撤出，并在医疗卫生系统之外的地方独立办公，但这一切仍然很难建立没有官方背景、能够完全中立的医患关系第三方调解机构。

在当前医患关系社会治理框架下，尤其是考虑到政府部门、医疗卫生管理机构和医疗卫生服务机构之间千丝万缕的联系，很难成立独立第三方调解机构的主要原因有以下几个方面。

一是财政上隶属于相应级别的行政部门。虽然深圳市规定，医患关系调解机构的运作经费由相应各级财政负担，一定程度上分割了医患关系调解机构与医疗卫生管理和服务部门的联系。但是，无论是调解机构，还是医疗卫生管理部门和医疗卫生服务部门，都会被患者认为是拿政府的钱、替政府办事，也就是替医疗卫生服务部门办事。可以说，只要是政府部门作为单一主体来设立医患关系调解机构，这种财政上的联系就不可能被切断。

二是隶属关系上没有实质性的改变。尽管深圳市各级医患关系调解机构与医疗卫生管理部门脱钩，但在隶属关系上仍然归口于相应的政府部门管理，只不过从直接隶属关系改变为间接隶属关系，其行政部门的色彩几乎没有改变。尤其是在中国全能型政府的社会环境下，外界和患者自然而然地会把调解机构看作政府职能部门的一个部分，而不是独立性质的调解机构。

三是人员上与医疗卫生管理部门和医疗卫生服务机构高度重叠。从调解机构的人员设置看，由于医患纠纷的专业性和复杂性，多数调

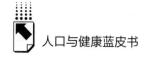

解机构的负责人出身于医疗卫生管理部门和医疗卫生服务机构，完全没有医疗卫生领域工作履历的调解机构负责人往往也无法承担专业性和复杂性较强的医患纠纷调解工作。医疗纠纷鉴定专家也多是深圳市相应医学领域内的熟人，相互之间的利害关系使得其独立性和公正性备受质疑。

由于深圳市第三方调解机构的独立性不强、公正性和公信力不高，加之其调解结果没有法院诉讼和行政裁决那样的强制力保障，其对医患关系社会治理的介入性不强，对一些争议较小、医患双方冲突不大的案件，能够发挥积极的作用，但是对于争议较大、医患双方冲突较大的案件只能转走司法程序或者行政程序，反而是在最需要的领域内发挥的作用较小。在独立性、公正性、公信力和强制力诸多方面的欠缺导致患者对第三方调解的信任度不高，从而造成社会大众对医患关系社会治理体系失信的不利局面。

## 四　医患关系社会治理创新的主要思路

建市 35 年来，深圳经济发展取得了令人瞩目的成就，社会发展也取得了一些成绩。但总的来讲，其社会发展明显滞后于经济发展。在经济发展新常态之下，新一届中央政府提出了全面深化改革的总目标，要推进国家治理体系和治理能力的现代化，而创新社会治理体制是推进国家治理体系现代化的重要内容。

创新社会治理，必须着眼于维护最广大人民群众的根本利益，最大限度增加和谐因素，激发社会发展活力，提高社会治理水平，维护国家安全，确保人民安居乐业、社会安定有序。要改进社会治理方式，必须坚持系统治理、依法治理、综合治理、源头治理，提高社会治理法治化水平。加强社会组织立法，激发社会组织活力，规范和引导各类社会组织健康发展。深化基层组织和部门、行业依法治理，支持各类社会主体自我约束、自我管理。发挥市民公约、乡规民约、行业规章、团体章程等社会规范在社会治理中的积极作用，创新有效预防和化解社会矛盾体制，健全公共安全体系。

根据中央政府关于社会治理创新的总体思路，结合具体情况，对于深圳市医患关系社会治理体系创新主要有以下几个思路。

## （一）从政府独斗到多元共治，提倡多元主体平等参与

长期以来，在全能型政府格局下，中国社会治理主要依靠的是政府单一主体治理。全能型"大政府"单一主体社会治理模式在经济社会发展相应阶段能够发挥积极的作用，但随着经济结构升级和社会结构转型，政府作为社会治理单一主体大包大揽社会事务的治理模式越来越不适应经济社会多元化发展需要，甚至可能在一定程度上不利于社会的健康成长。其原因在于政府包揽实际上等同于政府负责，在政府管理的思路和制度上都没有考虑把社会组织和公民个人纳入社会治理的体系中。其后果是一方面政府责任高度集中，被社会普遍认为是造成医患关系紧张的主要责任方，同时还影响到在医患关系治理格局中的公正性和公信力。另一方面，社会高度依赖政府，社会自治发展缓慢，导致社会组织和公民个人缺乏自我管理的意识，参与医患关系社会治理的意愿不强。

医患关系的社会治理恰恰需要多元主体的平等参与，因为从医患关系本身来看，其涉及面非常广，既包括了卫生医疗的管理部门和服务机构以及医生个人，又包括了患者及其家属，加之社会各界的广泛关注和媒体的不断炒作，医患关系涉及方方面面的利益和需求。多元化的利益和需求不可能由政府单一主体来全部满足，需要发挥不同社会治理主体的特点和作用，鼓励社会组织、民营结构和公民个人等社会力量在法律法规允许的框架下参与到医患关系社会治理过程中来，针对多元化的利益和需求，引导多元化的社会治理主体来应对，最终

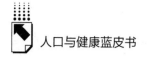

形成政府主导、社会协同、公众参与、法治保障的多元化医患关系治理格局，同时转变政府职能、激发社会活力，实现从政府单一主体的单向度社会管理模式向多元主体协同互动共同治理模式转变。

从深圳医患关系社会治理既有的模式来看，政府单一主体治理框架非常明显。虽然在努力成立医患纠纷调解的第三方，但在整个医患关系调整的社会治理框架和治理路径中，基本上没有任何社会组织和公民个人参与的路径，而多元主体参与医患关系社会治理几乎没有可能。因而，要构建和谐医患关系，深圳市必须从医患关系社会治理框架上入手，通过对医患关系社会治理框架进行结构性的调整，吸纳多元主体积极参与，让社会组织和公民个人能够有机会参与医患关系的社会治理，实现医患关系社会治理体系和治理机制的创新。只有这样，才能够把政府从当前医患关系社会治理最大责任人的位置上解放出来，转而形成多元主体平等参与、协同共治的良好局面。

### （二）从管控治理到依法治理，发挥社会规范的柔性治理作用

医患关系的社会治理在思路上必须与国家加快国家治理体系和治理能力现代化的步伐保持一致。中国在经济增长的过程中，伴随着一些社会问题、社会冲突和社会矛盾。随着国家治理理念的变化，不仅主体上从政府单一主体转变为多元主体的治理格局，手段上也从强调以管控为主的刚性手段转变为在依法治国的框架下，强调以协调、参与为主的柔性手段来实现良好的社会治理效果。

管控型社会治理思路主要是强调直接采用具有强制力的法律等手段来解决矛盾和纠纷。依法治理的社会治理思路则强调在法治框架内，尊重各方利益主体的利益表达，增强社会自我调节，协商解决相互之间的冲突和矛盾。从医患关系社会治理情况来看，每当出现恶性医患纠纷事件或者伤医辱医事件时，相关部门往往会在第一时间站出

来，要求有关部门严惩凶手，采用切实有效措施，严防类似事件再次发生。这种简单粗暴的应对策略和治理方式尽管使用了法治的手段，但其思路还是典型的管控型做法。在没有出现类似问题的时候，不做任何预防和准备工作，一旦出现问题，就开始要求使用强制力的应急法治手段来实现刚性管控，最终导致政府部门在处理医患关系时消极被动、疲于应对、不堪重负。当然，并不是说在构建和谐医患关系时，不能够使用法律约束、强制控制等措施，但对于医患关系紧张这种普遍存在的，而真正伤医辱医事件发生概率很低的情况而言，使用硬性的管控手段往往很难取得良好的效果。

提高医患关系治理的法制化水平，一方面要加强法制建设工作，完善有利于构建和谐医患关系的法律体系，另一方面要注重使用柔性手段来化解矛盾。就深圳市而言，每年各个医疗卫生服务机构的诊疗人次达到数千万人次，而每年发生医患纠纷、出现伤医辱医等恶性事件的比例是不高的。如果采用硬性管控的方式，既达不到预期的效果，又会耗费大量的人力、物力和财力。因而，在医患关系社会治理创新中，要注重运用柔性治理的思维，尽可能不以硬性管控手段来解决问题，变具有强制力的硬约束为带有劝解性质的软引导，变堵截医患纠纷为疏解医患矛盾，变医疗机构应急管理为医患冲突预防治理。要发挥具有软约束力的市民公约、乡规民约、公民道德等社会规范在社会治理中的积极作用，变事后干预为事前预防。要合理引导社会舆论，适时干预社会情绪，软化医患矛盾，化解医患关系紧张的局面和医患冲突爆发的风险。只有这样，才能改善医疗执业环境，保障医院正常诊疗秩序，切实保护医务人员和患者的安全和权益。

### （三）从行政管理到社会自治，构建自我管理的社会组织

中国社会管理长期以行政管理为主要的社会治理模式，以无所不包的大政府行政管理治理方式和路径为基本特征。因此，无论是中央

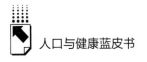

政府还是各级地方政府都有着根深蒂固的行政管理观念。社会自治是现代国家和社会实现社会治理的另一种方式和途径。从发展的眼光来看，社会自治将成为未来国家和社会治理的主要途径或者基本途径。社会自治意味着具有自我治理能力的社会组织和公民个人拥有相对独立于政府的平等地位，并能够自主管理自身的社会事务，也就意味着政府行政管理的弱化，意味着政府权力作用范围和效力的下降。

在社会自治的治理体系中，治理主体和治理客体之间的界限没有那么严格，治理主体在某种条件下会转化为治理客体，而治理客体对治理活动的积极参与，很大程度上也能够发挥治理主体所起不到的作用。从某种意义上讲，社会自治是一种合作机制，这一点与医生和患者在医患关系社会治理中的情况比较相像。一方面，从医方的角度看，患者闹事是造成医患关系紧张的主要原因；但另一方面，患者在医疗关系中处于信息不对称的弱势地位，他们认为医生过失或者不执业的行为才是医患纠纷的起因。因此，在没有爆发医患冲突时，两者是合作的关系；一旦爆发医患冲突，两者变成对立的关系。实际上，在社会自治体系中，以服务为内容，每一个人都是供给方，同时也是接受方，自治说到底是一种人与人之间相互合作的制度规范体系。

当前，中国从行政管理向社会自治转变问题在于社会组织的不成熟。由于长期以来政府的强势地位，社会发育不全，社会组织大多处于萌芽状态，这就要求政府来推动社会组织的发展。从医患关系社会治理的角度来看，需要医疗卫生管理部门为医生和患者建立相应的社会组织提供财政上的支持、制度上的安排和路径上的规范。对于患者方而言，他们都以个体的方式进入医疗机构，面对的是医疗卫生系统、医疗卫生服务机构和医生多重组合的综合体。一旦出现问题，他们自然而然把自己摆放在弱者的地位，进而采用激烈或者暴力行为。这在某种意义上也是弱者通过其他渠道反抗无力的表现。如果能够建立代表患者利益的社会组织，通过社会组织实现患者群体的社会自治，改变其弱者的地位，出现问题时可以通过多方协商的方式来解决，那么发生暴力冲突的可能性就会大大降低。

但最为困扰的问题是，即便是在社会组织发展最为良好的广东地区，社会组织的羸弱也是不争的事实。因此，政府相关部门和医疗卫生管理机构应当帮助患者建立相应的社会组织来实现社会自治。比如，可以为患者成立医疗咨询组织。当患者的疾病确诊后，患者到专门的医疗咨询机构进行咨询，了解自己的病情，让专家提出最好的治疗方案。患者可以根据自己的情况，结合咨询机构提供的方案，寻找适合自己疾病的最好的医院和最好的医生进行治疗。通过社会组织的自我管理，社会成员才能够学会自我服务、自我管理、自我提高。

构建自我管理的社会组织，比较重要的一点是发挥枢纽型社会组织的作用。广东省将枢纽型社会组织界定为：经过政府部门认定的，在现有社会组织体系中处于枢纽地位，通过健全的组织系统和有效的服务支持，加强统筹协调与纽带联系，实现同类型、同性质、同领域社会组织的孵化培育、协调指导、合作发展、自治自律、集约服务、党团管理的联合性社会组织。政府部门和医疗卫生管理部门需要通过枢纽型社会组织来培育社会自治制度和具有自治精神、患者自我服务的社会组织。

## 五　医患关系社会治理的机制建设

当前在深圳市医患关系紧张的一个重要原因就是多元化、多层次医疗卫生服务需求难以得到充分满足。医患关系紧张局面呼唤多元化的解决主体、机制和思维。如果只通过一个主体、一种机制、一套思维来缓解医患关系紧张的局面，既不符合解决社会问题的基本原则，也不符合社会治理的规律。可以说，医患关系社会治理机制创新是多元化、多层次医疗卫生服务需求带来的医患关系紧张局面的反映和

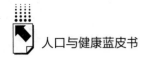

需求。

特别是在经济发展新常态的背景下，医患关系紧张带来的医患纠纷和医患冲突的多发、易发也会呈现出常态化的局面，这要求政府管理加速推动多元化社会治理机制创新。社会治理机制创新应该是构建一个包括多方主体、多个方式、多个层次、多种做法的社会治理机制体系，不仅能够化解已经出现的医患冲突和医患纠纷，而且要具备发现和预防医患关系紧张引发新的社会问题和新的社会矛盾的能力，并能够根据新的医患关系特点采取创新性的化解策略。如果进一步做理论上的探讨，医患关系社会治理机制体系应该在时空跨度和因承关系上进一步延展，形成一个多种机制相互协调的系统。

图6-9对医患关系社会治理机制体系给出了一个结构性的说明。医患关系社会治理机制体系应包含以下几方面：医患关系常规的风险评估机制，根据评估结果对于医患关系的预警机制，常规医患关系紧张引发冲突前的纾解机制，在化解医患关系紧张局面过程中包含的公共参与机制和透明机制，突发和严重的医患冲突紧急应对机制，医患冲突化解后制度性反思机制。

医患关系社会治理机制体系内部各个机制环节应该是一种有机结合的关系。其中，风险评估机制是对医患关系进行感知、评价和分析的机制，是发现和确定医患关系风险等级和风险性质的过程；预警机制是建立在医患关系的风险评估机制和社会其他方面预警基础上的。风险评估确定的医患关系风险等级达到一定程度就可以启动预警。对于那些暂时无法得到有效化解的紧张医患关系，则要依靠必要的纾解机制来减轻其激烈程度。在社会矛盾化解过程中，有两个重要的机制，就是公共参与机制和信息透明机制。医患冲突的化解必须采取开放、透明的原则才能够保证结果为社会公众所认可和接受。而对于风险评估中确定的突发和严重的医患冲突，要采取紧急应对机制，依靠之前制订的工作预案来实施。系统最核心的部分是医患冲突化解的制度性反思机制，也就是通过制度的完善来预防和避免类似医患冲突再发生。构建和谐医患关系要靠这些机制的有机结合、密切配合来最终实现。

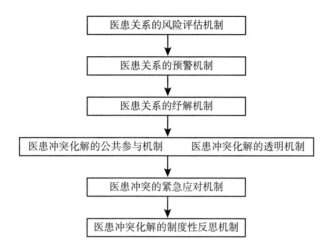

**图 6 - 9　医患关系社会治理机制体系**

## （一）医患关系的风险评估机制

2012 年，中央办公厅、国务院办公厅发布了《关于建立健全重大决策社会稳定风险评估机制的指导意见（试行）》，指出要从"合法性、合理性、可行性和可控性"四个方面进行社会矛盾风险评估。医患关系紧张是当前备受关注的社会问题。深圳市应该建立常态化的风险评估机制，深入研究医患关系的特征，从宏观、中观、微观层面对医患关系进行科学评估和监测。要加强医患关系风险评估的基础性研究，在吸收和运用国内外成功经验基础上，完善医患关系风险评估技术，要借助政府权威智库力量建立社会矛盾监测和评价的指标体系，采用科学的问卷调查、访谈和网络大数据监控，形成科学规范的医患关系风险评价和预警机制。依靠多学科协同研究建立科学的医患关系风险分析与识别机制，利用社会学、社会心理学、政治学、法

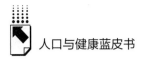

学、统计学、管理科学、计算机科学等学科的优势，形成跨学科协作的综合医患关系风险评价的量化指标和检测技术，对医患关系风险进行研究。

医患关系风险评估还需要依托相应的社会组织和公民个人参与，可以成立医患双方各自的组织，对医患接触过程中的诸多行为和环境因素进行监测和评估，特别是吸纳第一线工作的医务工作者和有就医经历的患者参与评估，并结合第三方独立研究机构，对各个地区和社区的宏观和微观监测指标定期检测，实现宏观与微观结合、定性与定量结合、动态监测与跟踪研究结合的研究策略，在对现实研究、总结医患冲突化解经验的基础上，逐步实现对医患冲突的准确预测和预防。

## （二）医患关系的预警机制

医患关系的预警机制是指在紧张医患关系尚处于潜伏时期，就能够及时察觉、预告有关迹象，并予以恰当处置的机制。建立有效的医患关系预警机制，可以"事前"预判和化解医患关系紧张的局面，不仅可以节约治理成本，也可提高化解效率。医患关系的预警机制是建立在医患关系风险评估基础上的，这就客观上要求在预警机制中也吸纳社区和社会组织的力量。比如医患纠纷往往和医生的工作负荷及患者的就医体验有很大关系，如果医生的工作负荷和患者的就医体验达到一定指标，那么风险评估确定的医患关系风险等级达到一定程度就可以启动预警。国内外的研究者提出了很多预警和风险评价的理论和指标体系。不同的学科都有一些警示性指标。引发医患紧张关系的因素有很多，社会经济环境、自然环境、社会事件都可能成为诱发因素，某一因素的改变可能改变整个社会生态系统，成为医患关系激化的起点。

医患关系预警机制应该包括形势预测、发出预警、启动预案三个环节。在这三个环节中，很多工作可以由社会组织来承担，比如引入社会工作者在医生负荷量较重、患者体验较差的医疗卫生服务机构进行现场的疏导。同时，在相应地区加大对社会公德和常识的宣传力度等等。这就要求对医患关系有深入、全面的研究，对于常规医患关系和医患纠纷化解制定有效的预案，明确各组织机构的职责、权利和义务，明确医患关系紧张局面化解各环节的处置程序，形成完善的内部信息沟通机制。

### （三）社会矛盾纠纷纾解机制

医患关系紧张的局面不能得到及时化解，就需要有效的纾解机制来减轻医患冲突的激烈程度，结合制度性策略，可以逐步削弱和化解医患矛盾。当前，建立顺畅的利益诉求表达机制是医患关系紧张纾解的重要手段，而行政部门和法律部门难以作为直接纾解纠纷的机构，所谓的第三方调解机构的公正性和公信力也存在一定的问题。近期爆发的许多医患冲突事件，在一定程度上都与利益表达途径被"阻塞"有关。患者对医生和医疗机构的信任度低，在出现纠纷时，往往使用非常规手段来维护自己的利益。因此，健全利益表达机制非常重要。

随着社会的进一步分化，不同利益、身份、价值观念群体间的摩擦、冲突也会相应增加。这些矛盾并不会随着经济增长和人们生活状况的改善而减少。由于医患关系紧张局面长期得不到缓解，大量负向情绪的累积形成了一种极端的社会气氛，在不发生任何事件时已经不易控制，一旦出现诱发因素，情绪强度迅速攀升，成为助推医患冲突事件爆发的巨大能量，增加其激烈程度，导致事件失控。因此，要重视医患双方的心理调整，通过社会组织形成医患双方经常性对话机制，甚至可以通过媒体来实现对话的公开，引导医患双方在纠纷没有发生前相互理解、相互支持，从而提高社会对医生和医疗机构的接纳和认同，增强社会凝聚力，实现社会和谐。

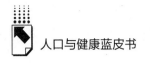

### （四）社会矛盾化解的公共参与机制

从社会发展的特点看，社会行动的主体发生了明显的变化，社会主体类型增多，个体独立存在意识和权利意识不断增强。仅仅强调社会整体层面的价值已经无法满足社会成员的价值诉求，利益群体间异常互动，出现利益的小团体化和部门化，甚至形成利益集团和分利联盟，利益固化倾向越来越明显，利益整合的难度日益加大。不对社会行动主体的具体利益进行动态协调，而仅仅强调宏观层面的利益整合已经越来越不合时宜。也就是说，在个体化社会中需要重新思考和应对各种现实的社会矛盾。

目前深圳市医患关系矛盾化解的主体过于单一，主要依靠医疗卫生管理部门和司法机关，各种社会组织、机构和社区没有充分发挥作用，公民个体参与机会少，反映不同意见的渠道不通畅，形成了对政府的依赖，而政府很难在所有事情上都满足民众的需求。因此，医患关系社会治理的化解机制要系统化重构，吸收社会各方面的力量参与公共事务的决策，在政府与社会之间建立顺畅的沟通和对话机制，通过利益相关者的平等协商来调节社会利益关系，实现各方利益的平衡，从而达到化解医患关系紧张局面的效果。医患关系紧张局面化解的基本途径是法治，而个人法制观念的建立也是社会规范、公民人格培育的重要内容。全社会形成对遵守道德和法律行为的褒扬氛围。医疗卫生管理部门和医疗卫生服务机构应当开展相应的活动，比如医院公开日和体验日，鼓励市民参与、体验医院、医生的日常生活，公开医院的日常管理和服务工作，避免出现知识壁垒导致公民无法参与。在医疗卫生事业的长期发展和短期变革的具体事项中，鼓励公民积极参与讨论，医疗卫生管理部门和医疗卫生服务机构应当根据社会组织和公民个人参与的提议，进行相应的调整。

### （五）医患冲突化解的信息透明机制

尽管多数医患冲突事件的发生有各种诱发因素，但基本上都遵循了大致相同或相近的内在轨迹。患者寻求问题的解决，但由于表达机制缺失和认为自身利益得不到维护，逐渐产生不满情绪，相关部门却没能及时发现问题，或者没能及时采取措施，或者采用了简单粗暴的解决办法，使得医患矛盾没有得到化解。政府部门信息公开不力，使得许多事件的结果是局面失控。由于长期以来医患纠纷的相关信息披露不及时、不充分，甚至公开不真实的信息，群众对医疗卫生管理部门和医疗卫生服务机构产生了不信任。

完善信息公开制度是预防和化解医患冲突的重要基础。应该保障患者的知情权、参与权、表达权、监督权，这是患者监督政府、参与社会治理的有效途径，且有利于医疗卫生管理部门和服务机构被大众理解和接受，提高公信力。要利用传统传播途径和新媒体平台，使医患关系相关信息快速、准确、广泛传播，更要利用互联网等新媒体发布信息。必要情况下，可以公布详细的医患纠纷数量和相关案例的主要情况。

### （六）医患冲突的紧急应对机制

医患冲突的应急机制是指当医患关系激化并以激烈冲突的形式表现时，要及时调动社会力量，积极应对，妥善处理，迅速化解矛盾和冲突。过去对于医患冲突的化解，政府唱主角，而这种以政府为主导力量的应急管理模式已经越来越不适应深圳市经济、社会发展的实际需要。

要建立政府不同机关协作、社会力量参与的共同治理模式和机制。医患冲突的化解和紧急应对要尽量利用和培育社会力量，尤其要发挥民间专门组织的力量，在医患冲突未激化前有详尽的类别化预

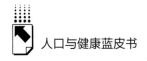

案，随时可以启动应急应对模式，高效率地缓解、化解医患冲突。紧急应对机制是与预警机制相配合的，预警机制有对于医患关系的监测、分类、分级作用，当医患关系紧张达到设定的激烈程度时，紧急应对预案就会立即启动。

### （七）医患冲突化解的制度性反思机制

不难看到，国内大量的医患冲突事件存在同质性和相似性，许多事件发生的根源相同，引发过程类似，发生后政府部门采取的措施类似，产生的后果也差不多。之所以会有相同的医患冲突反复发生，得不到预防和避免，其重要的原因就是缺乏对于医患冲突事件的反思。医患冲突化解必须有反思环节，不能因事态平息、冲突化解而画上句号。反思必须是在制度层面的，不能仅仅停留在对一次医患冲突化解中责任者的问责和化解过程经验的总结，而应该是对医患冲突深层原因的探究，研究彻底解决医患冲突的制度性措施，建立和完善相应的制度，减少、避免或根除类似事件的发生。

在反思环节吸纳代表医患双方的社会组织参与是非常必要的。从医患关系的社会治理框架来看，每次发生医患冲突或者伤医辱医事件之后，往往是行政管理部门和法律部门的观点占据了主流，患者方的反思性意见往往难以表达出来。在这种情况下，当前的反思都是医疗卫生体系内部的反思，没有吸纳多元主体参与，其反思的全面性和对医患双方利益的统合不够，所以难以形成有效的社会治理。

# 深圳市中医药事业发展现状及其提升对策研究

陆杰华 阮韵晨 鲁溪 乔舒 南菁

**本部分要点:**

1. 在短短30多年里,深圳市中医药事业取得了令人瞩目的成绩,主要表现在中医资源配置显著改善、中医药学科建设重点突出、初步构建"治未病"中医服务体系、颁布中医药条例推动中医药行业规范管理、多元化兴办中医药体系逐步形成、中医药人才培训体系初步建立、推进中医药标准化建设等方面。

2. 现阶段深圳市中医药事业发展仍然面临着一些瓶颈性的问题和挑战,其中包括中医药事业中长期发展战略缺失、中医药事业公共财政投入明显不足、中医药整体医疗资源严重不足、中医药人力资源明显不足、中医药品管理与开发明显滞后、中医药市场管理不力、相关医保制度保障不足等。

3. "十三五"时期,深圳市应当在借鉴国内其他地区发展中医药事业成功经验的基础上,进一步明确中医药事业在整个深圳市卫生事业格局中的定位,在强化顶层设计、突出中医药特色、加强人才培养、推动中医药产业国际化等方面做出更多的顶层制度安排。

## 一 研究背景

### (一)国内背景

长期以来,中医药特别强调从个体化角度出发,整体上把握人体健康，突出"治未病"功效，治疗方法灵活，临床效果良好，养生保健作用优势明显，是中国最具特色的健康医疗资源之一。而中医药"治未病"的功效又与当今社会十分普遍的亚健康问题有着密切联系。据权威部门统计，世界范围内约有70%的人口处于亚健康状态。所谓的亚健康状态，是介于健康和疾病之间的一种临界状态，并且许多严重威胁人们身体健康的疾病都集中于亚健康人群。由于亚健康状态在人群中的广泛存在，注重于"治未病"的中医药事业为此展现出光明的前景。在漫长的发展历程中，中医药始终将"治未病"作为医疗卫生实践的理想境界。《黄帝内经》就将能否防患于未然作为检验医师水平的试金石，并将此作为区分医师等级的标志。《丹溪心法·不治已病治未病》也认为，"今以顺四时，调养神志，而为治未病者，是何意耶？盖保身长全者，所以为圣人之道"。可见中医自古以来就将"治未病"当作一项高超的医疗技术。而"治未病"仅仅是人民群众对于中医诊疗需求的一部分，中医康复理疗、中医养老等新兴项目也亟待开发。

在国家宏观层面上，党中央、国务院始终重视中医药事业的发展，并将"发展传统医药"载入宪法。早在1985年，中央书记处《关于卫生工作的决定》就明确将中医和西医摆在同等重要的地位。2012年，党的十八大报告强调"坚持中西医并重""扶持中医药和民族医药事业发展"。作为中国中医药事业发展的纲领性文件，《国务院关于扶持和促进中医药事业发展的若干意见》（国发〔2009〕22号）明确提出，中医药作为中华民族的瑰宝，"蕴含着丰富的哲学思想和人文精神，是中国文化软实力的重要体现"。该意见认为，扶持和促进中医药事业发展，对于深化医药卫生体制改革、提高人民群众健康水平，乃至弘扬中华文化、促进经济发展和社会和谐，都具有十分重要的意义。原卫生部发布的《"健康中国2020"战略研究报告》确立了发展中医药事业的基本原则，并以人的健康为主题，提出

"坚持中西医并重；在此基础上坚持中医药的主体地位；坚持继承与创新结合"，并提出发展中医药相关产业，使其成为服务国民健康的有效资源。

由此可见，在"中西医并重"和"坚持中医药的主体地位"的基础上，在继承和创新的过程中发展中医药事业是党和国家提出重大战略的一贯表述。随着中医药发展相继列入国家"十二五"规划、国家专项规划和相关行业规划，中医药在中国经济社会发展中的地位和作用将进一步提升。

尽管党和政府不断加大对于中医药事业发展的扶持力度，但中医药行业依然面临着一些新情况和新问题。《深圳市中医药事业发展"十二五"规划》着重提出，"中医药基础差、底子薄的现状仍然没有得到改善""管理机制尚不健全"，城乡之间、区域之间的发展不平衡现象十分严重。此外，中医药还存在着特色优势尚未发挥，服务领域还需进一步拓展，在防治重大、疑难、传染性疾病等方面的科技攻关成效还不显著，人才队伍还不能满足事业发展的现实需要等一系列不容忽视的问题。这些短板实实在在地制约着中国中医药事业的进一步发展，也必然影响关于深化医药卫生体制改革重要部署的落实。因此，只有正确把握中医药事业发展的客观规律，调动有利于中医药管理体制机制改革的积极因素，才能使中医药事业真正成为服务中国国民健康的优质资源。

## （二）深圳背景

随着深圳市人口结构的变化、社会建设转型与经济发展方式的转变，全市卫生事业承担着越来越重要的角色，中医药事业的发展也面临着新的机遇和挑战。2006 年，广东省委召开了中医药强省大会，提出了建设"广东中医药强省"的战略决策，并要求"力争做到 3年初见成效，5 年大见成效"。随后，深圳市在 2010 年出台了《深圳经济特区中医药条例》。这不仅是新医改实施后推进实施的中国第一部地方性中医药法规，也是深圳市建设中医药强市、完善中医药发展管理体制和运行机制的重要制度性保障。此外，作为全国 16 个新医改试点城市，深圳中医药管理体制和运行机制的改革将获得更大的空间和动力。伴随着广东提出建设中医药强省战略，深圳提出建设"健康深圳"、打造"中医药强市"，以及各级政府对于中医药事业发展的重视程度和推动力度不断加大，深圳中医药的发展也必然迎来更加光明的未来。

近年来，深圳中医药服务能力、服务质量和水平得到了全面提升，中医药事业进入了快速发展阶段。《深圳市中医药事业发展规划（2013－2020 年）》指出，近几年深圳市中医资源配置得到了显著改善。截至 2013 年末，深圳市共有中医医疗机构 381 个，比 2005 年的 123 个增加 209.76%；"三名三进"工程进展顺利，中医药"治未病"预防保健体系初步建构；中医药标准化建设不断推进。2014 年，深圳市共有 6 项中医药标准获 ISO 国际标准立项，这标志着深圳市中医药地方标准成功走出国门、迈向国际。

尽管深圳市中医药事业已经取得了长足的进步，但是目前中医医疗机构规模小、底子薄，中医药事业发展不平衡、不协调的问题仍然存在。从宏观上看，中医药事业的发展仍然不能满足人民日益增长的健康需求，并且在完善中医药管理体制与运行机制的过程中，还涉及了利益主体多元化、各项卫生制度之间关系错综复杂等问题，诸多因素结合在一起，对深圳市中医药事业的进一步发展提出了更高的要求。因此，只有充分把握中医药事业发展方面深圳市的特性与全局的共性，正确处理好政府与市场的关系，调动一切有利于深化中医药事业机制体制改革的积极因素，突破现有医疗卫生领域传统思想的束缚和利益固化的约束，促进中医药医疗、保健、科研、教育、产业、文化"六位一体"协调发展，才能不断提高深圳市中医医疗、防病治病能力和技术服务水平，满足人民群众日益增长的中医医疗、预防保健服务的需求。

本研究的理论意义在于，梳理深圳中医药事业运作与发展的理论和实践路径，探索其中的规律性内容。这对于丰富和完善中国中医药健康服务事业和中医药产业的理论和方法，打造中医药发展的"深圳模式"有着一定的积极意义。作为改革开放前沿的深圳，在探索各项综合改革、破除旧有体制机制束缚方面具有先试先行的责任和义务，在发展中医药事业方面也不例外。而探索深圳中医药事业发展规律，其应用价值远远大于理论价值：一是深圳中医药事业经过多年的探索和发展，在取得显著成效的同时也存在一些制约因素，迫切需要在制度方面寻求突破；二是其他城市，尤其是新兴城市在发展中医药事业的过程中或多或少存在着类似的问题，深圳的经验和教训能够为它们提供借鉴和启示；三是审视深圳中医药健康服务相关的政策框架，能够为深圳医疗卫生体制改革和卫生事业的"十三五"规划做好前瞻性的准备。

## 二 深圳中医药事业发展轨迹与基本现状分析

### （一）深圳中医药事业发展的阶段性分析

#### 1. 第一阶段：中医药事业发展起步阶段（1981~2000年）

自1980年成立特区以来，深圳市的中医药事业呈现稳速起步的发展状况。1981年，深圳市仅有24家医院和790张床位，医疗基础较为薄弱，远远落后于北京、上海、广州等城市。在此后的20年内，深圳市不断扩展包括中医院和中医诊所在内的卫生机构数量，增加中医病床在内的整体病床规模，继续提高中医药基本服务能力，让更多的人能接受中医药治疗。尤其是执业中医师的数量，1980年深圳仅

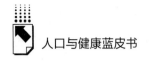

有98人有执业中医师资格，后期经过不断发展，到2000年演变为919人的执业中医师规模，可以覆盖更广阔的人群，提供更加丰富的中医药服务。

**2. 第二阶段：中医药事业发展成长阶段（2001~2005年）**

2001~2005年是深圳市"十五"国民经济与社会发展的时期。这一阶段深圳市中医药事业的发展紧紧围绕着深圳市"十五"计划，通过政府和自筹资金等渠道，加强硬件建设，逐步增加中医类卫生机构数量与面积；加强中医药内涵建设，规范中医药行业管理，完善中医药管理体系；积极申报中医药课题，不断提高学术水平与科研能力，培育特色专科建设，全面提高中医药质量与水平。

现阶段，中医药事业发展的主要特点包括：一是整体硬件水平有所提升。21世纪以来，深圳市中医事业费投入不断提升，至2005年已达到7626万元，占卫生投入经费的5.50%（如图7-1所示）。大量的经费投入提升了深圳市中医药事业的硬件水平。"十五"期间，深圳市中医医疗机构增加业务用房面积91950平方米，福田区中医院、深圳平乐骨伤科医院顺利通过了二级甲等中医医院的评审。至2005年末，深圳中医院实现230多万诊疗人次，基础服务能力快速提升（如图7-2所示）。二是科研能力持续提升。"十五"期间，深圳市建成国家重点专科1个，国家二级实验室2个，省级重点专科5个，市级重点专科4个，市级特色中医专科专病13个，市级示范中医科7个，医疗机构放心中药房23个。同时，大力推广和应用中医药和中西医结合适宜技术，积极申报中医药省级、国家级课题。三是全方位内涵建设开始提速。5年内，深圳市不断加强中医药内涵建设，完善中医药管理的制度体系，加快《深圳经济特区中医药条例》的立法工作，开展名中医评选和"名老中医药师带徒"活动，培养具有技术专长的高层次人才。

254

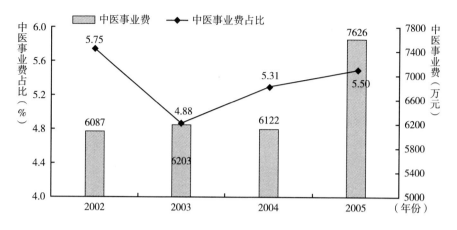

图 7 - 1  2002 ~ 2005 年深圳中医事业费及占比变化情况

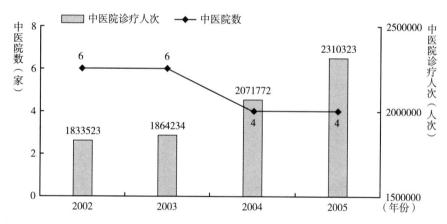

图 7 - 2  2002 ~ 2005 年深圳市中医院数与中医院诊疗人次变化情况

### 3. 第三阶段：中医药事业发展赶追阶段（2006 ~ 2010 年）

2006 ~ 2010 年是深圳市"十一五"规划的发展阶段。这一阶段
深圳市中医药事业的发展在硬件建设上已经取得不错的成绩，执业
中医师人数不断增长，中医院病床数和中医院诊疗人次大幅提升
（如图 7 - 3 所示）。这一阶段中医药事业的发展重点依托观念上对
中医药工作的重视，不断加大对中医药的支持；继续推进《深圳经
济特区中医药条例》的立法与实施，加强行业规范管理；加强中医

药进社区工作，普及中医药知识，提供特色中医药服务；通过"三名三进"战略，强调中医药服务的内涵和特色，开展中医特色专科建设。

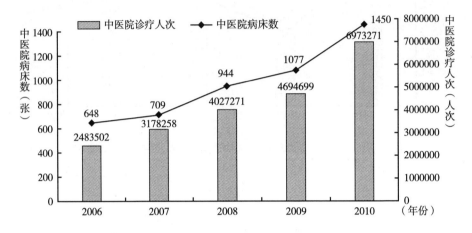

图7-3　2006~2010年深圳中医院病床数及
中医院诊疗人次发展情况

现阶段中医药事业发展的主要特点包括：一是贯彻中西医并重的政策，支持中医药发展，从理念上高度突出中医药的重要作用，认识到现代医学和中国传统医学都得到充分发展，两者各具优势，需要优势互补；二是推进中医药管理制度的不断完善，提高行业标准，"十一五"期间，中医药立法取得显著成效，经过多次修改和送审，《深圳经济特区中医药条例》颁布实施，制定了中药处方和调剂规范；三是构建中医药服务网络，引导中医药进社区，"十一五"期间继续推进中医药进社区，发挥中医"简、便、验、廉"的优势和特色，开展各种中医名家和中医药适宜技术进社区的活动，其中盐田区创建了国家级中医药特色社区卫生服务示范区；四是加强学科建设和人才培养，提高中医诊疗水平，实施"三名"（名院、名科、名医）工程，加大中医人才培养力度，在全市开展中医"四大经典"培训和学习，市中医院、宝安区中医院成为广东省中医名院，建立了 8 个国家级中医重点实验室和重点专科以及 16 个省级中医重点专科、47 个市级中医药特色专科。

### 4. 第四阶段：中医药事业全面提升阶段（2011~2015年）

这一阶段是深圳市中医药事业发展承接医药卫生体制改革的重要时期。在已有中医药基础设施与服务体系的基础上，深圳市全面提升中医药服务能力，进一步拓宽社会力量办医的渠道，加快与高等医学院校的合作，引进高水平医疗团队提升学科实力；扎实做好中医药的继承与创新，通过中医人才的培养，不断完善中医药医疗服务体系，将中医药预防保健纳入公共卫生服务领域；根据新时期中医药服务现代化、国际化的目标，推进中医药服务体系规范化和信息化建设，形成了多项国家和国际标准。

与过去相比，中医药事业在这一阶段发展的主要特点包括：一是中医药事业主要指标呈现了上升的势头。例如，2013 年中医病床和中医医生分别达到 1815 张和 3195 人，比"十二五"初期有了明显提高，随之中医院诊疗人次也上升很快（见图 7-4 和图 7-6）。二是支持社会资本投资，多渠道发展中医药事业。"十二五"期间，深圳市鼓励社会力量开办中医机构，积极引导社会资本在人口密集的区域开办中医医院。三是完善中医药人才培训，推广中医药适宜技术。实施"千人中医适宜技术培训计划"，20 项中医药适宜技术得到全面推广。四是引进高水平中医团队，加快特色重点学科建设。积极引进国内外高水平的医疗团队，加强市、区中医院中医重点学科、特色专科（专病）建设。五是推进中医药"治未病"工作，完善中医预防保健体系。充分利用中医药预防保健的优势，建设深圳市中医药"治未病"预防保健服务中心，将中医药服务纳入公共卫生服务领域。罗湖、盐田通过全国社区中医药工作示范区评审。六是加强中医药行业管理，提升中医标准化信息化与国际化。加快中

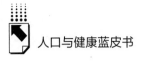

医药标准化步伐，制定出台了《深圳市中医药事业发展规划（2013 -
2020 年)》，两个中医药技术规范成为地方标准，中药饮片编码规则
等获得国际标准立项。

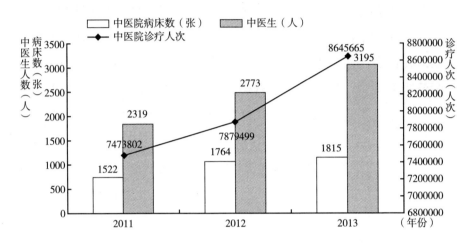

图 7 - 4　2011～2013 年深圳市中医生、中医病床及
中医院诊疗人次发展情况

## （二）深圳中医药事业发展现状的主要特点分析

深圳市中医药事业经过接近 30 年的不断发展，不仅不断提高硬
件实力，为市民提供更丰富的中医药服务，在制度上也不断创新，努
力实现中医药服务的现代化与国际化。

### 1. 深圳中医药事业发展的成就

综合而言，现阶段深圳市中医药事业发展取得了以下几方面的成就。

（1）中医资源配置显著改善，中医服务能力明显提升。深圳市
根据"中医强市"的建设战略，不断加强中医药的基础设施建设，
提升中医药的服务能力。截至 2013 年末，深圳市有 381 家中医类卫
生机构，包含 8 家中医院，共计 1815 张床位；有 5922 名卫生工作人
员，包含 3637 名医师，每人每年能够承担 1000 万以上人次的诊疗任

务；病床数量较 10 年前增长了 314%，诊疗人次较 10 年前增长了 417%（见图 7 - 5）。

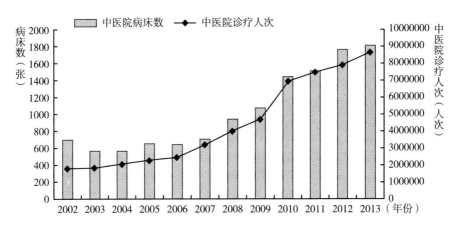

**图 7 - 5  2002 ~ 2013 年深圳市中医院病床数及中医院诊疗人次发展情况**

此外，深圳市投资 3.6 亿元的市中医院新住院大楼建成并投入使用，医院床位总数由 383 张增加至 722 张；投资 8.8 亿元的福田区中医院新大楼建成并投入使用，医院病床总数增加到 700 张；投资 7.98 亿元建设的罗湖区中医院莲塘新址，建成后医院病床总数将增至 500 张；宝安区中医院改扩建工程总投资 5.3 亿元，建成后医院病床总数可达 1000 张；总投资 7.8 亿元的龙岗区中医院正式开业，规划了 500 张病床。2013 年，深圳市中医事业费投入达 8471 万元，丰富的财政支持为推动全市中医药事业的发展奠定了良好的物质支持。

（2）学科建设重点突出，"三名"工程进展顺利。深圳市不断加强中医药学科建设，提高科研实力，培育重点学科和特色专科，提升中医药服务能力，同时还实施以"名医（名科）、名院、名诊所"为重点的医疗卫生"三名工程"，通过出台一系列的优惠政策，吸引、扶持和培养一流的医学人才和团队，努力推动深圳市中医药事业的发展。积极引进一批在国际和国内有影响力的高水平医学团队，对团队

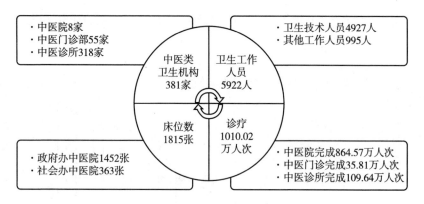

**图 7 - 6　2013 年深圳市中医药资源发展情况**

成员和输出单位给予相应奖励；积极吸引国内外著名高等医学院校、品牌医院等优质医疗资源来深圳独立或合作开办医院，同时引入一流的医院管理体系和医疗技术，打造国内外知名医院。截至目前，深圳市已建成深圳市中医院、深圳市宝安区中医院、平乐骨伤科医院 3 家"三甲"中医院，深圳市中医院、宝安区中医院已成为广东省中医名院，宝安区福永人民医院被评为"全国综合医院中医药工作示范单位"，深圳市第二人民医院被确定为广东省综合医院中医药工作示范单位，南山区人民医院、宝安区沙井人民医院通过"全国综合医院中医药工作示范单位"现场评审，同时还建立了 7 个国家级重点专科、2 个国家重点中医药研究室、17 个省中医特色专科、23 个省中医重点专科共计 49 个市级中医重点和特色专科（见图 7 - 7）。

此外，深圳市评选了深圳市名中医、优秀中医 67 名，其中包括省名中医 9 人。福田、盐田、南山、宝安、光明 5 个区通过创建全国基层中医药工作先进单位国家级审核；盐田区被评为国家中医药特色社区卫生服务示范区，罗湖区被授予全国社区中医药工作先进单位称号，光明新区公明医院、福田区梅山社区健康服务中心成功创建广东省首批中医药特色示范单位。

（3）中医药服务进社区，构建"治未病"中医服务体系。目前

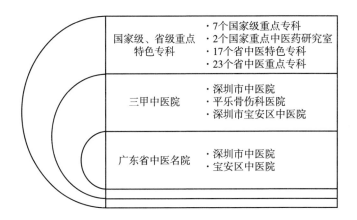

**图 7 - 7    深圳市中医药名中医药及学科建设情况**

深圳已初步形成以市中医院为龙头，各区中医院为骨干，综合医院中医科为枢纽，社区健康服务中心、中医门诊部、中医诊所、中医馆及中医坐堂诊所为基础的中医药全覆盖服务体系，为居民提供中医预防保健服务和社区居民常见病、多发病的防御、诊断和治疗服务。

一方面，加强社康中心医疗人员和设备的配备，加强中医药适宜技术的推广和应用，不断提升社康中心中医药服务能力。通过实施基层中医药服务能力提升工程，2013～2014 年深圳全市配备中医师的社康比例从 53% 增加到 64.9%，配备中药房的社康比例由创建前的 35% 增加到 57%，全市社康中心医师总人数由 553 人增加到 696 人，社康年中医门诊人次由 279.6 万人次增加到 783.3 万人次。另一方面，加强基础医疗服务的技术指导与人员培训，开展基层中医药服务健康管理试点工作，提高中医预防保健的服务水平，向百姓提供管理规范、特色突出、内容丰富、形式多样的中医预防保健服务。中医预防保健服务平台和技术支撑体系建设已经初步建立，20 项社区中医适宜技术在基层医疗机构中得到广泛应用。

同时，根据中医药服务体系的网络结构，建立并完善中医药

"治未病"的防治体系。充分发挥中医药"治未病"预防保健体系在疾病预防控制、突发公共卫生事件和基本医疗服务中的基础作用，以中医适宜技术、中医科普知识讲习团进社区为主要手段，在社区中营造中医药养生和"治未病"的文化氛围，完善中医药"网底"建设，将中医药预防保健服务纳入公共卫生服务项目。

截至2013年，有5家医院已经成立"治未病中心"，确定17家医院为中医"治未病"及中医适宜技术培训基地，并对"治未病"的内容、流程和方法进行了初步的探索实践。

（4）中医药条例颁布实施，中医药行业管理规范。2010年7月1日，《深圳经济特区中医药条例》正式颁布实施。这是中国实施新医改后的第一部地方性中医药法规。2011年，深圳市制定了《深圳经济特区中医药系列标准与规范》，包括《中药饮片与中药方剂编码规则》《中药饮片在供应链管理中的编码与表示》《中药处方与中药调剂规范》等11项深圳市标准，作为《深圳经济特区中医药条例》的重要配套技术规范，有效地保障了中医药事业的健康和可持续发展。同时，深圳市还规定了中医院、综合医院、社康中心、中医馆、中医坐堂医诊所等中医药服务体系建设的实施单位提供中医药服务的具体要求，从立法层面为体系的完善提供了有效保护，对促进深圳市中医药事业的发展，完善中医药医疗保健服务体系，规范中医药的行业管理，保障人民的健康利益都具有积极的意义。

（5）社会力量兴办医疗机构，多元化办医体系逐步形成。深圳市将民营资本引入中医药市场，将大幅增加中医药事业社会总投入，有利于中医人才、学科和机制的建设。深圳市扶持社会资本兴办中医医院、疗养院和中医诊所，鼓励社会资本举办骨伤、妇科、儿科和其他非营利性中医医院，鼓励有资质的中医专业技术人员特别是名老中医开办中医诊所，放开药品经营企业举办中医坐堂医诊所的限制，发展康复医院、老年病医院、护理院、临终关怀医院等中医特色突出的医疗机构。

《深圳经济特区中医药条例》创造性地提出了"中医馆"和"中医坐堂"两类医疗机构。中医馆是介于中医门诊部和中医诊所之间的一个类别，以方便社区居民享受多层次中医医疗服务。这一类别的设置吸引了大量的民营资本进驻。

（6）以中医药人才培训为抓手，推进中医药文化继承与创新。中医药继承以人才培训为切入点。深圳市实施中医药强市人才培训工程来推动中医药文化传承和创新。深圳市中医院设立了"国医大师工作室""名中医工作室""中医流派传承工作室"，宝安区中医院设立了中医院士工作站，扎实推进中医师承工作。

同时，深圳市先后进行了16期共3697人参加的"中医经典"培训、3期共346人次接受培训的"中医经典与临床高级研修班"、2期共235人次参加的"西学中"培训班；"中医护理技术骨干培训班""中医护理管理骨干培训班"各2期，共490人次接受培训；先后开展4期"中药理论与实践提高班"，共239人次接受培训；开展23期"中医适宜技术培训班"，共1530人次接受培训；开展3批共49名指导老师的中医药专家学术经验继承工作，设置了56名继承人。另外，全市91.2%的注册中医师（含中西医结合医师）参加了"中医经典"培训，深圳市成为全国第一个由政府组织对中医师进行全面经典培训的城市。

（7）推进中医药标准化建设，以信息化助推国际化。深圳中医药标准体系的构建，以《深圳经济特区中医药条例》为助力，不断提高中国中医机构的准入标准和规范化水平；制定出版《深圳经济特区中医药系列标准与规范》，推进中医药数字化、规范化、标准化和信息化的服务体系建设，积极拓展中医药服务能力，使中药方剂的保护与传播可以克服不同国籍、地域、语种、方言的差异及物流和传播方面的困难，实现了"一物一名"和"一名一码"，物、名、码统一，从而拥有了固定统一、全国唯一的"身份证"代码。这既有利于指导医生规范用药，提高了处方质量，也有利于减少人民群众有效用药的安全问题。每种编码由17位数字代码组成，其中包含中药的来源、名称、药用部位、加工方法等内容。目前，深圳市已完成了1503味中药饮片、1026种中药材和851个经典中药方剂的代码制作。

2011年起，深圳市启动"数字医药"项目建设，制定了中药饮片、中药材、中药配方颗粒、中药超微配方颗粒、中药方剂的编码系统，中药饮片在供应链管理中的编码和标识，以及中药采购、养护、方剂给付饮片等16项中医药地方标准，包括12项中医药地方标准和4项中医药行业标准。由深圳制定的6个中医药地方标准成为国际通行标准，其数量在全球城市中遥遥领先。由深圳制定的8个中医药地方标准，已获得全国中医药标准化技术委员会3/4的专家投票，有望获得国家的审批并作为国家标准发布。

### 2. 深圳中医药事业发展存在的不足

深圳市中医药事业虽然经过30多年的实践探索已取得明显的成绩，各方面管理制度也趋于完善，但是相比于国内其他一线城市，深圳市中医药的资源总量和服务能力仍存在不小的缺陷。

（1）中医药服务资源总量相对不足。截至2013年末，深圳市每万人口中医生数和每万人口中医类医院床位数分别为3.01人和1.71张，低于全国平均水平（每万人口中医生数和每万人口中医类医院床位数分别为2.81人和5.05张）和重庆、天津、上海等同类型城市，更远远落后于北京（每万人口医生数和每万人口中医类医院床位数分别为6.63人和8.16张）（见图7－8）。深圳市中医药服务资源总量还比较欠缺，人均中医药服务资源也比较落后，不能满足人民群众日益增长的中医药健康服务需求，同时优质资源总量狭小，分布也比较局限，各地区的中医药发展还很不平衡。

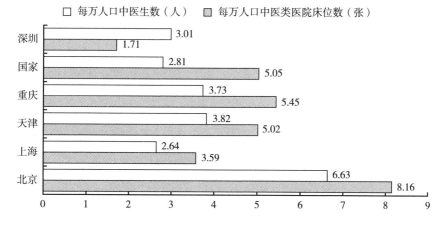

图 7-8　2013 年深、渝、津、沪、京五市每万人口
中医生数及床位数比较

　　（2）中医药基层服务能力不够全面。在"十一五"末，北京市乡镇卫生院、社区卫生服务中心中，70% 以上可以将中医药技术应用于传染病的预防和慢性病的防治，78% 可以提供中医康复服务，84% 可以进行中医药保健知识教育，52% 可以开展孕产妇保健咨询及指导服务，而且北京市所有社区卫生服务中心设置了中医科。上海市也高度重视社区中医药工作，在"十一五"结束时，有 207 家社区卫生服务中心成为社区中医药服务示范建设单位和达标建设单位，组织实施了 12 项社区中医药适宜技术的研究和推广，开展了中医类别全科医生培训。而深圳市在 2013 年，只有不到 65% 的社康中心配备了中医师，基层服务能力还很不足。

　　（3）中医药创新能力有待进一步提升。在"十一五"期间，北京市通过制订《北京市"十一五"中医药科技 51510 工程实施方案》，探索建立了"需求导向、主题引领、示范创新、及时转化"的新型中医药管理体制；完善了中医药科研支撑条件，投入 2000 万元立项 300 多个课题，深化了中医药临床研究；投入 1500 万元支撑 19个三级学科建设，实现了二级学科全覆盖；组织建设了 8 个国家中医药重点学科、5 个重点研究实验室、10 个中医药科研三级实验室和其他科研平台，形成了 10 多个在科技创新、中药研发和产业特色突出的示范项目。上海市在"十一五"期间承担了 10 余项国家级重大科技项目，在中药新药研发、中医药标准化、多学科中医药基础研究等方面取得了新的进展。截至 2010 年末，上海有 8 个国家级中医药重点学科，"黄芪活性产物代谢调控的基因工程关键技术研究"等 4 个项目分别获得 2007 年度、2010 年度国家科技进步二等奖，"推拿治疗颈椎病经筋机制与临床应用"等 2 个项目分别获得 2008 年度、2009 年度上海市科技进步一等奖。而深圳市在 2013 年仅有 7 个国家重点学科，存在研究资源分散、创新体系不全等突出问题，近年来具有重大影响的科技项目不多，重大科技成果匮乏，在学科实力和科研创新等方面距北京和上海还有不小的差距。

（4）中医药文化普及与国际化进程进展较慢。在中医药文化普及方面，北京市举办了首个中医药传统文化遗产日，形成了地坛中医药文化节品牌，参与了中医药非遗的申报和保护。此外，北京建设了中医药文化宣传平台，通过举办中医药知识电视大赛、"中医健康大课堂"、"中医中药北京行"、北京中医药文化宣传周、首都中医药 60 年发展成就展等活动普及中医药知识，还开通了北京中医药数字博物馆，建立了首家"中医药传统文化青少年教育基地"。另外，"国家中医药发展综合改革试验区"也落户北京。上海市建立健全了中医药知识产权保护制度，研究开发了中药知识产权保护与管理措施，加强了对中医药科技成果知识产权的保护。在中医药国际化进程中，北京市成立中医药对外交流与技术合作中心，举办了多场中医药学术研讨活动，组织两期共 90 名中医专家到台湾开展中医药学术交流，还成立北京中医药国际论坛组织委员会，举办以"开放的北京，发展的中医"为主题的首届北京中医药国际论坛，搭建了北京与世界各地中医药学术交流的平台，基本形成北京中医药对外交流的长效机制。上海市则积极拓展中医药对外教育、医疗科技与产业方面的合作，对外中医药教育快速发展，境外中药、护理等专业合作办学初见成效，中医援外医疗服务不断加强，中医药对外科技合作在基础理论、临床研究、安全评价等方面不断扩大其广度与深度。

# 三　深圳中医药事业发展面临的机遇与突出问题

## （一）深圳市中医药事业发展机遇

一是政策扶持力度加大。自《深圳经济特区中医药条例》颁布实施以来，全市进一步完善中医药医疗保健服务体系，规范中医药行业管理。中医药"治未病"预防保健体系建设以及"三名三进"工程的不断推进，引领着深圳中医药事业的快速发展。二是随着人们对养生、保健的重视，中医药的自身特色恰恰符合了人们的这些需求，使得中医药市场前景乐观。三是中医药发展环境的不断改善，日益增加的医疗机构、床位数目以及财政投入都在不断提升其医疗服务能力；中医培训人次不断增长，完善了人才队伍建设；培训方式日益多样化，设置了级别不同、功能不一的针对性培训项目，以满足不同群体的医疗、保健需求。四是中药管理标准化管理体系建设处于领先地位，已经完成16项中医药标准化工作（其中中医药的地方标准占12项，制定中医药行业标准占4项），6项由深圳制定的中医药地方标准已经成为国际通行标准，在全球尚属领先地位。

## （二）深圳市中医药事业存在的突出问题

### 1. 缺乏中长期发展战略

《深圳市中医药事业发展规划（2013—2020）》的年限为2013～

2020年，时间较短，而且多是从现存的突出问题入手，缺乏全面长远的布局。针对现状的发展计划有利于解决现存问题，但缺乏长远发展战略难免会造成一些发展规划具有局限性，甚至会成为后续发展的阻力。《深圳市中医药发展事业规划（2013—2020）》主要关乎加强中医医疗服务、推行预防保健服务、加强中药行业管理、重视人才队伍建设、支持中医药研究创新、弘扬中医药文化、强化内部及对外学术交流这七个方面。但关键问题在于各个部分之间相互分离，并未实现协调发展。诊、药、研应该协调发展、相互促进、共同建设。各个部分之间缺乏一个整体布局来引领发展趋势和明确发展方向。

对中医药功能的开发尚存局限，未对其在突发公共卫生事件及重大疾病防治中的作用进行开发，未对中医药在深圳局地气候易引发疾病诊疗中的功能进行开发。《深圳市中医药事业发展"十二五"规划》的总体目标中提到了"中医药应对突发公共事件卫生应急能力显著提高，重大疾病防治能力明显增强，潜力得到发掘"，而深圳市中医药事业发展规划中并未重视中医药在公共卫生事件中功能的发挥，多属较为传统的功能开发。

在公共医疗保障体系中尚待完善中医诊疗部分。规划中未明确提及中医药诊疗的医保使用范围、报销比例等。如果保障范围有限也会大大限制选择中医诊疗的人数，制约其健康发展。中药资源规划中缺乏对本地资源的开发和挖掘计划，多强调对药物的标准化管理以及对药物使用的严格管控，忽视了中药资源的源头开发与当地优势的挖掘以及立足于本土优势进行深入挖掘。

**2. 中医药事业公共财政投入明显不足**

中医诊疗以门诊为主，且中药价格较低，检查费用较少，所以中医药经济收入远不如西医，中医药从业人员的收入也会受到不同程度的影响。中医药事业要存续和发展，就要发挥自身优势，而且需要政府加大支持与投入。

虽然近年来深圳市在逐步重视中医药事业的可持续发展，出台了相关的政策与规划，但是在卫生事业的整体投入中，中医药事业的比重仍是很小的。2013年，深圳市卫生事业费总投入578421万元，中医药仅占0.26%；其中公立医院投入353980万元，中医药费用为8471万元，仅占1.46%。2012年，全国的医疗机构财政投入为27140345万元，中医院投入为1476223万元，占到5%。深圳的中医药事业投入力度是远低于全国水平的。

作为深圳市唯一市级中医医院，深圳市中医院2013年基建投入2994万元，全部为自筹款项。发展资金的缺乏成为制约中医药事业的主要瓶颈，继而也引发了中医医疗机构的基础设施、设备更新受限。以2012年为例，深圳市人民医院的设备购置投入为26944万元，深圳市中医院的设备购置投入仅为2282万元，差距悬殊。由于公共财政投入有限，设备更新款项较少，中医诊疗机构在器械更新、床位增设、医疗环境改善和人才引进与培养等方面的发展受阻，很多时候只能依靠自身的医疗收入来维持，而中医诊疗的检查费、药品费用较少，收入有限。所以中医医疗机构发展负担较重。

**3. 中医药整体医疗资源严重不足**

（1）中医院设置不足。截至2013年末，全市拥有医院117家，综合医院79家，中医院5家，所占比例明显偏低。而截至2012年末，全国医院总数为15021家，其中中医院为2889家，比例达到19%。可见深圳的中医院数量比重远不及全国水平。如前面所述，同为一线城市，北京的中医院数量为38家，在医院总数中所占比重为24%；上海市中医院数量为15家，所占比重为16%；广东省的中医院总数为142，占医院总量的19%。由此可见，不论是与全国水平、省内水平以及同线城市相比，深圳市的中医院配置数额都是严重不足的。这将是深圳市中医药事业发展的重大瓶颈之一。

（2）床位数、执业中医师数有限。平均人口拥有床位数和医生数不足。以 2010 年末深圳市总人口 1035.79 万人计算，全市每万人口拥有中医床位数 1.40 张，落后于全国平均水平——3.52 张。2013 年，全市医院床位总计 20626 张，中医床位 1452 张，仅占医院所有床位的 7%，使得其服务能力大大削弱。中医院数量少、比重小直接限制了患者选择中医就诊的可能性，而就诊人数少又会导致中医药收入减少、中医工作者积极性减弱、中医科研进展受阻等问题，形成恶性循环。

（3）综合医院的管理模式一定程度上限制了中医科的发展。门诊设置方面，综合性医院中中医门诊设置很少，分类笼统，未细化。以深圳市人民医院为例，该医院只设中医科一科，而未对其进行细化分类或有明确标识，使得患者入院就诊选择科室时，信息不畅，对中医科的了解不足，致使中医科易成"选择盲区"。此外，全院 2100 个床位，中医科编制床位数仅为 35 个，并且并不具备省、市重点学科资格，建设不足，使其服务能力、服务水平大为削弱，与拥有众多专家、名医的科室之间失去竞争力。

（4）中医药诊疗过程成本高、收入低。中医的诊疗过程以及药品管理与西医存在很大差异，医院的管理方法应当有所区分，不能按照诊疗量发补贴。中医的诊疗过程对人力依赖较大且耗时长，问诊时间一般为西医的 3 倍；看病时间长，开药多、慢，拣药慢，1 天 1 人最多 400 剂，治疗手段除服药之外的针灸、拔罐、按摩等方法都需依赖人力，耗时较长；中药材管理成本高、耗材多，以宝安区中医院为例，药材消费为 2700 万元，原先可以有 25% 加成，2012 年 7 月之后，药品开始零加成，中药材收入大为减少；而且中药存储易有损耗，一年的中药需求共计 220 吨，储存、管理难度大，深圳炎热潮湿的气候也使得防暑防尘防霉任务艰巨，设备需求大；每天 600 公斤的使用量，包装袋耗材量大。这些都使得中医药发展、中药制剂的使用推广难度加大。如果与西医的管理模式相同、业务衡量一致，那么对中医发展显然是很不利的。中医经营性收入较少，吸纳资金能力有限。此外，现行的薪酬制度为奖金与门诊、处方、药剂、业务量挂钩，而中医科室诊量较少、中医药服务定价低、利润小，"以药养医"情况较为普遍，所以中医从业人员的收入水平普遍低于西医。在我们实地走访过程中，很多中医从业人员表示自己的发展不如西医，中医师所付出的劳务和服务不成正比，有的中医在诊疗过程中也会选择借助西医的诊疗和药物，进一步造成了中医药事业的萎缩。中药制剂与西药制剂的质量验收标准也存在划分不细致的问题，院内制剂与药厂制剂套用相同衡量标准都限制了中医药特色的发挥。医院的制剂室发展不断萎缩，产值处于下滑状态。

（5）医院制剂室作用难以充分显现。医疗机构制剂是对临床用药的重要补充，应当重视制剂室的新药开发功能。目前医院的新药研发进展并不乐观，有些药品因为没有广东省药监局的批准文号而不能配制，有些经过多年科研研究的科研方、经验方则因没有批准文号而不能在临床使用，使得中药优势的发挥受阻，中医特色难以体现。一些医院也存在对临床医生科研、配制制剂等方面重视不足。一线医生的科研热情和需求未能得到院方支持。

（6）社康中心中医药发展不足。承担的社区居民过多，需要诊疗技术可以独当一面的全科医生，但目前社康中心的诊疗水平普遍低于大医院，高层次中医人才基本不会在社康中心就职，这大大制约着社康中心中医诊疗的发展。中医社康诊疗矛盾很多，中医看病个性化突出、诊疗过程精细、单位病人诊疗时间长，至少是西医的 3 倍，如中医推拿至少耗时半小时；但中医收费却比西医低 20% 左右。付出和收入不成正比，大大削弱了社康中心中医人员的工作积极性，也制约了社康中心对中医药人才的引进。

## 4. 人力资源明显不足，人才缺乏

（1）专业中医师数量少，名医名家缺乏。截至 2013 年末，深圳市总人口为 1062.89 万，西医医生数为 22163 人，而中医医生数仅为

3195人（含中西结合医师）；执业医师为2069人，执业中医师仅为1422人。不论是与所服务地区人口数相比还是与西医人数相比，中医师数量都是较少的，并且名医名家数量十分有限。以深圳市中医院为例，医院现有职工1550余人，卫生技术人员中，有正高级职称的不足200人，享受国务院政府特殊津贴专家4人，享受市政府特殊津贴专家4人，国家高级师带徒专家4人。

（2）中医药人才的培养机制存在缺陷。受现行医药法律法规的限制，根据《中医药条例规定》，"以师承方式学习中医的人员以及确有专长的人员，应通过执业医师或执业助理医师资格考试，并经注册取得医师执业证书才能从事中医医疗活动"。事实上，许多民间中医求证无门，有的只能"非法行医"，主要是由于师承人员的相关从业认证考试项目进展滞后。

（3）人才引进机制不完善。正规编制冻结对人才的吸引力大大削弱，原来基本可以依靠编制留住人才，而现在没有编制的情况下，人才流动性较大；在人才资格审核、认证中，中医类关于母婴保健、人工流产方面是不予颁发合格证书的，这也大大限制了中医服务领域拓展。高端人才引进很困难，可在现有待遇基础上在人事上提供编制，落实相应待遇，提供住房，给予配偶一定的照顾、200万元资金封顶。但是名家名医由于自身的优势条件，这些待遇在其他地区同样可以享受，而深圳市房价高、物价高，以上条件对高端人才的吸引力有限。

### 5. 药品管理与开发明显滞后

（1）中成药供应种类不足。中成药供应不足问题在基层社康中心尤为凸显。虽然深圳市致力于中药标准化、系统化管理，并且成果显著，但是在基层社康中心仍存在中成药供应种类不足问题。有患者表示，需要购买的一些中成药常遇到缺货、没货的状况。深圳市外来人口较多，很多人会保持自身原有的用药习惯。目前的中成药供给状况大大削弱了深圳本地中医药的服务水平，限制了中药产业的可持续发展。

（2）中药监管审批难。中国中医药不同于日本的单方剂，多为复方剂，配伍种类多变，既要对症下药还要兼顾病人体质等个性化的因素，所以难以实现标准化管理和审核，对药监部门监管的技术手段要求高。不同于西药的成分明确、安全性高，中药方剂多依靠传承、依赖经验，方剂变化多、灵活程度高，进一步加大了监管难度。为最大限度保证药效，对用药方法要求高，比如免煎颗粒（超微粉）服用方法类似冲剂，携带、使用方便，但使用比例极少，因为中医认为较之于煎煮，这种方法会削弱药性的发挥。

（3）本地特色品牌中药资源开发有限。药品主要依靠外部支持，本地特色资源开发不足，品牌开发投入不足，成果很少。已有医药企业、诊疗机构规模有限、分散，限制了自身发展，服务水平有限。

（4）医院制剂研发、创新不足。目前，深圳医院制剂存在研发规模小、成果品种少、产量低等方面的问题，主要是由于技术力量薄弱，硬件设施落后，多数医院没有专门人员负责新制剂文号的申报，所以制剂整体发展处于逐步萎缩的状态。存在的主要问题主要表现在：第一，医院中药制剂产量、品种不断萎缩，效益日益滑坡，制剂整体发展滞后，难以满足临床要求。以 2006 年为例，关于本地 10 家医院的调查中，药品总收入为 6.92 亿元，中药制剂总收入 1108 多万元（其中深圳市中医院收入为 169 万元，平乐骨伤科医院为 820 万元），中药制剂的收入只占药品总收入的 1.6%，中药制剂所占比重太少。第二，制药人才匮乏，研发队伍建设不足。制剂室工作人员平均学历偏低、高级职称少，年龄结构，性别比例不合理，研发队伍有断层，能引领制剂室整体工作的学科带头人缺乏。第三，中药制剂硬件设施落后，重视不足，限制了发展规模。深圳市医院中药制剂室平均面积为 1000 平方米左右，面积最大的为乐平骨伤科医院也只有 2500 平方米；厂房净化面积更小，很难满足现代化、规模生产的需求；大多数医院制剂室机器设备落后，并不能完成先进制剂的生产；大多设备更新慢、有的设备使用已达到 10 年以上，这样势必会影响生产安全、药品质量。第四，中药制剂数量不足、品种少、产值低。获批制剂数量有限，目前深圳市仅有 210 种制剂获得批准文号，而佛山市中医院一家医院就获批 211 个；种类有限的制剂难以满足中医特色专科专病发展的要求。例如，深圳市中医院有 8 个特色专科，但有限的院内研发制剂难以满足其需要，难以凸显中医专科特色优势，降低了服务水平；中药制剂年产值太低，深圳市医院 2006 年的院内制剂总产值为 1108 万元，而佛山市中医院、广东省中医院等医院的中药制剂年产值均在 3000 万元以上，相差悬殊，发展薄弱。第五，管理制度不完善。对科研的发展不够重视，缺乏制剂研发、审批、推广的系统性制度和具体措施。对制剂提供者缺乏奖励、对制剂研发缺乏鼓励，院内没有专人负责组织制剂研发与申报等工作，限制了院内制剂的发展；制剂对外申报程序繁杂，费用高昂。据调查，广东省制剂批准文号的申报有 17 项要求，包括药效学实验、急性毒性试验、慢性毒性试验等，医院并不具备独立完成相关实验的能力，必须委托相关机构。申报一个新的省药监局的制剂文号的费用大概为 20 万 ~ 40万元不等。大量资金的投入以及未来临床适用的不确定性，影响了医院对科研用药开发的积极性[1]。

### 6. 中医药市场管理不力

目前，社会上很多不法人员会大肆失实地宣传中医治疗、保健，不断吹嘘疗效，在按摩保健中心、美容美发中心都会大肆推广中药制品、中医疗法，但很多并不具备相关资质；很多未获得从业资格者也在从事中医推拿、按摩、针灸、减肥瘦身等医疗活动；假医假药假广告泛滥，夸大疗效，误导消费者，损害中医形象，更使中医技术贬值。

---

① 王凤霞等：《发展院内制剂保持中医特色》，《北京中医药》2008 年第 12 期。

### 7. 相关医保制度保障不足

中医药医疗和保健方面的医保建设尚待加强。医疗保险并未全面覆盖中医诊疗项目。中医药治疗手段非常丰富，除中医汤剂、中成药、针灸、火罐、推拿、按摩外，还有中药熏蒸、中药熏洗、穴位注射、贴敷、刮痧等疗法，但这些尚未完全被纳入医疗保险支付范围。一些针对健康人群和亚健康人群的中医药预防和中医药康复治疗项目是中医药保健特色的体现，但也未被纳入医保支付范围，大大限制了人们对中医药诊疗的选择空间。

# 四 国内其他地区中医药事业发展的成功模式与借鉴

## （一）地方成功模式

近年来，中国很多地区根据自身的特点找到了发展中医药事业的可借鉴模式。这些地区的成功都有其不同的主导因素和不同侧重点的整体发展模式，其中主要包括如下几个方面。

### 1. 重庆：政策扶持、资源整合模式

自 2007 年起，重庆市中医药事业取得跨越式的进步，该市政府对中医药事业各方面提供政策扶持、倾注资金、培养人才，以形成资源整合的中医药体系。

政策先行是保障。为配合医改、发展中医药事业，建设"健康重庆"，重庆市政府依次颁布了《重庆市中医药条例》《重庆市人民政府关于进一步发展中医药事业的决定》《重庆市人民政府关于加快中医药事业发展的意见》等重要文件，以逐步推进中医药事业发展的落实。

加大投入是动力。基于当地人口结构的实际情况，即重庆市人口

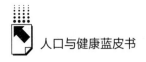

总量达 3275 万，其中低收入群体、绝对贫困人口、低保人口数量高于其他直辖市的总和，看病难、看病贵是底层群众的突出难题，重庆市政府一次性投入 4.7 亿元支持中医药发展，将建设中医服务体系作为中医药工作的重点，大力扶持基层医疗机构的中医药事业发展。

整合资源是基础。重庆市政府针对建设省级中医药中心的薄弱环节，推进三大项目，即整合中医医疗资源、整合中医教育资源和加强市中药研究院建设，从而形成以医、教、研为中心的中医药发展体系。根据本市的人口迁移、流动特征和地理条件，重庆市从以下三个方面整合中医服务体系、加强机构基础条件建设：第一，重点建设三峡库区中医院，建成 8 所移民迁建库区中医院；第二，着力建设区域中心的重点中医院；第三，强化建设农村县级中医院。

在政策、资金和资源三方面集中支持的环境下，重庆市积极建设中医药服务网络，并通过实施中医项目带动战略，建成了中医针灸、中药生药、中药资源、皮肤、精神康复等重点中医药学科群，以及以中医药治疗皮肤病、肾病、肝病、骨伤、风湿病、心脑血管病、肿瘤、妇科病等极具临床优势的中医专科群，从而提升全市中医药服务水平。

重庆市坚持政府主导、中医与西医并重、中医和中药并举、继承与创新相结合的原则，在重构服务体系、着手中医特色优势建设、挖掘培养中医人才等方面促进中医药事业发展，目标是于 2015 年使重庆市中医药事业总体水平达到西部地区前列和全国中等水平。[1][2]

### 2. 湖北省：科教兴业模式

2000 年以来，湖北省的中医药事业积极适应医药卫生改革，中医院的发展也由发展数量转移到建设内涵上来。湖北省不仅在中医院建设、分级管理和医疗基础设施方面有所改善，在中医教育、科研成

---

① 吴文超：《重庆为中医药事业发展提速》，《中国中医药报》2011 年 1 月 6 日，第 2 版。
② 谭欣、何丽芳：《重庆中医药事业实现跨越发展》，《中国中医药报》2010 年 12 月 24 日，第 1 版。

果、专科专病建设以及社会和经济效益领域都有了显著提高，其人才培养的战略尤其值得借鉴。

以中医院的根本为落脚点，培养中医人才队伍。当今，中医院综合实力逐渐体现在科技创新和人才队伍的优势上。因此，中医院发展需要科教兴业的强力驱动。湖北省的主要措施是建立健全合理的人才培训机制和人才结构。

第一，沿袭中医药人才培养的主要途径，即师承教育、院校教育、中西医互学三种方式。师承教育能够培养和造就具有丰富临床经验和妙方绝活的中医专家，院校教育可以培养出大批兼具较高理论水平和实际工作能力的中医，中西医互学能够成就一批中西医并重的全科人才。因此，中医药人才的全面培养需要沿袭这三种方式。

第二，多学科、多途径地培养人才。一方面，这缘于中医学内涵丰富且迫切需要实现现代化的特点；另一方面，中医学对医生的实践性要求较高，传统中药炮制和鉴定技术很大程度上会影响疗效，这就要求中医院必须坚持技能教育和岗位培训，以造就足够的中医药技能人才。另外，在中医医院建设急救队伍，培养中西医贯通的多面手。

第三，形成积极的人才意识。集中有限资金，强化培训、重点突破、以点带面。既要造就勇于进取的青年新秀，又要打造承上启下的专家队伍，还要培养出中医科技和产业战略人才。

第四，针对人才培养环境差、缺乏高层次人才和继承型人才的问题，需要建立科学的中医药人才结构。既要培养造诣颇深的传统名中医、中西医结合的临床专家，也要培养具有现代化管理经验的中医管理人才。

第五，名医与名牌战略挂钩。医术高超、名望良好的医生能够为医院大幅开拓市场，创造极高的社会和经济效益。除了促进名医具备良好的悟性和职业素质、敬业精神外，湖北省还从实际情况入手，制定了一系列与名医、名科（专病专科）、名院相配套的评定方法、评价标准与实施措施。各中医单位可以根据自身领导体制、分配和人事制度的实际情况，努力营造名医成长的医疗实践环境和良好的学术氛围，做好医院内部的师承传授工作，形成一个个互通有无的名医群①。

### 3. 北京东城区：文化强区模式

北京市东城区根据自身中医药资源方面的优势，以及《国务院关于扶持和促进中医药事业发展的若干意见》《北京市人民政府关于促进首都中医药事业发展的意见》等文件精神要求，积极推动中医药事业的发展创新，推进建设中医药综合发展实验区。

第一，依托丰富的中医药文化资源。一是东城区中医药历史资源丰富，多个朝代太医院、御药院和尚药局等中医机构坐落于此，并且保有众多古代宫廷医学典籍和医疗档案记录；二是名院、名医聚集；三是中医药学术团体汇聚。

第二，从自身的地理优势入手，形成"一园多点，四大平台"的中医药产业发展模式，促进六位一体的综合发展。"一园"，即以国家中医药博物馆为标志，在中关村科技园雍和园区内建设中医药综合发展园区。"多点"，即吸纳科研院所、中医药企业、医疗机构、教育培训机构、文化传播业、新闻出版业、健康旅游业等产业齐聚。在全区内建成中医药医疗服务、科研教育、养生保健、文化传播等产业聚集的中医药产业链。"四大平台"，即中医药健康促进平台、中医药文化交流平台、中医药科技研发平台、中医药产业发展平台。最后实际推行"实验区"的所有项目。统筹中医药医疗、科研、文化、教育、保健、产业六者相辅相成、有序发展。建立并完善覆盖辖区、服务功能完善的中医药服务网络体系。

第三，打造文化交流平台，构建中医药文化交流与国际传播体

---

① 翟双庆等：《遵循人才成长规律的中医药人才培养探索与实践》，《中医教育》2012 年第 2 期。

系。利用辖区内中医药健康文化设施和机构，以国家中医药博物馆、燕京医学研究发展中心，并修复清代太医院作为"中医药健康与文化旅游精品路线"的中心，推出中医药文化旅游参观项目，增强中医药文化传播和民众对中医药传统的了解。依托中医药院校师资，成立扁鹊学院以打造独一无二的大规模海外中医药培训教育加盟连锁机构。同时，在海外拓展中医药师资、培训管理人员，向海外传播中医药文化和知识。除此之外，还应开展与中医药相关的学术论坛、展览以及中医药文化产品推介会等，以推动中医药走出亚洲，走向全球。

第四，构建中医药科技研发平台，完善中医药科技研发服务体系。利用政策引导和辖区内科研、人才资源的优势，依托中国科学院成立中医药科学研究示范中心来带动提升整个实验区中医药科研水平，成立中医药科技中介服务中心，顺势展开众多中医药中介服务：中医药知识产权转移、技术经纪；中医药科技成果推广；中医药科技人才中介；中医药科技条件服务。代理服务：中医药专利代理；中医药产品报批代理。咨询服务：中医药科技咨询与技术立项可行性研究；中医药科技资产评估；中医药检测与鉴定；中医药专业翻译与文献检索。创业服务：中医药科技企业孵化；中医药创业投融资服务。

北京作为中国的首都，不但在中医药事业上具有带头领先作用，更多了一重将中医药文化传播出去、走向世界的责任。东城区利用其文化地理优势，综合开发利用了其文化底蕴、中医和旅游资源，将其与文化强区战略交融结合、相互促进，因地制宜地进行中医药事业的发展，形成了惠及百姓、促进发展、传播文化、服务经济的中医药科技研发、文化传播、制度规范、企业培植齐全的中医药综合实验区的重点建设体系①。

---

① 张明等：《关于北京市东城区中医药事业综合发展的思考》，《中医药管理杂志》2009 年第 10 期。

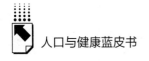

### 4. 山东济宁市：绩效管理模式

2010年以来，山东省济宁市狠抓绩效管理、计划管理。全市中医医院年业务收入增长率均超过20%，中医药工作发展进程位于山东省前列。

济宁市从各方面围绕管理和绩效展开中医药事业发展工作，坚持"定思路、抓计划；定标准、抓准入；定目标、抓进度；定任务、抓落实；定项目、抓考核"的"五定、五抓"工作方法，切实提升了中医医院的运作效率。

在总体方向上，将政策和中医院管理运行有效结合。第一，抓调研，掌握第一手资料。政府根据中医院现状总结了诸多一手资料，开展读书会、座谈会和观摩会，就中医药人才培养、学科建设、适宜技术推广、中医医院补偿机制等问题开展调研活动。第二，出政策，营造良好的外部环境。合理提高中医药服务在医保、新农合中的报销比例。该政策的出台使中医医院中医药服务使用率在2010年同期增加26.2%，自付医药费用同比下降55.6%，且较低廉的服务费和床位费降低了医改成本。第三，抓创新，探索新型中医医院管理机制。为率先建立有效的中医医院综合评估机制，济宁市有机结合了中医医院考核评价和财政年度预算，出台《济宁市中医医院综合评价考核管理办法》，从而有效推动了全市中医药事业的创新管理进程，也对解决公立医院改革投入难的问题进行了有益的探索。

在具体实践中，一方面，将医院建设与队伍绩效结合，从提高效率入手，成立相关专业委员会10个，组建多达200余人的中医药专家评估队伍，建立起政府主导、行业自律、学会社团参与的三方监管评价机制。通过"定项目、定目标、定任务"，济宁市初步建立起有效的中医医院计划和绩效考核的管理机制。在坚持中医医院法人负总责的前提下，引入项目管理机制，分年度确定重点任务，将工作细化分解，落实到各个科室和责任人，形成年考核、季通报、月调度的评价机制，切实提高了医院的运行效率。另一方面，合理规划中医服务和人才培养。通过投入大量资金来提高中医医院学科建设的档次和规模，凭借实施"名企""名药"进"名院"的"名牌带动精品化战略"，带动提升医院整体业务水平，积极推动各级中医医院多元化发展。

另外，济宁市通过开展创先争优主体活动，如公开热线电话来征集意见、建议，进行征文活动，开展岗位练兵比武、义诊下乡等，营造了良好的中医文化氛围，使中医药成果惠及民众[①]。

## （二）主要借鉴与启示

总结多个地区中医药事业发展的成功案例和深圳中医药现状，可以得出以下借鉴与启示。

### 1. 政策先行强带动，区域规划有统筹

政府在政策扶持、财政投入的力度上必须足够大，尽量营造良好的政策环境。需要尽快改善中医药占深圳市卫生事业费总投入比例较低的困境。《深圳经济特区中医药条例》的颁布实施是一个良好的开端。这样既利于减少区域医院改革的资金压力（引进人才的经费、科研资金、床位等基础设施建设费用），也能够减轻居民的看病医疗负担，提升居民利用中医服务的意愿。

依人口数量和人口结构对中心区、边缘区等不同地区的中医院、社康中心规模和密度进行因地制宜的规划，积极引导居民就近医疗和分诊，有效降低中心区大医院的压力，使医疗资源分配更均衡，减少社康资源的浪费。尤其深圳流动、务工人口群体庞大，针对处于育龄时期人口集中的地区，当地医院应做出相应的重点中医项目（如妇

---

① 唐长冬、仲耸：《济宁市中医药事业上新台阶》，《中国中医药报》2010 年 11 月 26 日，第 2 版。

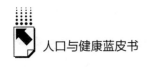

科和儿科）设置；针对年轻白领聚集区，当地社康中心更应将"治未病"大力推行起来。

### 2. 资源整合取优势，医院建设抓考核

重视调研，根据区域资源特色（如中医学校、中医院、中医文化、中药种植等），整合区域不同类型资源，规划中医人才分布、中药物流等资源分配。

中医院校资源丰富区应着重年轻中医师培养和名医团体建设，形成良好的交流学习氛围，同时培养中医科研、管理、创业等方面人才，为今后的中医药产业发展做准备。中医历史文化集中区可以发展中医旅游项目，从而有利于经济创收和文化宣传。尤其针对中医药资源欠缺规划的状况，应使本地中药种植与加工生产相配合来开源，同时通过完善中医药物流和保存技术来节流，形成一定规模的产业链，以推动深圳形成具有国际竞争力的医药产业基地。

制定各级医院、学科建设、科研创新的标准，利用考核和绩效保证政策的推行；同时，在原有基础上制定简化而有效的中医药制剂申请、报批、治疗方法专利申请等制度，对科研创新建立相应奖励机制，鼓励个人和团体进行新药研发。

### 3. 绑定医保惠民众，药价制定惠经济

中医医疗与医保绑定后利于降低民众的看病成本。应推广推拿、针灸等中医传统技艺在社康中心的应用，以便与"治未病"的中医服务相结合，从而提高居民利用中医医疗资源的意愿。

药价制定既关系到从业者的收入，还关系到中医药事业的存续和发展。中医药价制定有两方面困境：一方面，传统中医诊疗药价低廉，收益远不如西医；另一方面，私立医院由于巨额的人工费和中药加工费将中医药价制定过高，导致选择中医的就诊人数不足。

因此，在政府大力投入资金之外，在中药管理标准化方面已经完成16项标准化工作的基础上，对中医看病、药价制定、补贴标准要

区别于西医，根据中医的人工费用，以及中药的物流、损耗和加工费用等实际情况制定。同时，与当地的中药种植业相结合能够更长期服务经济发展。

### 4. 人才引入多方式，本地培养重分工

在人才引进方面，被引进人才一般已经颇具声望与地位，奖金和名誉在全国各地都是既定和相似的。因此，引进人才的机制中最需要完善的是被引进人才的相关配套待遇，如被引进人才的发展晋升机制、住房、配偶子女的户口、子女的教育、相关研究人员和学生的待遇等问题。

中医人才的本地培养是中医药事业持续发展的根本。既有的名中医，包括学校、医院名中医与民间名中医人才须合理分配，起到培养本地人才的带头作用。在中医人才的本地培养中，需要沿袭三种本地人才培养方式，即师承教育、院校培养、中西医互学；同时，减少不同培养途径人才取得证书的障碍，尤其应重视师承教育人员在执业医师、执业助理医师考试和注册上的困难，减少人才浪费。在实现培训方式多样化，针对不同需求设置不同级别和功能的细化培训项目的基础上，还需着重培养四种类型中医药人才，即传统名中医、中西结合的临床专家、继承性专业人才、现代化中医管理人才，以满足不同区域、级别的医院和社康中心的需求。

### 5. 服务创新多样化，文化宣传增认知

在汤药、中成药之外，广泛活用膏、丸、散、丹、针灸、推拿等中医传统治疗手段。注重科研，改进中医药的治疗方式，以实际科研产品和治疗成果开拓中医药的发展道路。

在多样化的治疗手段基础上，以"治未病"（即养生保健）深入社区，既可满足人们对于养生、保健、休闲的生活需求，又可强化中医药区别于西医的治疗功效特色，有利于中医药文化的传承与发展。以社区为单位，大医院和社康中心根据地域区划定期进行义诊、讲座

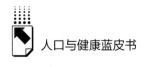
等惠民宣传活动，带领居民主动了解中医药知识，提高居民对中医药的信任度。

规范中医药市场，取缔无牌医师的针灸、推拿等医疗机构，打击假中药和虚假广告，防止中医技术贬值、中医声誉败坏。

### 6. 健康档案建数据，医疗网络入基层

建立中医医疗数字档案，使之与居民的身份证和医保信息相匹配，从而简化居民看诊手续、促进医疗费用透明化、方便居民的转诊和长期健康评测。建立从点到面的健康档案和医疗网络，有助于深圳智慧医疗的成型和成长，也与深圳的高新科技特色相匹配，更有利于新型中医药产业的创新，实现深圳发展成为国际化医疗中心的目标。医疗网络以社康中心为基础深入基层社区，既方便居民看病、分担中心医院的压力、节省医疗资源，还与中医传统文化的宣传相辅相成，建立起民众对中医药的文化情感，更能够提升医疗人员对工作的热情。

# 五　深圳中医药事业提升的政策建议

## （一）主要思路

综观国内其他城市的中医药事业发展模式，可以发现不同城市之间所面临的问题和瓶颈有着部分相似之处。在借鉴上述成功经验的基础上，我们认为，深圳中医药事业的发展所遭遇的既有全局性的问题，也有较为突出的局部性困难。针对全局性问题，"十三五"时期需要制订和完善中医药事业的中长期发展规划，实现中医药发展顶层设计的明晰化，进一步完善公共财政的投入保障机制，探索加强中医药在卫生应急和重大疾病防治中的特殊作用。

面对目前一些较为突出的局部性问题，认清中医药有别于西医的

特殊之处、遵循中医药发展规律尤为关键。首先，完善中医药管理机制，合理调整综合医院中医门诊设置，改善中医诊疗项目的收费政策；拓宽中医健康服务范围，创新服务模式；鼓励发展院内制剂，改革完善制剂研发机制。其次，在人才引进和培养方面打造"软优势"，营造良好的成才环境和工作环境，用优质的"软实力"留住人才、发展人才。最后，发挥深圳作为新兴城市的后发优势，积极打造国际化中医药产业。

### （二）相关政策建议

**1. 制定中长期发展规划，完善中医药事业发展顶层设计**

（1）明确中医药事业定位，制定中长期发展战略。《深圳中医药事业发展规划（2013—2020）》提出，总体发展目标包括：建立、发展和完善中医药医疗服务体系、预防保健服务体系、管理机制与运行机制、保障机制、科教与文化建设、信息化建设、国际交流与合作以及全面提高服务能力和水平等八个方面。作为专项规划，深圳中医药事业的发展目标应该更加着眼于长远布局，明确其战略定位以及战略目标，必须坚持与社会经济发展的总体规划相适应，突出体现战略性、长远性、宏观性和全局性。以建设中医药强市为统领，贯彻落实《深圳经济特区中医药条例》，将满足人民群众对中医药服务的需求作为工作的出发点和落脚点，遵循中医药发展规律，突出深圳中医药事业发展的指导理念。以健康深圳为引领，推动中医药事业和健康服务业的联动发展；以保障基本为核心，推动中医药医疗服务体系和预防服务体系全面融入基本医疗卫生制度和现代医院管理制度的建设；以开放合作为动力，推动建设国际中医医疗中心；以智慧医疗为突破口，推动中医药标准化和信息化建设。

（2）建立和完善投入保障机制，扩充中医医疗资源。进一步明确各级政府保障和促进中医药发展的责任，确保对中医药事业的公共财政投入。建立和完善各级政府对中医药事业的投入保障机制，制定逐步提高经费投入的实施办法，重点支持对人才培养和人才激励的财政投入力度。设立促进中医药发展的专项资金，坚持依法理财，严格执行财政资金管理的相关财经纪律，加强资金管理。强化经费使用监督，确保经费使用安全、规范、有效。合理提高预算执行效率，科学编制预算。积极征求中医药专家委员会意见，提升经费分配合理性。

（3）强化中医药在卫生应急和重大疾病防治中的作用。在中长期规划中，将中医药纳入卫生应急体系的总体规划，进一步推进中医药融入突发公共事件应急网络，建立和完善中医药参与突发公共卫生事件应急工作的协调机制。探索中医医院急诊科建设，建设充分发挥中医药特色与优势的卫生应急方案并加强演练，培养和建设一支中医药卫生应急队伍，储备中医药卫生应急物资，提高中医药参与突发卫生事件的应急能力。

### 2. 突出全市中医药特色，完善医疗管理体制

（1）合理调整综合医院中医门诊设置，改革中医诊疗项目的收费政策。中医药人才的培养和引进，需要创造良好的诊疗环境。医疗服务收费长期偏低，是中国医疗行业的一大特征。在诊疗结算时较为轻视人力成本，重视耗材与设备的成本，极其依赖人力资源的中医诊疗更是如此。中医诊疗过程中耗材，成本几乎可以忽略不计，且所使用的设备仪器较少。但是由于目前中医诊疗的收费标准主要套用了西医收费标准，因此在费用结算时往往无法体现技术劳务的付出以及背后的人力因素。此外，综合医院中医科门诊设置分类笼统，收治患者庞杂，也容易造成医疗资源的浪费和患者诊疗的不便。应合理提高收费标准以及确定中医医疗服务项目，增加处方调剂费。应基于中医医疗服务的成本和基础价值，根据医师资历，适当提高中医治疗费和诊疗费。应依据医院规划、科室发展、医生专长以及患者需求等几个方面综合考量，合理调整综合医院的中医科室设置，提高综合医院的社

会效益和经济效益，最大限度地发挥中医特色。

（2）拓宽中医健康服务范围，创新服务模式。中医药健康服务主要包括中医药医疗、养生、保健、康复服务，并且涉及健康旅游、健康养老、中医药文化等相关服务。加快中医药健康服务的发展，发挥中医药突出优势，对于全面发展深圳中医药事业有着深远意义。在对人民群众基本医疗卫生服务需求实行切实保障的基础上，加快中医药健康服务发展，鼓励发挥中医药服务的特色优势，创新服务模式。大力开展中医特色管理，发展中医保健养生服务；支持发展中医药健康养老服务，积极发展中医特色康复服务；培育发展健康旅游产业和中医药文化产业等。

（3）鼓励发展院内制剂，改革完善制剂研发机制。一般而言，院内制剂是该机构长期医疗验方的总结和提高，并且其品种都是针对该院特色的患者群体，因此具备针对性强、疗效好的特点，受到患者普遍认可。目前院内制剂的发展存在制度上的明显瓶颈：一是新制剂的申报，缺乏一套独立的院内制剂申报程序；二是缺乏鼓励院内制剂发展的制度。

### 3. 完善人才培养配套措施，营造良好的成才环境

（1）以社会需求为导向，改革中医药人才激励机制。"十年树木，百年树人。"优秀人才的培养绝非一朝一夕的事业，而中医药人才的培养更是具有厚积薄发的特点。但是目前由于待遇条件差、发展机会少、体制僵化等原因，以及中医药人才人事安排、激励、晋升等方面的政策不够完善，中医药人才流失现象十分严重。作为一个新兴城市，深圳的中医药传统资源较为缺乏，培养中医药人才的基础也缺乏积淀。《深圳市中医药事业发展规划（2013—2020）》明确提出，要以广州中医药大学深圳临床医学院为依托，建设深圳传统医药学特色学院。高等院校的建设固然是基本，但由于中医药人才成才成本高、周期长，在目前急功近利的社会环境下，怎样留住人才、激励人

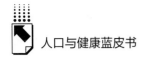

才是一个不容回避的问题。应当通过制定适应市场经济要求、以社会需求为导向的中医药人才激励专项政策和法规，进一步完善和落实有关人才政策，建立与完善充满活力、能上能下、促进中医药人才脱颖而出的机制，努力创建公开、平等、竞争、择优的人才环境，同时以能力和业绩为导向，研究制定符合中医药行业特点、注重实效、体现公平的人才评价体系。

（2）探索中医药人才培养的低龄化和拔尖人才的前期选拔。基于中医药人才培养周期长的特点，尝试将中医药文化基础课程安排进入深圳市部分高中学校的选修内容中。这不仅能够培养中学生对于中国传统文化的兴趣，增加他们的传统文化素养，而且能为培养一批具备中医潜质、未来能进一步学习中医的苗子奠定基础。北京宏志中学与中医药特色高校的合作，可以作为这一尝试的范例。以创建"国家中医药发展综合改革试验区"为契机，宏志中学与北京中医药大学合作，开办了中医实验班，并且将四门中医药基础课程纳入了该班的高中课程。2015 年高考，首批"杏林班"学子约九成报考中医院校，并全部获得北京中医药大学自主招生资格。

（3）调和师承教育与院校教育，培养高层次的中医药人才。人才是科技发展的第一推动力，而深圳中医药事业在整体上不仅面临着人才总量不足的困境，而且高层次和高水平领军人才的缺乏也严重制约着中医药未来的发展。师承教育是中医传统培养人才的主要形式，而院校教育是更加符合中医药标准化、国际化趋势的现代教育方式。师承名师，学习老一辈中医专家的独特经验和诊疗技巧，这种"一带一"的师承制度往往是培养高水平名医的不二途径。目前，师承教育与院校教育相结合的方式得到大多数中医从业者的认可。应完善政策制度，根据中医教育的实际情况，实事求是地推动师承教育与院校教育相结合，鼓励支持师承教育，培养起一批高层次的中医药人才。

### 4. 充分发挥后发优势　推动中医药产业国际化

（1）鼓励医疗机构实施品牌战略，传播中医药文化。随着《深圳经济特区中医药条例》对于中医馆和中医坐堂诊所的设置条件、审批程序、服务范围与规范以及相关的法律责任进行了明确的规定，中医药服务体系得以更加规范化、制度化。在国际医疗市场上，这些规模较小且传承了中医药传统的医疗机构往往有着更强的灵活性，也更容易被海外华侨华人和本地居民接受。应该鼓励中医馆、中医坐堂诊所等中医医疗机构以深圳本地为基础实施品牌战略，积极"走出去"。应根据当地医疗需求，因地制宜地扩大中医药服务领域，传播中医药文化。

（2）加强中药制剂的国际研发合作，进行有针对性的国际市场开发。医疗产业作为研发密集型产业，在研发方面具有投入大、风险高的特点。而中国在中医药研发方面的投入明显不足，尤其与日韩等国的大型中医药企业相比，更是存在着明显的短板。深圳在中医药标准化方面不仅处于国内前沿的位置，在国际上也属于领头羊。这为深圳中医药企业在衔接国内优势资源的基础上，加强与国际大型中医药企业集团的研发合作，组建国际中医药研发联盟创造了良好的制度条件。而强化国际研发合作，也有利于深圳中医药机构更好地把握差异化的国际医疗市场，进一步推进中医药事业"走出去"。

（3）探索推广中医馆，鼓励实行以医带药。中医药产业的国际化必然离不开中医诊疗的推广带动。从西医传入中国的历史经验上看，"以医带药"是一种较为普遍的规律。而通过向海外扩散，深圳目前兴起的中医馆模式具有能够带动海外中医服务发展的潜力。在短期内，可以推广以深圳中医药为主导的中医服务体系的标准，并以此为基础，促进中医馆和中医师融入国外医疗服务体系。长期则可以建立以中医本地化为基础的中医医疗网络体系，促进中医系统融入当地主流医疗体系，并被广泛接受，真正实现中医药的国际化。

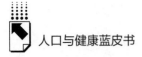

（4）加强知识产权保护。知识产权保护的匮乏是中国中医药国际化的重要短板之一。由于过去知识产权保护意识淡薄，中国的中医药处方中，许多传统秘方已被以日韩为首的发达国家抢先申请注册。此外，跨国收购、企业兼并等方式，也是中国中医药秘方流失的重要渠道。因此，针对当前中医药知识产权保护存在的巨大漏洞，以及中医药市场份额被"洋中药"占领的情况，要实现中医药国际化，必须加强中医药知识产权保护。近30年来，深圳始终走在改革开放的最前沿，也是法制化和知识产权保护方面的领跑者之一。作为全国首批知识产权试点示范城市，深圳既要不断推进中医药知识产权制度的建设，也要针对中医药企业宣传知识产权的重要性并积极提供相应的服务。

## ✦ 皮书起源 ✦

"皮书"起源于十七、十八世纪的英国，主要指官方或社会组织正式发表的重要文件或报告，多以"白皮书"命名。在中国，"皮书"这一概念被社会广泛接受，并被成功运作、发展成为一种全新的出版型态，则源于中国社会科学院社会科学文献出版社。

## ✦ 皮书定义 ✦

皮书是对中国与世界发展状况和热点问题进行年度监测，以专业的角度、专家的视野和实证研究方法，针对某一领域或区域现状与发展态势展开分析和预测，具备权威性、前沿性、原创性、实证性、时效性等特点的连续性公开出版物，由一系列权威研究报告组成。皮书系列是社会科学文献出版社编辑出版的蓝皮书、绿皮书、黄皮书等的统称。

## ✦ 皮书作者 ✦

皮书系列的作者以中国社会科学院、著名高校、地方社会科学院的研究人员为主，多为国内一流研究机构的权威专家学者，他们的看法和观点代表了学界对中国与世界的现实和未来最高水平的解读与分析。

## ✦ 皮书荣誉 ✦

皮书系列已成为社会科学文献出版社的著名图书品牌和中国社会科学院的知名学术品牌。2011年，皮书系列正式列入"十二五"国家重点图书出版规划项目；2012~2014年，重点皮书列入中国社会科学院承担的国家哲学社会科学创新工程项目；2015年，41种院外皮书使用"中国社会科学院创新工程学术出版项目"标识。

# 中国皮书网

www.pishu.cn

发布皮书研创资讯，传播皮书精彩内容
引领皮书出版潮流，打造皮书服务平台

## 栏目设置：

☐ 资讯：皮书动态、皮书观点、皮书数据、
　　　　皮书报道、皮书发布、电子期刊
☐ 标准：皮书评价、皮书研究、皮书规范
☐ 服务：最新皮书、皮书书目、重点推荐、在线购书
☐ 链接：皮书数据库、皮书博客、皮书微博、在线书城
☐ 搜索：资讯、图书、研究动态、皮书专家、研创团队

　　中国皮书网依托皮书系列"权威、前沿、原创"的优质内容资源，通过文字、图片、音频、视频等多种元素，在皮书研创者、使用者之间搭建了一个成果展示、资源共享的互动平台。

　　自 2005 年 12 月正式上线以来，中国皮书网的 IP 访问量、PV 浏览量与日俱增，受到海内外研究者、公务人员、商务人士以及专业读者的广泛关注。

　　2008 年、2011 年中国皮书网均在全国新闻出版业网站荣誉评选中获得"最具商业价值网站"称号；2012 年，获得"出版业网站百强"称号。

　　2014 年，中国皮书网与皮书数据库实现资源共享，端口合一，将提供更丰富的内容，更全面的服务。

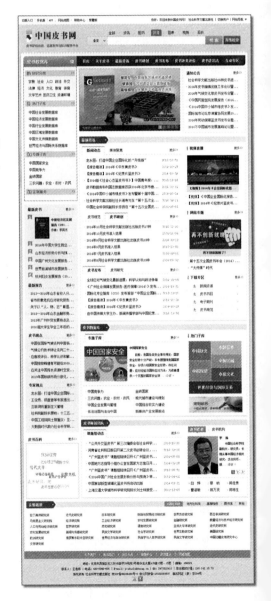

# 法 律 声 明

　　"皮书系列"（含蓝皮书、绿皮书、黄皮书）之品牌由社会科学文献出版社最早使用并持续至今，现已被中国图书市场所熟知。"皮书系列"的LOGO（ ）与"经济蓝皮书""社会蓝皮书"均已在中华人民共和国国家工商行政管理总局商标局登记注册。"皮书系列"图书的注册商标专用权及封面设计、版式设计的著作权均为社会科学文献出版社所有。未经社会科学文献出版社书面授权许可，任何使用与"皮书系列"图书注册商标、封面设计、版式设计相同或者近似的文字、图形或其组合的行为均系侵权行为。

　　经作者授权，本书的专有出版权及信息网络传播权为社会科学文献出版社享有。未经社会科学文献出版社书面授权许可，任何就本书内容的复制、发行或以数字形式进行网络传播的行为均系侵权行为。

　　社会科学文献出版社将通过法律途径追究上述侵权行为的法律责任，维护自身合法权益。

　　欢迎社会各界人士对侵犯社会科学文献出版社上述权利的侵权行为进行举报。电话：010－59367121，电子邮箱：fawubu@ ssap. cn。

社会科学文献出版社

**权威报告·热点资讯·特色资源**

# 皮书数据库
## ANNUAL REPORT(YEARBOOK)
## DATABASE

## 当代中国与世界发展高端智库平台

# S子库介绍
## Sub-Database Introduction

### 中国经济发展数据库

涵盖宏观经济、农业经济、工业经济、产业经济、财政金融、交通旅游、商业贸易、劳动经济、企业经济、房地产经济、城市经济、区域经济等领域，为用户实时了解经济运行态势、把握经济发展规律、洞察经济形势、做出经济决策提供参考和依据。

### 中国社会发展数据库

全面整合国内外有关中国社会发展的统计数据、深度分析报告、专家解读和热点资讯构建而成的专业学术数据库。涉及宗教、社会、人口、政治、外交、法律、文化、教育、体育、文学艺术、医药卫生、资源环境等多个领域。

### 中国行业发展数据库

以中国国民经济行业分类为依据，跟踪分析国民经济各行业市场运行状况和政策导向，提供行业发展最前沿的资讯，为用户投资、从业及各种经济决策提供理论基础和实践指导。内容涵盖农业，能源与矿产业，交通运输业，制造业，金融业，房地产业，租赁和商务服务业，科学研究环境和公共设施管理，居民服务业，教育，卫生和社会保障，文化、体育和娱乐业等 100 余个行业。

### 中国区域发展数据库

以特定区域内的经济、社会、文化、法治、资源环境等领域的现状与发展情况进行分析和预测。涵盖中部、西部、东北、西北等地区，长三角、珠三角、黄三角、京津冀、环渤海、合肥经济圈、长株潭城市群、关中一天水经济区、海峡经济区等区域经济体和城市圈，北京、上海、浙江、河南、陕西等 34 个省份及中国台湾地区。

### 中国文化传媒数据库

包括文化事业、文化产业、宗教、群众文化、图书馆事业、博物馆事业、档案事业、语言文字、文学、历史地理、新闻传播、广播电视、出版事业、艺术、电影、娱乐等多个子库。

### 世界经济与国际政治数据库

以皮书系列中涉及世界经济与国际政治的研究成果为基础，全面整合国内外有关世界经济与国际政治的统计数据、深度分析报告、专家解读和热点资讯构建而成的专业学术数据库。包括世界经济、世界政治、世界文化、国际社会、国际关系、国际组织、区域发展、国别发展等多个子库。